NOUVELLES RECHERCHES

SUR LES

SECOURS A DONNER

AUX

NOYÉS ET ASPHYXIÉS.

IMPRIMÉ CHEZ PAUL RENOUARD,
rue Garancière, 5, F. S. G.

NOUVELLES RECHERCHES

SUR LES

SECOURS A DONNER

AUX

NOYÉS ET ASPHYXIÉS

PAR C. C. H. MARC,

Docteur en Médecine,

MÉDECIN DU ROI, MEMBRE DU CONSEIL SUPÉRIEUR DE SANTÉ, DU CONSEIL DE SALUBRITÉ, DIRECTEUR LES SECOURS AUX NOYÉS ET ASPHYXIÉS, OFFICIER DE LA LÉGION-D'HONNEUR, CHEVALIER DE L'ORDRE ROYAL DE LÉOPOLD, MEMBRE DE L'ACADÉMIE ROYALE DE MÉDECINE, MEMBRE CORRESPONDANT DE L'ACADÉMIE ROYALE DE MADRID, DE LA SOCIÉTÉ MÉDICO-CHIRURGICALE DE BERLIN, DE MÉDECINE DE LEIPZIG, DU COMITÉ LITTÉRAIRE DE LA SOCIÉTÉ IMPÉRIALE PHILANTHROPIQUE DE PÉTERSBOURG, DE LA SOCIÉTÉ D'HISTOIRE NATURELLE DE WETTÉRAITE, DE LA SOCIÉTÉ PHYSICO-MÉDICALE D'ERLANGEN ET DE PLUSIEURS SOCIÉTÉS MÉDICALES ET SAVANTES, NATIONALES.

Homines ad deos nulla re propius accedunt
quam salutem hominibus dando.
Cic. Orat. pro Ligario.

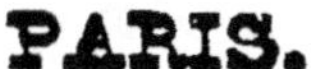

PARIS.

CROCHARD, LIBRAIRE-ÉDITEUR,

RUE DE L'ÉCOLE DE MÉDECINE, N. 13.

1835.

AVANT-PROPOS.

Les écrits qui traitent de l'asphyxie et des secours qu'elle réclame se sont tellement multipliés depuis près d'un siècle, qu'on sera peut-être surpris de me voir en augmenter le nombre.

Cependant, si l'on examine par quels motifs j'ai été guidé, on reconnaîtra, je l'espère, que les raisons qui m'y ont porté, ne sont pas sans quelque valeur.

Les ouvrages, sur l'asphyxie, peuvent être divisés en deux classes. Dans les uns, et c'est le plus petit nombre, l'asphyxie n'est examinée que sous le point de vue physiologique ou médico - légal : dans les autres, au contraire, elle est considérée sous le rapport thérapeutique ; de sorte qu'ils ne renferment essentiellement que des préceptes sur la manière de combattre les divers genres d'asphyxie.

La première classe se compose moins de traités spéciaux que de mémoires disséminés dans les ouvrages de physiologie ou de médecine légale, et qui ne peuvent être bien compris que du médecin.

La seconde classe renferme les écrits proprement dits populaires. Ce sont les plus nombreux, et leur utilité est la plus générale.

Toutefois, lorsqu'on examine ces productions, on trouve que celles de la première classe se sont répétées pendant long-temps, les unes les autres, et que, depuis peu d'années seulement, on s'est livré à quelques recherches propres à faire avancer la science.

Quant aux productions dont se compose la seconde classe, à un très petit nombre d'exceptions près, elles se ressemblent toutes au point, que si l'on en choisit une, au hasard, on est certain de n'y rien trouver qui ne se rencontre aussi dans les autres. C'est en vain surtout qu'on y cherche un examen à-la-fois approfondi et impartial des secours médicaux; et particulièrement de certains moyens importans du traitement, par exemple, l'insufflation d'air dans les poumons, les fumigations de tabac, la saignée, etc., dont l'utilité a été contestée dans ces derniers temps, et que les uns rejettent absolument, tandis que les autres les recommandent sans restriction.

Il devenait donc nécessaire de réunir en un corps d'ouvrage, non-seulement cette partie de la physiologie et de la pathologie de l'asphyxie, qui conduisant directement à des applications curatives, pût être comprise de toute personne intelligente; mais encore de soumettre à une révision raisonnée les divers procédés curatifs mis en usage ou proposés pour ranimer les asphyxiés.

Je n'ai cru devoir parler que des asphyxies produites par les causes qui les déterminent ordinairement, sans m'étendre sur celles qui peuvent surgir dans les laboratoires des manufactures et des chimistes. Ce sont autant d'empoisonnemens dont l'appréciation thérapeutique m'eût conduit trop loin, et ne m'eût d'ailleurs rien laissé d'intéressant ou de neuf à dire, après les travaux de M. *Orfila*.

Aux motifs qui viennent d'être exposés sont venu se joindre des considérations tirées de ma position.

Il y a environ deux ans que M. le ministre du commerce et des travaux publics écrivit à M. le préfet de police, pour lui demander *si nos moyens de secours en faveur des noyés étaient à la hauteur des connaissances actuelles et si, à cet égard, les institutions des autres nations ne présentaient pas quelques perfectionnemens dont la France pût profiter?* Déjà M. le préfet de police venait d'adresser une demande à-peu-près semblable au conseil de salubrité. Je fus chargé du travail, et pour l'entreprendre avec soin et conscience, je m'adressai à *M. le comte de Rigny*, ministre des relations extérieures, qui s'empressa de me procurer de l'étranger les documens que je crus m'être nécessaires. Je saisis cette occasion pour lui en témoigner toute ma reconnaissance, ainsi qu'à M. le préfet de police qui m'a facilité, de tout son pouvoir, les moyens de me livrer aux recherches expérimentales que mon sujet exigeait.

Je crois aussi devoir mentionner le zèle et l'intelligence avec lesquels M. le docteur Loir et mon fils m'ont secondé dans ces recherches.

Enfin, je dois encore un tribut d'éloges à M. *Samson*, fabricant d'instrumens de chirurgie de la faculté de médecine, pour le désintéressement et l'habileté dont il a fait preuve dans la confection des divers instrumens et appareils dont j'ai eu besoin.

Ainsi a pris naissance un ouvrage composé dans l'intention :

1° De présenter l'état actuel de la science tant en France que chez d'autres nations, relativement aux secours en faveur des noyés et asphyxiés.

2° D'examiner autant que possible à fond et de juger les divers procédés employés ou proposés à cet effet.

3° De déduire de cet examen les meilleures règles à suivre, les meilleurs moyens à employer pour secourir les noyés et asphyxiés ;

4° Enfin, d'écrire cet ouvrage de manière qu'il pût être utile, non-seulement aux médecins ; mais encore aux gens du monde doués de quelque instruction ;

C'est au public à décider si j'ai rempli l'ensemble de ces conditions.

MARC.

NOUVELLES RECHERCHES

LES SECOURS A DONNER

AUX NOYÉS ET ASPHYXIÉS.

PREMIÈRE PARTIE.

CHAPITRE PREMIER.

Des moyens de prévenir le danger d'être asphyxié et de retirer promptement du milieu asphyxiant les personnes qui s'y trouvent plongées.

MOYENS DE PRÉVENIR L'ASPHYXIE PAR SUBMERSION.

En examinant les causes qui occasionnent le plus souvent des accidens par submersion, on est conduit aux moyens suivans de les prévenir:

Elever des parapets ou des barrières sur les

bords les plus escarpés et les plus fréquentés
des étangs, des lacs, des canaux, des rivières, etc.

Eclairer suffisamment ces bords pendant la
nuit.

Indiquer par des poteaux munis d'inscrip-
tions, par des bouées ou par des chapelets flottans, les lieux dangereux des lacs et rivières, des eaux surtout qui sont peu profondes,
tels que des trous, des remous, des sables
mouvans, etc. Ces précautions sont particulièrement nécessaires dans les endroits fréquentés par des baigneurs.

Les abreuvoirs exigent également une attention particulière. Il faudra en désigner les li-
mites par des chapelets flottans et défendre
sous peine d'amende, d'abreuver ou de baigner les animaux ailleurs.

Dans la saison des bains, il sera nécessaire
d'indiquer les lieux où l'on pourra se baigner
sans danger et ne pas tolérer qu'on se baigne
ailleurs, ou qu'on prolonge les bains jusqu'à la
nuit close.

Il serait utile d'élever dans tous les endroits
où se réunissent les baigneurs, comme aussi
dans les écoles de natation, un poteau sur lequel seraient affichées les principales règles hy-

giéniques, ainsi que les précautions à prendre pour éviter tout danger.

Dans les grandes villes, notamment dans les villes manufacturières, l'établissement de bains d'eau courante, publics et gratuits, sous des tentes flottantes, serait d'une utilité incontestable. Ces bains, d'une construction peu dispendieuse et exempts de tout danger, destinés à la classe ouvrière et aux indigens, donneraient un droit fondé à l'autorité administrative, de sévir avec rigueur contre les individus qui se baigneraient ailleurs.

Les enfans exigent une surveillance spéciale. Il devra leur être défendu de pêcher sur des bateaux ou des trains de bois, de naviguer sur des batelets et encore moins sur des planches, des bottes de jonc, etc.

Les endroits fréquentés par les patineurs, les glisseurs, exigent également beaucoup de surveillance. Il ne devra être permis à personne de marcher sur la glace, avant que sa solidité n'ait été bien constatée, et les endroits dangereux devront être indiqués par un signe quelconque qui puisse être aperçu de loin. Enfin, tout séjour sur la glace devra être interdit dès le commencement d'un dégel.

1.

MOYENS RELATIFS AUX AUTRES GENRES D'ASPHYXIE.

Asphyxie par les gaz des fosses d'aisances, des puits, des citernes, des égouts, etc.

Le curage des fosses d'aisances, des égouts, des puits et des citernes donnent souvent lieu à des accidens qu'avec un peu de prudence on pourrait éviter (1); il serait donc utile qu'on instruisît les ouvriers qui s'occupent de semblables travaux, des précautions qu'ils ont à prendre. Cependant, comme leur insouciance ferait plus d'une fois négliger les règles de prudence qui leur auraient été prescrites, il est indispensable de rendre les chefs d'ateliers responsables de l'exécution de ces règles, lesquelles se réduisent essentiellement aux suivantes.

Personne ne pourra procéder au curage de latrines, d'égouts, de puisards, puits, citernes ou autres lieux dans lesquels une atmosphère asphyxiante peut se former, sans employer

(1) Nous ne croyons pas devoir parler du méphytisme des mines, parce qu'il existe sur cet objet plusieurs instructions, voyez entre autres celle de 1824, publiée par le directeur général des ponts-et-chaussées et des mines.

pour cette opération des ouvriers désignés par l'autorité, ou du moins des ouvriers qui n'agiront que sous la surveillance d'un inspecteur qui connaîtra et indiquera les précautions à prendre.

Ces précautions consistent :

1° A introduire dans le milieu où il s'agit de pénétrer une bougie ou chandelle allumée et de s'assurer si elle continue de brûler. Ce moyen toutefois ne pourra être employé qu'à l'aide d'une lampe de *Davy* pour les fosses d'aisances ou tout autre milieu, dans lequel on pourra soupçonner la formation d'un gaz détonant; un assez grand nombre d'accidens arrivés dans Paris pour avoir négligé cette précaution, en démontrent l'utilité. Il ne faut cependant pas attacher à l'expérience de la lumière une valeur trop absolue. On sait que MM. *Dupuytren*, *Thenard* et *Barruel*, dans leurs *recherches sur le méphytisme des fosses d'aisances* (1) ont prouvé que, dans ces fosses, l'oxygène pouvait exister en trop faible proportion pour entretenir la combustion d'une bougie, lorsqu'il serait encore possible aux animaux d'y vivre assez long-temps. Mais

______

(1) *Journal de Médecine*, t. XI, p. 294.

nous dirons avec M. *Parent-Duchâtelet* (1) que de ce qu'une lumière ne s'éteint pas dans un lieu, on ne doit pas en conclure qu'il est possible d'y pénétrer impunément, parce que, dans ce cas, l'air qui est renfermé peut contenir des gaz capables de tuer un homme, quoiqu'ils n'aient pas la propriété d'éteindre une lumière ; cependant, on peut aussi en tirer la conséquence que, puisqu'une lumière ne s'y éteint pas, il s'y trouvera probablement assez d'oxygène pour entretenir la vie, et qu'il suffira pour y pénétrer de séparer de l'air, les gaz délétères qui s'y trouvent mélangés.

2° Que la lumière s'éteigne ou non, il faudra au moyen de longues perches terminées par un râteau, percer la croûte qui se forme sur les matières contenues dans les fosses d'aisances, et brasser ces matières à fond, après qu'on aura procédé, pendant au moins une demi-heure, à la ventilation dont il sera parlé plus bas. Quant aux puits et aux citernes, on se servira d'un poids attaché à une longue corde, afin de pouvoir agiter l'eau jusqu'à son fond.

3° Dans aucun cas, et alors même que tout indiquerait que l'air d'une fosse d'aisances,

(1) *Annales d'Hygiène publique et de médecine légale*, t. 11, p. 147.

d'un égout ou d'un puits ne serait pas vicié, la personne qui y descendra la première ne pourra le faire sans être munie d'un bridage, afin qu'on puisse la remonter facilement et promptement, à la moindre incommodité qu'elle éprouverait.

4° La *ventilation* est le moyen le plus sûr de purifier les lieux méphytisés, parce qu'elle a pour but de déplacer l'air intérieur et de le remplacer par l'air extérieur. On a inventé à cet effet plusieurs machines qu'on a fait fonctionner au moyen de soufflets; mais outre qu'elles sont plus ou moins compliquées, fatigantes pour ceux qui les font agir, elles sont en général dispendieuses, se dérangent facilement et ne produisent qu'un effet lent et souvent incomplet. Le procédé le plus sûr est celui qui est fondé sur la raréfaction et par conséquent sur la diminution du poids de l'air, par la combustion. Dès-lors, la couche d'air placée à l'ouverture du foyer n'étant plus également pressée dans tous les sens, se porte du côté où elle éprouve la moindre résistance; une seconde couche se comporte également de même, en sorte qu'il se fait, du bas en haut, un écoulement continuel et d'autant plus rapide que le feu a plus d'activité.

Pour obtenir cet effet, on plaçait jusqu'à présent, à l'ouverture du lieu infecté, un fourneau d'appel ou un réchaud qu'on y suspendait et dans lequel on entretenait un feu vif; on favorisait au besoin, le tirage par un tuyau ou par une cheminée en tôle placée au-dessus, et l'on parvenait ainsi en attirant l'air inférieur, à purifier le milieu infecté.

Ce moyen, quelque utile qu'il soit, nous paraît cependant moins parfait que l'appareil suivant dont le docteur *Wuettig* est l'inventeur.(1)

Cet appareil (pl. 1, fig. 2) consiste en un ballon en cuivre A, de 10 pouces de diamètre. Sa capacité est par conséquent de 5,380 pouces cubes. A sa partie supérieure se trouve un tuyau B de six pieds de long, dont l'extrémité supérieure a 3 pouces et l'inférieure 4 pouces et demi de diamètre. La partie inférieure du ballon est munie de deux tuyaux aspirateurs CC dont le diamètre a deux pouces et demi à la sortie du ballon et augmente à raison de la longueur des ajutages auxquels on peut donner, à leur extrémité inférieure, jusqu'à dix pouces et plus de diamètre. Il est bon de couvrir le ballon d'un lut ou enduit qui le garantisse de

(1) *Voy.* les *Annales de Médecine politique* de Kopp, t. 11.

l'action destructive du feu. Les ajutages peuvent être en cuir ou en toile imperméable; nous pensons qu'il serait utile de soutenir, de distance à distance, leurs parois, par des cerceaux.

Le ballon qui vient d'être décrit est enveloppé par un fourneau DD en tôle et dont l'intérieur est recouvert d'un lut. Ce fourneau a une grille et un cendrier. Le foyer et le cendrier ont leurs portes EF, la cheminée est indiquée par la lettre G.

L'action de cet appareil se conçoit aisément: après l'avoir placé au-dessus ou à côté de l'ouverture du lieu qu'on veut purifier, et après avoir vissé ou adapté de toute autre manière aux tuyaux aspirateurs une longueur de tuyaux flexibles suffisante pour arriver à un pied de distance des matières ou des liquides contenus dans le lieu infecté, on charge le fourneau, on l'allume et on y entretient pendant deux heures, plus ou moins, un feu vif. Les tuyaux aspirateurs commencent à fonctionner dès que la température de l'intérieur du ballon s'élève, et leur action devient d'autant plus énergique que cette élévation de température est plus considérable, ou en d'autres mots, que l'air, dans l'intérieur du ballon, diminue de densité comparativement à celle de l'air qui arrive par les tuyaux aspirateurs. Pendant ou après l'action du fourneau, on constatera, à l'aide d'une lumière ou d'une lampe de *Davy*, si l'air est propre à la combustion ou à la respiration. On pourrait encore s'en assurer, en soumettant à l'analyse chimique, une petite portion d'air qu'on aurait retirée de la fosse au moyen de l'appareil dont s'est servie la commission spéciale, chargée de diriger le curage de plusieurs égouts de la ville de Paris (1). On pourrait enfin compléter cette épreuve en descendant dans la fosse, dans le puits, etc., un animal, un chien par exemple, enfermé dans un panier à claire-voie, et qu'on y laisserait suspendu pendant 8 à 10 minutes.

Si les localités ne permettaient pas de placer le fourneau à l'air libre, il faudrait ajouter au tuyau B une suite de tuyaux en

---

(1) Les travaux extrêmement remarquables de cette commission se trouvent insérés dans le *deuxième volume des Annales d'Hygiène publique et de Médecine légale*. On y trouve résolues toutes les difficultés que peut présenter l'assainissement d'un lieu infecté. La lecture du rapport qui expose ces travaux est même indispensable pour celui qui se trouverait chargé de diriger le curage d'un égout, parce qu'une opération de cette nature, pour peu qu'elle ait quelque étendue, implique des obstacles que ne présentent ni les fosses d'aisances, ni les citernes ou autres réservoirs analogues.

tôle, qu'au moyen de coudes, on conduirait de manière que le gaz extrait pût s'échapper à l'air libre. Dans tous les cas, il faudrait qu'il rencontrât à sa sortie un courant de chlore, afin qu'il n'incommodât pas les habitations. Cet effet, selon nous, serait facile à obtenir en ajoutant au tuyau de sortie une embouchure en entonnoir cylindrique assez large pour qu'on pût y suspendre un vase en fonte, sans gêner la sortie de l'air au pourtour (pl. 1, fig. 2). On chargerait ce vase d'un mélange de trois parties d'oxyde noir de manganèse et de huit parties de sel commun, sur lequel on verserait, à différentes reprises, cinq parties d'acide sulfurique concentré. Si les localités permettaient de placer l'embouchure immédiatement sur le tuyau du ballon, on pourrait composer le mélange d'une partie d'oxyde de manganèse sur deux parties d'acide hydrochlorique, parce que la chaleur du tuyau suffirait pour produire un dégagement suffisant de chlore. Cette opération doit être dirigée par un chimiste exercé, afin de proportionner le dégagement du chlore à celui du gaz de la fosse. Elle demande à être renouvelée dès que l'odeur du gaz de la fosse prédomine, et qu'on voit cesser au-dessus de l'embouchure

la vapeur blanche qui résulte de la combinaison de l'acide hydrochlorique, avec l'ammoniaque. Enfin on pourrait pour prolonger et
forcer en quelque sorte le contact du gaz sortant de la fosse avec le chlore qui se dégagerait
de la chaudière, emboîter sur celle-ci une
allonge cylindrique, un tuyau en tôle vernissé
de plusieurs pieds de haut.

L'appareil de Wuettig me semble présenter des avantages réels sur les autres moyens
de ventiler par le feu. Outre qu'il est facile à
transporter, il n'offre aucun danger d'incendie,
son action est soutenue, rien n'entrave la
combustion, l'appel qu'on détermine est des
plus prompts et des plus énergiques; enfin il
enlève, dès le commencement, les couches
d'air les plus voisines du foyer méphytique.

5° Si par un essai préliminaire fait par un
homme de l'art, on a reconnu la nature du gaz
délétère qu'on veut détruire, on doit employer
les réactifs suivans : pour neutraliser le gaz
acide carbonique, on verse dans le puits, dans
la fosse, dans la cave, etc., au moyen d'arro-
soirs, plusieurs seaux de lait de chaux et l'on
agite ensuite fortement, lorsque cela est praticable, l'eau ou les matières.

Pour détruire le gaz hydrogène sulfuré ou

carbonné, on exécute la même opération avec de l'eau chlorurée; mais lorsqu'il s'agit de gaz azote, le fourneau ventilateur est le seul moyen, applicable en grand, de le détruire.

6° Une bonne ventilation suffit toujours pour enlever les gaz malfaisans quelle que soit leur nature, et pour éloigner tout danger, à moins que ces gaz ne se renouvellent par la nature des liquides ou des matières contenues dans les lieux méphytisés. Dans ce cas, il faut mettre les puits à sec, vider les citernes, les fosses d'aisances, etc. à l'aide de pompes, de seaux, attendre quelques jours s'il s'agit d'un puits, l'épuiser de nouveau, et procéder ensuite dans tous les cas, à une nouvelle ventilation, ainsi qu'à une nouvelle épreuve par la chandelle allumée on par la lampe de Davy.

7° Les précautions ci-dessus indiquées devront être également mises en usage, lorsque le travail de vidange ou de curage aura été interrompu pendant vingt-quatre heures.

8° Les matières liquides et solides contenues dans les fosses d'aisances devront être transportées dans des tinettes ou tonnes bien fermées, ainsi que le prescrivent les ordonnances de police. (Voy. l'*ord. du 5 juin* 1834.)

Quant aux eaux extraites des puits et citernes méphytisés, elles ne doivent être jetées que sur un sol pavé offrant une pente assez rapide pour que l'écoulement puisse avoir promptement lieu. Dans le cas où les localités s'y opposeraient et que les eaux seraient très fétides, elles devront être versées par des ouvriers vidangeurs dans des tonnes bien fermées, et transportées ainsi jusqu'au lieu où l'on pourra les vider. (Voy. l'*ordon. de police concernant le percement, le curage, la réparation et l'entretien des puits, du 4 avril* 1815.)

9° Les maçons appelés à la réparation d'un puits, d'une fosse d'aisances, d'une citerne, etc., dont l'eau ou l'air auraient été trouvés corrompus, ne pourront y travailler qu'avec les précautions ci-après indiquées :

Tout maçon chargé de la réparation d'un puits, d'une fosse d'aisances, d'une citerne, etc., sera tenu, tant que durera l'extraction des pierres des parties à réparer, d'avoir à l'extérieur du puits, de la fosse, etc., autant d'ouvriers qu'il en emploiera dans l'intérieur. (*Ord. du 4 avril* 1815, art. XIII, PL.)

Au moyen des précautions qui viennent d'être exposées, les accidens résultant du curage ou de la vidange des lieux méphytisés deviendront presque impossibles.

Quant aux fosses d'aisances en particulier, on ne s'est jamais autant occupé de leur amélioration que depuis quelque temps. L'excellent procédé de M. Payen pour désinfecter les matières des fosses d'aisances par le noir animalisé, recevra bientôt, nous l'espérons, une application générale, et pour la faciliter on s'occupe d'un modèle de construction de ces fosses qui aura pour but la séparation des matières liquides et solides. Enfin, notre infatigable collègue, M. d'Arcet, se livre dans ce moment à des recherches sur les moyens de brûler les gaz qui s'y développent, de sorte que tout fait présager que nous touchons à l'époque où les fosses d'aisances ne seront ni insalubres ni même incommodes.

Asphyxie par le gaz acide carbonique.

L'asphyxie par le gaz acide carbonique est sans contredit la plus fréquente après celle par submersion. C'est elle que beaucoup de suicides choisissent, et il n'est alors aucun moyen d'en empêcher l'exécution. Mais il n'en est pas de même lorsqu'elle est le résultat de l'ignorance ou de l'imprudence. On peut alors la prévenir, en répandant des instructions populaires sur le danger de ce que l'on appelle vulgairement la vapeur du charbon, comme aussi sur celui des matières végétales en fermentation. C'est ainsi, pour en donner un exemple, que sur la proposition du conseil de salubrité, après plusieurs accidens arrivés par la combustion de la braise, la police de Paris publie presque chaque année l'avis suivant.

PRÉFECTURE DE POLICE.

INSTRUCTION DONNÉE PAR LE CONSEIL DE SALUBRITÉ, SUR LES DANGERS AUXQUELS EXPOSENT LES VAPEURS DE LA BRAISE.

13 octobre 1823.

Beaucoup de personnes croient qu'on peut sans danger pour la vie ou la santé, brûler de la braise dans une chambre ou dans tout autre lieu fermé, et que les vapeurs du charbon sont seules nuisibles.

C'est une erreur funeste qu'il importe d'autant plus de combattre, que chaque année elle coûte la vie à plusieurs individus; et que l'hiver dernier particulièrement elle a donné lieu à des accidens nombreux.

L'autorité agit donc dans l'intérêt général, en rappelant dans une instruction spéciale, les dangers que présente l'usage de la braise, et les premiers moyens à employer pour y remédier.

1° En s'exposant aux vapeurs de la braise allumée, on court le même danger que si on s'exposait aux vapeurs du charbon allumé, c'est-à-dire que les émanations de la braise peuvent causer presque aussi promptement la mort, que les émanations du charbon.

2° En conséquence, l'usage d'allumer de la braise, et de la laisser plus ou moins consumer dans un vase placé au milieu d'une chambre, est des plus dangereux.

3° Alors même que par l'effet de circonstances particulières, qu'il serait trop long de détailler, cette imprudence ne ferait pas instantanément périr ceux qui la commettraient elle pourrait néanmoins déterminer des maladies très graves et souvent mortelles.

4° Ainsi toutes les fois qu'on allume de la braise dans une chambre, dans une cuisine, etc. pour se chauffer ou pour tout autre usage, il faut prendre les mêmes précautions que si c'était du charbon, c'est-à-dire qu'on ne doit placer la braise allumée que sous une cheminée, afin que le courant d'air entraîne la vapeur malfaisante ; il convient même d'aider au tirage de la cheminée, en ouvrant les portes ou les fenêtres.

5° Il résulte de ce qui vient d'être dit, que

vouloir chauffer soit avec de la braise, soit avec du charbon des chambres ou des cabinets habités, qui n'ont pas de cheminées, c'est s'exposer au plus imminent danger.

6° C'est une erreur de croire qu'un morceau de fer placé sur le brasier en détruit les mauvais effets.

Quelques personnes pensent que pour éviter tout danger il suffit de quitter la chambre aussitôt que la braise est allumée, et de n'y rentrer qu'après que la braise est éteinte : c'est également une erreur.

C'en est une enfin de croire qu'on empêche la braise de produire des vapeurs malfaisantes e nla couvrant de cendres.

7° Dans les cas d'accidens occasionés par la vapeur de la braise ou du charbon, il faut le plus promptement possible, retirer du lieu vicié, la personne malade ou paraissant privée de vie, la placer au grand air, la tête un peu élevée, la débarrasser de tout vêtement capable de la serrer ou de la gêner, l'arroser légèrement et à plusieurs reprises, d'eau fraîche ou d'eau et de vinaigre, et réclamer aussitôt les secours d'un homme de l'art.

De semblables avis, sauf les modifications

nécessaires, devraient aussi être publiés et affichés dans les communes des pays vignobles à l'époque des vendanges, dans les communes où l'on fabrique du cidre, pendant la saison de cette fabrication. La disposition des lieux où la fermentation doit s'effectuer mérite aussi de devenir un objet de surveillance de la part de l'autorité locale. On préviendrait ainsi beaucoup d'accidens qui chaque année se renouvellent et affligent l'humanité.

Asphyxie par la foudre.

Ce que nous avons dit des moyens de prévenir l'asphyxie par le gaz acide carbonique peut aussi s'appliquer à l'asphyxie par la foudre; les moyens de la prévenir ne sauraient être trop connus des habitans des campagnes qui ordinairement font le contraire de ce qu'il faut, pour s'en garantir. Ainsi des instructions courtes devraient être publiées par les maires des communes et même lues au prône, afin de faire connaître ce qu'il faut faire ou éviter pendant un orage. La plus nouvelle instruction de la Société royale humaine de Londres, donne sur ce sujet des préceptes pleins de sagesse.

2.

« Quand des personnes, dit-elle, sont sur-
prises par un orage, lors même que les éclairs
ne les effraient pas, elles desirent se mettre à
couvert de la pluie; de sorte que si elles ne se
trouvent pas près d'une maison où elles puissent se réfugier, elles se placent ordinairement
sous l'arbre le plus voisin. Mais en agissant
ainsi elles s'exposent sans le savoir à un double
danger. D'abord, leurs vêtemens restant secs,
leur corps est plus exposé à l'atteinte de la
foudre qui passe souvent sans danger sur une
surface mouillée: ensuite, un arbre ou tout
autre objet élevé au lieu de garantir, sert au
contraire à attirer et à conduire la foudre, qui
dans son passage rompt souvent les branches
ou les troncs dont la chute peut tuer la personne ou les animaux placés sous l'arbre, si
toutefois la foudre même ne les atteint pas.
Ainsi donc, au lieu de chercher à se garantir
de la foudre, en se mettant à l'abri sous un
arbre, un tas de foin, un pilier, un mur, une
haie, la personne surprise par l'orage devra
continuer sa route jusqu'à la maison la plus
rapprochée, ou gagner la partie de la route ou
du champ où ne se trouve aucun objet élevé
qui puisse attirer la foudre, et demeurer là
jusqu'à ce que l'orage soit terminé. Il est par-

ticulièrement dangereux, en un tel moment de s'arrêter près des gouttières de plomb, de portes en fer, ou de palissades. Les métaux de toute espèce ont une propriété si prononcée de conduire la foudre, que souvent ils la détournent de la route que sans cela elle eût nécessairement prise.

« Quand on est dans une maison, il faut éviter de s'asseoir ou de se tenir près de la fenêtre, de la porte ou des murs pendant le fort du tonnerre, plus on est rapproché du milieu de la chambre, mieux cela vaut.

« Le plus grand danger auquel on soit exposé par la foudre, c'est l'explosion d'un magasin à poudre ; mais on peut l'éviter par l'isolement ou en l'entourant de matériaux qui ne soient pas conducteurs de l'électricité, opération qui n'entraînera pas une grande dépense. »

On a oublié de parler, dans cette instruction, de l'usage dangereux de conjurer l'orage en sonnant les cloches, comme aussi d'ouvrir les portes et les fenêtres et d'établir ainsi des courans d'air.

Asphyxie par le froid.

L'asphyxie par le froid peut être prévenue

dans beaucoup de cas en répandant parmi le peuple des instructions sur les principales précautions à prendre pour s'en garantir. Ces instructions sont surtout utiles pour les climats froids et où l'on voyage souvent dans les montagnes; elles se réduisent essentiellement aux règles suivantes: 1° éviter, avant de s'exposer au froid, l'usage des boissons fortes et surtout de l'eau-de-vie, même à petite dose; 2° de ne pas céder à la fatigue et au besoin de dormir tant qu'on est à l'air libre.

DES MOYENS DE RETIRER PROMPTEMENT D'UN MILIEU MÉPHYTIQUE CEUX QUI S'Y TROUVENT PLONGÉS.

Lorsqu'une personne a été asphyxiée dans un milieu méphytique et que l'on veut aller à son secours, il ne faut dans aucun cas descendre ou pénétrer dans ce lieu, sans s'être fait préalablement assujétir par un bridage solide, de manière à pouvoir en être aisément retiré au moindre signe de détresse (1). Mais cette

(1) Il serait prudent aussi de munir le *secouriste* d'une corde à nœud coulant qu'il passerait sous les aisselles de l'asphyxié, cette corde serait assez longue pour pouvoir servir à hisser ce dernier et diminuerait beaucoup le danger de l'autre, en ce qu'il pourrait re-

action est toujours périlleuse et suppose un grand dévoûment de la part de celui qui l'entreprend, car en pareil cas il est à présumer qu'aucun moyen énergique d'assainissement ou de préservation n'avait été employé, et que le lieu où un accident est arrivé conserve encore, du moins en grande partie, ses propriétés délétères.

Il est vrai que plusieurs expédiens ont été proposés pour garantir de l'influence des gaz méphytiques la personne qui vole aux secours d'un asphyxié, et que plusieurs d'entre eux, tel que le masque de *Gosse*, le masque perfectionné de *Robert* et surtout l'appareil de M. *Lemaire d'Angerville* ont réussi (1). Cependant il n'en est pas ici comme de l'asphyxie par submersion qui arrive presque toujours non loin des bords fréquentés des lacs, des rivières, des canaux, de la mer, où l'on peut par conséquent tenir prêts les moyens de sauvetage, moyens qui, dans le

monter avec bien moins d'efforts et avec beaucoup plus de promptitude étant seul que s'il avait quelqu'un à porter ou à traîner.

(1) Pour prendre une connaissance exacte de ces moyens, il suffira de lire les rapports que M. le docteur *Parent-Duchâtelet* a publiés dans les *Annales d'Hygiène publique et de Médecine légale*, t. i, p. 9430 et suiv.; t. ii, p. 5 et suiv.

très grand nombre de cas, sont sans danger
pour ceux qui les emploient, tandis que l'asphyxie par des gaz irrespirables peut être produite dans les localités les plus diverses, et où
l'on s'y attend le moins, de sorte qu'il serait
difficile pour ne pas dire impossible, d'organiser contre elle un système de *sauvetage*
comme on l'a établi en faveur des submergés.
Cette circonstance rend d'autant plus nécessaires les précautions dont nous avons parlé
plus haut et qui ont pour but d'assainir le milieu suspect avant d'y entrer. En effet, dans
la supposition même où à Paris, par exemple,
il existerait dans chaque quartier un choix
d'appareils pour pénétrer impunément dans
un lieu où une personne aurait été frappée
d'asphyxie par méphytisme, le temps qu'il faudrait employer pour chercher l'appareil, le
disposer en raison de la circonstance et s'en
vêtir, diminuerait les chances de succès, au
point de laisser peu d'espoir de réussite.

———

Appareil PAULIN pour résister aux gaz délétères.

En rédigeant ce qui précède, je ne connais-
sais pas encore l'appareil aussi simple qu'ingé-

nieux que vient d'inventer M. le colonel Paulin, commandant du corps des sapeurs-pompiers de la ville de Paris. Voici la note qu'il a eu la bonté de me communiquer à ce sujet :

« Depuis long-temps on s'était occupé des moyens à employer pour mettre les hommes en position de travailler dans des lieux privés d'air vital.

« Plusieurs appareils ingénieux avaient été imaginés, mais presque aussitôt abandonnés, soit parce qu'ils étaient trop compliqués et ne pouvaient être mis en usage que par des hommes expérimentés ; soit, parce qu'ils limitaient trop le temps pendant lequel ils pouvaient être employés efficacement par la personne qui en était revêtue ; soit enfin, parce qu'ils empêchaient d'agir ou étaient trop coûteux, etc.

« Investi du commandement du corps des sapeurs-pompiers et ayant éprouvé dans diverses circonstances, combien il était difficile et périlleux de pénétrer dans les caves où le feu s'était déclaré et où se trouvaient réunies des matières grasses, huileuses et alcooliques, qui dégagent une fumée infecte, j'ai cru devoir m'occuper activement du moyen de maintenir les sapeurs-pompiers dans de pareils lieux, de telle sorte qu'ils puissent y travailler tranquillement sans être obligés de s'occuper du soin de leur conservation, et par conséquent se livrer exclusivement à leur devoir.

« Je me suis imposé en outre la condition d'arriver à ce but, par un moyen prompt, simple, à portée du premier soldat pompier, et n'exigeant à-peu-près que les objets de matériel actuellement à ma disposition pour l'extinction des incendies.

« A cet effet j'ai recouvert le sapeur coiffé de son casque, d'une large blouse en basane, avec un masque demi-cylindrique, d'une ligne d'épaisseur; au-dessous du masque est un sifflet à soupape pour faire les commandemens.

« La blouse est serrée sur les hanches par une ceinture faisant partie de l'uniforme du sapeur; deux bracelets à boucles ferment les poignets; deux bretelles placées en avant du bras de la blouse passant entre les jambes du sapeur et se bouclant derrière, servent à empêcher la blouse de remonter lorsque l'homme agit.

« C'est cette enveloppe que j'ai nommée blouse qui doit recevoir continuellement l'air nécessaire à la respiration de l'homme. Dans ce but elle est percée au côté gauche et à hauteur de la poitrine, d'un trou auquel est adapté un raccordement en cuivre. A ce raccordement vient se fixer la vis d'un boudin ou boyau en cuir et spirale; ce boyau est lui-même fixé sur la bache de la pompe à incendie ordinaire par un raccordement. Si dans cette disposition ou fait fonctionner la pompe vide d'eau, on envoie dans la blouse une grande quantité d'air, qui la gonfle et tient l'homme dans une atmosphère d'air frais continuellement renouvelé, ce qui lui permet de vivre sans aucune gêne, dans la fumée la plus infecte ou dans tout autre gaz malfaisant, tant que la pompe fonctionnera.

« Pour que la blouse ne puisse être déchirée, soit par le poids du boyau, soit par le tirage sur ce même boyau, on place à 18 pouces du raccordement un collet qui est attaché à l'anneau de la ceinture et sur lequel se fait l'effort. Ce même collet permet au sapeur de s'aider de son corps pour tirer à lui le boyau à mesure que les travailleurs le lui envoient.

« Il est à remarquer que bien que l'air qu'on envoie dans l'appareil soit en plus grande quantité que celui qui est consommé par l'homme, et que par conséquent il soit comprimé dans la blouse, cette compression ne pourra jamais gêner la respiration de l'homme, parce que l'air peut s'échapper par les plis de la blouse à la ceinture et aux poignets, et qu'en fuyant par ces issues, il remplit deux objets importans , celui de ne pas gêner la respiration et celui de refouler à l'extérieur de la blouse les vapeurs malfaisantes qui tendraient à s'y introduire.

« Par ce procédé, je suis parvenu , nonseulement à résister à la fumée et à toute espèce de gaz délétères , mais aussi à supporter sans danger et pendant une demi-heure une chaleur de plus de 5o degrés.

« Cet appareil propre au service des sapeurs-pompiers pour les feux de cave, peut être employé avec plus de succès encore pour pénétrer dans les fosses, les mines, les cales des vaisseaux, les puits infectés, puisqu'il n'y a à craindre que des gaz délétères et non la fumée et la flamme ; qu'on peut s'éclairer dans ces lieux au moyen d'une lanterne alimentée par une portion de l'air qui fait vivre l'homme : cette lanterne est fixée au même appareil par une agrafe attachée à la ceinture.

« Ce procédé peut être appliqué avec avantage à une distance de 2oo pieds du point infecté en se servant de la pompe ordinaire à incendie; nul doute qu'avec une pompe plus forte et construite à cet effet on pourrait s'en servir à une distance beaucoup plus considérable.

Les ingénieurs militaires, les ingénieurs des mines, les marins et toutes les personnes chargées du curage ou de l'inspection des lieux infectés pourront faire construire des pompes particulières suivant la nature de leur service et remplacer ainsi les ventilateurs dont l'effet n'est pas toujours bien assuré.»

Nous ajouterons à cette description que la lampe étant alimentée par l'air intérieur de la blouse et que les produits de la combustion sortant par la cheminée avec une portion d'air indécomposé, ce qui produit un courant de dedans en dehors, cette disposition empêche le gaz détonant, s'il en existait dans l'atmosphère asphyxiante de s'enflammer et permet ainsi de se passer de la lampe de *Davy*. On pourrait d'ailleurs pour plus de sûreté recouvrir l'extrémité supérieure de la cheminée de cette lampe d'un ajustage cylindrique en tissu métallique, pareil à celui de la lampe du chimiste anglais.

J'ai assisté à une expérience faite avec cet appareil, et j'ai reconnu qu'il remplissait complètement les conditions qu'on en attendait. Un sapeur-pompier, qui en était revêtu, est descendu dans un caveau où l'on avait mis le feu à un amas considérable de paille sèche et mouillée, de fagots de résine et de soufre. Le sapeur y est resté le temps nécessaire pour éteindre l'incendie, et n'en est ressorti qu'après vingt minutes de séjour, sans offrir d'autre changement physique, qu'une forte accélération du pouls (130 pulsations par minute), accélération facile à expliquer par l'élévation extraordinaire de la chaleur dans le souterrain.

L'appareil dont il s'agit, appliqué à tout autre milieu asphyxiant, sera d'une application plus facile encore lorsqu'il n'y aura pas en même temps d'incendie, et que le secouriste ne sera pas incommodé par l'extrême élévation de la température qui agit au moins sur les parties de son corps qui ne sont pas garanties par la blouse.

Il serait à desirer que tous les entrepreneurs de travaux de vidanges et de curage fussent munis d'un semblable appareil, auquel on mettrait une pompe d'une capacité moindre que les pompes ordinaires à incendie et qu'un seul homme pourrait facilement transporter sur la brouette où elle serait fixée.

On pourrait aussi établir un ou plusieurs appareils semblables dans chaque mairie, et ne permettre alors dans aucun cas de procéder à la vidange ou au curage d'une fosse, d'un égout, d'une citerne, etc. sans s'être préalablement pourvu de la casaque avec la pompe, afin de les avoir prêts en cas de besoin.

La planche 1 (*bis*) représente l'appareil Paulin dont est revêtue une personne occupée à extraire un asphyxié d'une fosse méphytisée.

DES MOYENS DE TIRER LES SUBMERGÉS PROMPTEMENT DE L'EAU.

Bateaux de sauvetage.

On conçoit aisément que plus sera grande la promptitude avec laquelle on tirera un submergé de l'eau et plus l'espoir de le retirer vivant, ou du moins de le rappeler à la vie, sera fondé.

A cet effet, il faut, avant tout, adopter un système d'embarcation qui réunisse la légéreté à la célérité, afin d'arriver le plus tôt possible à l'endroit où l'accident vient d'avoir lieu.

Les bateaux de surveillance destinés jusqu'à présent à secourir les noyés dans la capitale, sont généralement trop lourds, ne contiennent dans la règle que deux hommes, dont un seul rame, tandis que l'autre, chargé de procéder à la recherche du submergé, se repose et ne commence à agir que lorsqu'il est arrivé sur le point où cette recherche doit avoir lieu.

Un canot de sauvetage doit être très léger et ne contenir que la place de trois personnes, dont deux rameurs pour quatre avirons. Ces rameurs, arrivés sur le point où le noyé aura disparu, devront tous deux concourir aux recherches ou à tout autre moyen de retirer le submergé de l'eau.

Il est probable qu'on obtiendrait une célérité plus grande que par des rames, en appliquant aux canots de surveillance, et en même temps de sauvetage, le même système de roues que celui des pyroscaphes. La force d'un ou deux hommes au plus suffirait, au moyen d'un engrenage bien entendu, pour les mettre en rotation. C'est seulement une indication que nous donnons, tout en exprimant le vœu que le gouvernement mette au concours la construction la meilleure et la moins dispendieuse d'un canot de sauvetage destiné à être employé sur les fleuves et rivières; car le problème, ainsi que nous le verrons bientôt, est résolu pour les bateaux de sauvetage sur mer.

Nous avons dit qu'un canot de sauvetage devait contenir trois places, dont deux pour les rameurs chargés en même temps des recherches (1). La troisième serait destinée au noyé. Elle doit être disposée de manière que le corps puisse y être placé convenablement, c'est-à-dire les jambes étendues, et le tronc, ainsi que la tête, beaucoup plus élevés qu'elles. Cet effet s'obtiendrait aisément au moyen d'un châssis ou cadre à crémaillère couvert en toile imperméable, aux deux côtés montans duquel on fixerait parallèlement avec le tronc et la tête un accottoir, pour empêcher le corps de tomber d'un côté ou de l'autre, par l'effet du balancement de l'embarcation.

Chaque bateau de sauvetage devra être muni d'une bouée en liége, entourée de cor-

---

(1) On ne perdra pas de vue qu'il ne s'agit ici que des bateaux destinés à être employés sur des fleuves ou rivières, et non contre des accidens maritimes, bien que plusieurs des règles qui vont suivre soient aussi applicables aux évènemens qui peuvent arriver sur les bords de la mer.

dages formant des anses et tenue par une corde
de trente à quarante pieds de long. Cet appareil pourrait être jeté à la personne tombée
dans l'eau, dans le cas où elle flotterait encore
à la surface, et devenir pour elle un moyen de
salut.

Recherche des corps sous l'eau.

Lorsqu'il y a submersion proprement dite,
c'est-à-dire, lorsque le corps du noyé a disparu de la surface de l'eau et qu'il s'agit de le
retrouver et de le repêcher, le choix des instrumens convenables à cet effet n'est pas indif-
férent, car ils doivent être, autant que possible, de nature à ne pas blesser le corps du
submergé, et à ne pas ajouter une seconde
cause de mort à celle qu'on veut lui éviter,
ainsi que cela peut arriver avec les gaffes ou
crocs aigus dont on se sert habituellement.
Mue par cette considération, la Société de
Hambourg, instituée en faveur des noyés, dirigea spécialement son attention sur ce point
et adopta des instrumens dont l'invention appartient au mécanicien *Braasch*. Ils consistent
en un explorateur et en une pince dont la structure offre quelque analogie avec le forceps des
accoucheurs. L'explorateur est composé d'une

tringle de fer courbée en demi-cercle, boutonnée à ses deux extrémités, et fixée au moyen
d'une douille, à une perche d'une longueur
proportionnée à la profondeur de l'eau (Voy.
pl. 2, fig. 3). Cet instrument est destiné à chercher le corps et en reconnaître la position.
Cette reconnaissance faite, on le saisit avec la
pince ouverte (pl. 2, fig. 4) et on l'extrait,
après avoir fermé l'instrument. Lorsqu'on descend la pince dans l'eau, elle s'ouvre d'elle-
même par son propre poids, ainsi que par la
chute du collier de fer O, depuis X jusqu'à U.
On la ferme en tirant les deux cordes fixées au
collier O. Par cette traction le collier est remonté de X à U, écarte les bras en fer NN qui
ferment ainsi les cuillers de la pince PP qu'on
maintient fermée en fixant les cordes à la traverse SS, dont est munie la perche qui fait
partie de l'instrument. La fig. 4, pl. 2, représente la pince ouverte, et la fig. 5, pl. 2, la
représente fermée.

Cet instrument, auquel on reproche d'ailleurs sa lourdeur et la facilité avec laquelle il
se rouille, fut adopté avec empressement par
la société de Hambourg, qui espéra en retirer
les plus grands avantages. Mais peu d'années
d'expérience prouvèrent qu'il ne réalisait pas,

à beaucoup près, les espérances qu'il avait
fait concevoir. « Nous n'avons pas, est-il dit
dans un des derniers supplémens au compte-
rendu, constaté un seul cas où un submergé
ait été sauvé par l'explorateur et la pince;
mais nous avons, au contraire, la preuve
que ce lourd appareil en fer peut plutôt nuire.
S'il était possible d'exécuter rigoureusement
l'instruction à son égard, c'est-à-dire, s'il
était possible, ainsi qu'elle le prescrit, de
chercher le corps avec l'explorateur, de reconnaître sa position, de plonger lentement
dans l'eau la pince qui s'ouvre d'elle-même et
de l'appliquer immédiatement sous les aisselles autour du thorax de manière que les
cuillers embrassent le corps, ensuite de les
tenir fermées à l'aide des cordes, et d'extraire ainsi le submergé du fond de l'eau, il
ne resterait rien à desirer. Mais, découvrir
exactement à l'aide de l'explorateur la situation du corps sous l'eau, appliquer la pince
aussi régulièrement qu'il est prescrit, la fermer au degré convenable pour n'exercer aucun froissement, aucune compression, ce
sont là des conditions qui n'ont pu être remplies, surtout dans les cas assez fréquens où
les bras du submergé sont spasmodiquement

serrés contre le thorax. Enfin, plus l'eau est profonde, et moins l'emploi de ces instrumens devient praticable. »

On demandera sans doute pourquoi, après de semblables résultats, nous avons donné une description et un dessin de cet appareil? Voici notre réponse : D'abord nous nous sommes proposé d'exposer historiquement les principaux moyens de secours; ensuite, les instrumens dont il s'agit, et qui au premier aspect ont quelque chose de séduisant, prouvent combien, dans le choix des moyens de secours comme en tant d'autres circonstances, il faut être réservé avant de recommander et d'appliquer généralement des inventions que l'expérience n'aurait pas encore sanctionnées, quelque ingénieuses et brillantes qu'elles paraissent.

Dans cet état de choses, la Société de Hambourg dut s'en tenir à un instrument très simple, facilement maniable, peu coûteux et dont l'expérience a pleinement confirmé l'utilité. Il consiste en un manche en fer de dix-huit pouces de long, dont l'une des extrémités, terminée par une douille, s'adapte et se fixe, au moyen de trois clous, à une perche dont la longueur doit être calculée sur la profondeur de l'eau.

L'autre extrémité se divise en quatre crochets boutonnés, également espacés, et disposés ainsi que l'indique la fig. 6, pl. 2.

Drague de Miller. (1)

Nous arrivons à un autre procédé pour repêcher les noyés, et dont on fait beaucoup de cas en Angleterre. Il nous paraît surtout utile dans les rivières peu larges ainsi que dans les canaux.

M. *John Miller*, esq., auteur de l'invention dont nous allons rendre compte, a imaginé un nouveau moyen de repêcher les noyés. Voici l'évènement qui lui en suggéra l'idée :

Un jeune homme, pêchant à la ligne de dessus un pont, était tombé dans la Tamise, et n'avait pu être repêché que trop tard. Cette scène avait profondément touché M. *Miller*, qui s'attacha dès-lors avec beaucoup de persévérance, à former une espèce de machine qui offrirait le moins de chance possible de manquer, au fond de la rivière, l'objet qu'on en veut retirer. Son invention lui a valu une médaille d'or de la part de la Société des arts de Londres.

(1) Voy. les *Annales des arts et manufactures*, tom. XLIV. Paris, 1812.

Les difficultés que l'auteur se proposait de vaincre étaient : 1° de connaître précisément l'endroit où le corps se trouve ; 2° de calculer la vitesse du courant, en tenant compte de la différence d'opinion parmi les spectateurs ; car l'espace que l'on doit parcourir à la recherche est quelquefois considérable ; or, toute machine de petite dimension ne peut être employée sans entraîner une perte de temps qui occasionne celle de l'existence de la personne que l'on veut sauver ; 3° de parcourir en même temps toutes les inégalités du fond ; parce qu'une machine en forme de barres garnies de crochets, passe, sans effet, par-dessus les trous où le corps est le plus susceptible de se loger.

Il imagina donc une machine ou drague qui pût être manœuvrée par une personne, et qui pêche dans l'étendue de dix pieds de large, avec la certitude d'accrocher un corps couché dans cet espace, quelles que soient les inégalités du fond ou la profondeur de l'eau.

EXPLICATION DE LA PLANCHE.

Fig. 7, pl. 3. AA représentent une perche de bois de sapin, ronde, ayant 10 pieds de long et 2 pouces et demi de diamètre. A 13

pouces de chaque bout est rapporté un morceau de même bois d'un pouce et demi carré,
et maintenu dans sa position par un tasseau.
CCCC représentent 4 dragues à 6 pointes,
chacune suspendue à la barre à des distances égales. Ces dragues ont chacune 2 livres et
demie de plomb coulées vers le bout de leurs
tiges, pour les empêcher de vaciller quand on
les emploie, et pour éviter que les pointes ne
s'enfoncent en terre; la barre de sapin étant
flottante d'un côté et le poids du plomb au bas
de la drague de l'autre, produisent l'effet de
les tenir perpendiculaires quand on est en repos sur le fond, et dans la position oblique
quand on drague, grattant ainsi sur le fond
sans y entrer. Un anneau qui tourne est fixé
sur chaque bout des tiges; leur longueur totale,
y compris les anneaux, est de 18 pouces; à la
distance de 9 pouces de la partie supérieure
des tiges, les crochets primitifs prennent naissance et sont au nombre de 3 à leur jonction
avec la tige; à 8 pouces de leur naissance, ils
sont subdivisés en deux, sont courbés, et leurs
pointes séparées à la distance d'environ 13
pouces l'une de l'autre; la pointe extérieure de
chaque subdivision est à la distance de 13 pouces à droite et à gauche des autres. Les poin-

tes à l'extrémité des crochets sont fendues et représentent un double crochet dont l'extrémité est dirigée sur la tige.

Des trous sont pratiqués dans la barre A , à des distances égales, de sorte que les crochets suspendus de ces trous soient à la distance de 5 pouces l'un de l'autre. Les 2 trous vers les bouts de la barre sont plus grands que les autres, afin qu'on y passe les deux cordes de manœuvres marquées DD. Cette corde doit avoir assez de longueur et de force pour manœuvrer la machine dans toutes les situations; elle passe à travers tous les anneaux mobiles fixés sur la partie supérieure des dragues; elle est fixée dans cette position par des coins de bois chassés dans les trous par où la corde passe, de manière que les deux dragues extérieures restent suspendues à quelques pouces au-dessous des bouts de la petite charpente fixée à la perche. Les deux dragues intermédiaires sont suspendues à la même distance de la perche par des cordes qui, étant nouées à l'anneau supérieur de chaque drague, passent par les trous correspondans dans la perche où elles sont fixées. On maintient la distance respective que doit conserver chaque drague en passant autour de l'anneau et de la corde

principale de la ficelle goudronnée; on conserve les deux dragues extérieures dans leur
position, en passant la corde par une branche fixée près du bout de la petite barre en
bois, et pour empêcher qu'elles ne s'approchent et ne s'engagent l'une dans l'autre, on
les tient écartées par des morceaux de bois
creux en forme de tuyaux aaa, d'une égale
longueur, placés au bas des crochets et enfi-
lés par une corde qui traverse les anneaux
mobiles du bas des dragues; les dragues, par
ce moyen, conservent tous leurs mouvemens
libres, et les pointes, en quelque position que
l'on manœuvre la machine, se présentent dans
la position la plus convenable pour s'accrocher à l'objet que l'on recherche. La perche
flottante s'élève un peu du fond, et les dragues dans leur action ne dépendant pas l'une
de l'autre, suivent les sinuosités du fond,
quoiqu'elles ne puissent pas s'écarter de la distance qui leur est assignée dans la construction de la machine, et tout ce qui se trouve
dans la longueur de la perche susceptible d'être
accroché, ne peut manquer de l'être.

S'il se trouvait des obstructions au fond de
la rivière, telles que des racines ou d'autres
substances qui nécessiteraient un mouvement

rétrograde des dragues, il faudrait dans ce cas,
garnir la machine d'une manœuvre exprès ;
voici ce qui est nécessaire pour remédier à de
tels accidens. On a une autre perche de la
même longueur, mais de moindre volume que
la première ; on y pratique des trous à la
même distance l'un de l'autre que dans la première, et passant des cordes d'environ 10 pieds
de longueur chacune, ou plus si on le juge
à propos, on les fixe sur une égale longueur
aux anneaux, au bas de chaque drague, et on
les arrête sur la barre en faisant un nœud
dans les cordes, ou en attachant un bouton
qui l'arrête, mais qui n'empêche pas que
chaque corde puisse être tirée séparément,
afin de dégager une drague qui serait prise
sans déranger les autres.

Pour éviter que l'arrière-perche ne soit em-
portée devant les dragues, lorsqu'on les tire
dans la direction du courant, on attache une
corde à la perche, et, sur l'autre bout, on fixe
un poids qui la retient dans la position qu'elle
doit toujours avoir derrière les dragues ; afin
que les cordes attachées au bas de l'arrière-
partie des dragues et à l'arrière-perche ne s'engagent pas avec les crochets, on met des
tuyaux de bois de 15 pouces de long, et on

les fixe sur les cordes avec des coins de bois à la distance de 3 pouces de l'arrière-partie de chaque drague.

Afin de détourner la machine de la ligne doite pour manœuvrer de droite ou de gauche, sans que les cordes puissent s'engager, il est bon d'avoir une corde attachée au poids, pour soulever l'arrière-partie de la manœuvre, pendant que l'on change la machine de position.

Le prix de cette drague complète est de 8o francs.

La figure 8, pl. 3, représente la machine employée dans l'état où elle doit être conservée pour servir promptement au besoin, et pour la facilité du transport, sans crainte d'engager ses parties.

GG est une perche libre, sur laquelle est une partie de l'appareil. Les dragues cccc restent suspendues sur le devant de la perche, et l'arrière-barre E est passée dans les crochets avec les tuyaux en bois dd, suspendus en bas.

Corde missive et sangle de sûreté de Miller.

L'auteur de cette machine ajoute la description de deux autres qu'il a imaginées pour

servir à l'instant même d'un accident. La première est une corde missive, susceptible d'être
lancée par une personne placée sur le bord
à une distance considérable dans la rivière;
l'autre est pour la sûreté d'une personne qui
se jetterait à l'eau, afin d'en retirer une autre
en danger de périr.

Celle qu'il appelle corde missive, fig. 9,
pl. 3 a 32 mètres de longueur, des bouchons
de liège sont attachés sur cette corde, à la distance d'environ quatre pieds l'un de l'autre
pour la faire flotter. Elle est conservée sur un
dévidoir A, pour être en état de servir promptement; quand il faut en faire usage, on la recueille sur la main gauche, pour la lâcher
lorsqu'on jette avec force le morceau de bois,
B, attaché au bout. Ce morceau de bois a la
forme la meilleure pour pouvoir être lancé, à
bras d'hommes, à la plus grande distance.

La valeur de cet appareil sera de 9 francs.
Voici la seconde machine qui met en sûreté
une personne qui va au secours d'un noyé.

Corde à sangle de Miller.

Fig. 10. A est un dévidoir de 6 pouces de
diamètre sur 10 de longueur, auquel est atta-

ché un bout de la corde; à l'autre bout est fixée une boucle suffisamment grande pour que le cuir et la boucle puissent passer librement par la courroie dans laquelle on passe les bras.

La courroie BB est faite de sangle de 2 pouces de large, et se croise sur la poitrine; elle est fortement cousue, on y laisse l'espace suffisant pour passer les deux bras; on coud de la même manière les deux bouts.

Au bout qui passe sur l'épaule gauche on attache une boucle avec une courroie de 18 pouces de long, et à celui qui passe sur l'épaule droite un anneau. Lorsqu'on passe les bras dans cette courroie, on approche les bouts par dessus les épaules, et passant le bout de la courroie à boucle attachée sur l'épaule droite, on la passe dans la boucle et on la serre; mais on a soin de ne pas la serrer au point de gêner ni la respiration, ni le mouvement des bras; on passe l'aiguillon dedans et l'anneau mobile au bout de la corde se trouve entre les deux épaules.

Pour éviter les méprises qui sont communes dans un danger imminent, il est bon d'avoir écrit à l'intérieur de la sangle, bras gauche, bras droit. Une personne tient le dévidoir à la main laissant couler la corde à mesure que la personne qui nage s'éloigne. Quand il s'agit de ramener la personne à terre, on quitte le dévidoir pour manœuvrer la corde à la main en retirant à soi aussi promptement qu'il est possible; la personne attachée à l'autre bout reviendra ainsi à terre, la tête et les épaules hors de l'eau, quand même elle tiendrait dans ses bras l'individu qu'elle était allée secourir.

Scaphandres.

S'il fallait donner seulement un court extrait de tout ce qui a été écrit sur les scaphandres, il nous faudrait y consacrer un volume entier, ainsi que l'a déjà fait il y a soixante ans *de la Chapelle*(1). Le scaphandre, construit ordinairement en liège ou en toile imperméable insufflée d'air, est destiné à soutenir sur l'eau et autant que possible verticalement la personne qui veut secourir un submergé. En remplissant ce but, sans gêner les mouvemens du secouriste, il est incontestable qu'il peut devenir très utile surtout, ainsi qu'il sera bientôt dit, lorsqu'il s'agit

(1) *Traité de la construction théorique et pratique du scaphandre ou du bateau de l'homme.* Paris, 1775.

d'aller au secours d'une personne tombée sous la glace. Mais la première condition d'un semblable appareil, c'est de pouvoir être endossé très promptement et d'être aussitôt en état de fonctionner sans compromettre la sûreté de celui qui s'en sert; car toute perte de temps doit être évitée dans les circonstances où il s'agit de recourir à son emploi.

Parmi le grand nombre de scaphandres qui ont été proposés, il paraît que celui dont le baron de *Luedgendorf*, à Vienne, est l'inventeur, mérite surtout une distinction spéciale. Après plusieurs expériences faites avec ce moyen, par une commission nommée par le gouvernement autrichien, la police de Vienne a fait placer le scaphandre de *Luedgendorf* dans tous les dépôts de secours sur les bords du Danube. (1)

M. *Rouan*, instituteur, a aussi inventé un scaphandre que je crois digne de mention. Il consiste en tubes de fer-blanc assemblés et qui se terminent en un cône aux deux extrémités; on attache au moyen de courroies un sem-

(1) Nous regrettons que la description exacte de cet appareil ne nous soit pas encore parvenue. Nous ne manquerons pas de le faire connaître aussitôt que nous aurons pu en constater l'utilité.

blable appareil sous chaque bras, ce qui peut s'exécuter très promptement.

J'ai assisté le 19 juillet 1823, à une expérience qui fut faite avec ce scaphandre et elle a complètement réussi. Trois personnes munies chacune de l'appareil qui vient d'être décrit, se sont mises à l'eau à la hauteur du bain chaud du Pont-Royal, et ont parcouru l'espace jusqu'à la moitié du bassin en aval dudit pont, ayant le corps dans l'eau jusqu'aux épaules.

Chiens de Terre-Neuve.

L'admirable instinct des chiens de Terre-Neuve, instinct dont les chiens de notre hémisphère offrent aussi quelques exemples (1), et qui consiste à sauver les personnes en danger de se noyer, me fit penser qu'on pourrait utiliser ces animaux pour le service des secours. Ma proposition d'en faire venir un certain nombre, de les employer à secourir les submergés, et d'en propager la race, fut approuvée par le conseil de salubrité et agréée par feu le comte *Anglès*, alors préfet de police, qui mit avec le plus grand empressement

(1) Voy. l'ouv. de *Pia*.

mon projet à exécution. Cependant, l'évènement ne justifia mes prévisions qu'à l'égard d'un très petit nombre de ces animaux, encore leur instinct s'affaiblit-il bientôt et l'obésité qu'ils ne tardèrent pas à acquérir sous l'influence de notre climat, les empêcha de plonger facilement. Un seul (il était à poil ras) conserva cette faculté jusqu'à sa mort, arrivée accidentellement, et nous l'avons vu plonger à 20 pieds de profondeur, pour extraire du fond de l'eau des corps pesans qu'on y avait jetés. Toutefois il n'eût peut-être pas été impossible, avec le temps et de la persévérance, d'arriver à un résultat satisfaisant, si des circonstances qu'il me serait pénible de détailler, n'eussent fait échouer complètement mes efforts, sur ce point comme sur plusieurs autres.

Extraction des noyés tombés sous la glace.

Les plus grandes difficultés se présentent lorsqu'en hiver il s'agit de secourir des personnes tombées dans l'eau couverte de glace. Il était naturel que les habitans du nord fixassent particulièrement leur attention sur les accidens de cette nature, plus communs chez eux que chez nous, et qu'ils cherchassent les moyens d'y remédier. Aussi rien n'est-il plus parfait en ce genre que ce qu'ont établi, à ce sujet, la ville de Hambourg, et d'après son exemple la Société humaine de Londres.

On sait combien il est difficile d'approcher de l'endroit où un individu a disparu sous la glace, sans exposer au plus grand danger la personne qui, voulant le secourir, est obligée de parcourir sur un sol fragile une distance plus ou moins grande, avant d'arriver à l'endroit où l'accident a eu lieu. En pareil cas, la tentative non-seulement échoue presque toujours, mais coûte encore la vie à l'homme généreux qui se dévoue pour sauver son semblable. Frappée de cette difficulté, la Société de la ville de Hambourg songea dès 1776, aux moyens d'y remédier, en faisant établir des billes en bois, fixées à une corde, et qu'on jetait au submergé. Mais outre le danger auquel on l'exposait d'être atteint par la bille, on ne pouvait espérer quelque succès de cet expédient que dans le cas fort rare où le submergé n'avait pas disparu sous l'eau. Tel était l'état des choses, lorsqu'en 1781, *Thomas Ritzler* habitant de Hambourg, acquit les plus grands droits à la reconnaissance de ses concitoyens par l'invention d'un appareil nommé *Eisboot*, ce qui veut dire *bateau à glace* et dont voici la description très exacte:

Bateau à glace ou bateau-traîneau de Ritzler.

Il fallait pour première condition que ce bateau fût assez léger pour pouvoir être facilement dirigé par un seul homme tant sur la glace que sur l'eau, et qu'il offrît en même temps toute la sûreté desirable, à la personne chargée de cette double fonction. En conséquence le bateau (pl. 4, fig. 11) a été construit en osier et revêtu de cuir en dehors, afin d'empêcher l'eau de pénétrer. Sa longueur extérieure est de 7 pieds et demi à sa partie inférieure, et de 9 pieds à sa partie supérieure.

La largeur est de 3 pieds à son fond, et de 4 pieds à sa partie supérieure. La quille du bateau (pl. 4, fig. 13) est double et garnie de plates bandes de fer poli, afin de former un traîneau que la moindre impulsion donnée avec les gaffes (pl. 5, fig. 12) fasse glisser rapidement sur la glace. On a ménagé au fond du bateau, une ouverture carrée de 3 pieds de long sur 1 pied 3 pouces de large, revêtue comme le bateau de cuir en dehors, afin d'empêcher l'eau d'y entrer (pl. 5, fig. 14).

Lorsque la surface de la glace est trop rabo-
teuse pour que le bateau puisse facilement
glisser dessus, le secouriste peut, au moyen
de cette ouverture, placer ses pieds sur la
glace, le soulever, le porter à l'aide de deux
anses, et franchir ainsi les endroits raboteux
(pl. 4, fig. 15). Enfin, si la glace rompt sous
lui, il peut s'élancer aisément dans le bateau,
arriver ainsi au moyen des deux gaffes, à travers les glaçons jusqu'au lieu de la submersion, et dans le cas où la glace s'y opposerait
lancer sur elle une échelle, s'y coucher à plat
et se rapprocher ainsi du naufragé. Cette
échelle (pl. 5, fig. 16) construite en bois léger,
est munie d'une tringle mobile *a a a,* au moyen
de laquelle une seconde personne peut la
pousser en avant et rester placée sur la glace
qui porte. Il n'est pas inutile de faire observer
que l'ouverture du bateau-traîneau a d'ailleurs
l'avantage, lorsque la glace se brise sous lui, et
que de traîneau il devient bateau, de laisser arriver dans son milieu une colonne d'eau qui
empêche le chavirement.

Lorsque le submergé a été retiré de l'eau,
on le place dans le bateau-traîneau qui, à cet
effet, offre à sa poupe une banquette avec appui n. n. (fig. 11, 14 et 15), sur laquelle on

peut poser le corps de manière à ce que le tronc et la tête soient suffisamment élevés. La sûreté et la célérité avec lesquelles fonctionnent ces bateaux, dit le sénateur *Günther* (*dans son histoire des secours en faveur des noyés de la ville de Hambourg*) est incroyable, même lorsqu'il s'agit de parcourir de grandes distances ; seulement il faut être exercé à les manœuvrer, ce qui n'est pas difficile. Il ne faut, en conséquence, en confier la direction qu'à des hommes spéciaux.

L'appareil qui vient d'être décrit n'est pas coûteux et peut durer vingt ans, s'il est couvert en cuir de vache à double couture, et si pendant la saison où il ne sert pas, on a le soin de l'entretenir en bon état ; c'est-à-dire de le suspendre à l'abri du soleil, après l'avoir séché, et d'en graisser le cuir. Enfin, il faut autant que possible ne pas laisser arriver le bateau-traîneau jusqu'à l'ouverture produite par la rupture de la glace et y lancer au contraire l'échelle ; car, quoique l'immersion de ce bateau dans l'eau soit exempte de tout danger, ce n'est pas sans quelque difficulté, sans quelque perte de temps, qu'on parvient à le ramener sur la glace, bien que les courbures données aux extrémités des plates-bandes facilitent beaucoup cette opération. Il faut aussi que le bord supérieur du bateau à glace soit bien arrondi, qu'il ne présente nulle part de vive-arête, afin qu'il ne gêne en rien l'extraction du corps et qu'il ne puisse pas le blesser.

L'instruction la plus nouvelle de la Société de Hambourg confirme les éloges donnés antérieurement au bateau-traîneau, et conseille les précautions suivantes fondées sur une expérience de plusieurs années :

Outre les deux gaffes servant à diriger le bateau sur la glace, outre l'échelle à secours, il devra contenir un cordage à 15 brins, plus ou moins long, selon l'étendue des localités ; ce cordage qui aura un nœud coulant à l'une de ses extrémités, est indispensable, non-seulement pour faciliter l'extraction du submergé et pour mettre le secouriste en sûreté ; mais encore pour s'opposer à ce que le bateau sous lequel la glace se serait rompue ne soit endommagé. Si dans ce cas, la glace qui entoure l'ouverture ou le trou est tellement solide que le bateau ne puisse se frayer aucun passage à l'aide des gaffes, il faut nécessairement le sortir de l'eau, en l'élevant sur la glace. Or il est impossible que cette opération puisse être exécutée par l'individu seul qui est dans le ba-

teau. Quant aux autres personnes qui se trouvent à une certaine distance, elles osent rarement se risquer jusqu'à l'endroit où la glace
est brisée. Dans une pareille circonstance le
revêtement en cuir souffre beaucoup du frottement qu'il éprouve contre les bords glacés.
Les difficultés sont plus grandes encore si la
glace est assez peu solide pour casser partout
sous le bateau ; car il est impossible alors qu'il
puisse se frayer un passage à travers les glaçons qui le bordent sans être d'autant plus
endommagé qu'ils sont plus minces et par conséquent plus tranchans. La proposition de
M. *Günther*, de tenter en pareil cas de s'aider
au moyen de l'échelle, est rarement exécutable ; car là où le bateau à glace enfonce, l'é-
chelle, quoique chargée d'une seule personne,
enfonce également. Or il est facile de remédier à ces divers inconvéniens, en faisant tenir
prêtes dans le voisinage, placées sur un point
où elles ne courent aucun danger, deux ou
trois personnes auxquelles on jette le cordage
ou le câble dont le bateau à glace a été nou-
vellement muni. De cette manière, il ne reste
plus aucun reproche à faire à ce bateau,
et il s'est montré si utile qu'on n'a pas cru devoir lui substituer le traîneau inventé par

M. *Larsen*, constructeur de la marine à Copenhague (1). Ce traîneau, à cause du peu d'élévation de ses bords, qui le font ressembler à un radeau, paraît d'ailleurs être très difficile à manœuvrer.

L'expérience a également sanctionné l'utilité de l'échelle dont est pourvu le bateau à glace; seulement on a trouvé convenable d'y joindre un cordage à nœud coulant que le secouriste, qui se couche à plat sur elle, passe sur sa poitrine. L'autre extrémité est tenue par des personnes placées sur un point où elles ne courent aucun danger, de sorte que le secouriste peut être retiré promptement, si la glace venait à rompre sous le poids de l'échelle. Cette traction exercée sur le secouriste faciliterait d'ailleurs la délivrance du submergé, dans le cas où l'on aurait été assez heureux pour le saisir.

Ajoutons à ce qui vient d'être dit, que si l'usage du scaphandre peut présenter de l'utilité, c'est surtout dans les cas de submersion dont il s'agit; car si l'échelle venait à rompre, ou si par toute autre cause, le secouriste tombait dans l'eau, le scaphandre, en le mainte-

(1) *Nye Hygœa udgivet af* C. Otto M. D. Kiopenhavn, 1823.

nant dans une position verticale, l'empêcherait de glisser sous la glace.

Traîneau de Brizé-Fradin.

Les étrangers ne sont pas les seuls qui aient
eu l'idée d'établir des appareils pour secourir
les personnes tombées sous la glace. M. *Brize-
Fradin*, membre de la Société d'encourage-
ment (1), a inventé un traîneau faisant fonction de barque, et qui me paraît avoir beaucoup d'analogie avec celui de *Larsen*, auquel
toutefois il est antérieur.

En voici la description (pl. 5, fig. 17) :

A Traîneau garni de soixante-quatre décimètres cubes d'écorce de liège distribuée par
couches sur toute la surface du traîneau de
deux mètres de longueur; sa largeur uniforme
est de sept décimètres.

B Ouverture de la glace.

C Ceinture qui fixe le corps de l'ouvrier au
traîneau.

D Marteau servant à deux usages : à la pro-
gression et à l'ouverture de la glace, s'il est
nécessaire.

(1) *Chimie pneumatique*, appliquée aux travaux sous l'eau, dans
les puits, les mines, les fosses, etc; Paris, 1808.

E Coussin pour tenir la partie supérieure du corps élevée.

Il nous semble que les reproches adressés au traîneau de *Larsen* sont aussi applicables à celui qui vient d'être décrit.

Du transport des noyés aux lieux où ils doivent recevoir les secours médicaux, et de l'organisation de ces lieux.

Dans un système bien entendu de secours à donner aux noyés, il vaut mieux porter l'asphyxié par submersion, du lieu de l'accident à celui où se trouve l'appareil de secours médicaux, que de déplacer celui-ci pour le porter là où gît l'asphyxié.

Ce principe est fondé sur les considérations suivantes :

1° La perte de temps nécessaire pour faire arriver la boîte de secours de l'entrepôt à l'endroit où l'accident a eu lieu, est plus considérable que si l'on portait le noyé de cet endroit vers celui où les secours doivent lui être administrés; car on peut l'y conduire directement, tandis qu'il faut une course pour aller chercher la boîte de secours et une autre pour l'amener près du noyé.

2° Dans le cas où l'on admettrait le déplacement de la boîte, le noyé déposé sur la rive près du lieu où il a été repêché ne peut y être convenablement secouru à l'air libre, surtout pendant la mauvaise saison, où le retour de la chaleur animale serait beaucoup plus difficile à obtenir que si le noyé était abrité dans un lieu dont il serait facile de hausser la température à volonté. On pourrait, il est vrai, objecter qu'il serait facile de porter le noyé dans une habitation voisine où on lui administrerait les secours que sa position exigerait; mais cette objection est peu solide. Outre qu'on ne trouve pas toujours un local convenablement disposé à cet effet, il faut encore tenir compte de la répugnance de bien des gens à ouvrir leurs habitations dans une pareille circonstance; il faut d'ailleurs, et nous parlons par expérience, songer aux contestations qui s'élèvent alors entre les propriétaires ou locataires et les secouristes, aux refus, à la perte de temps enfin qui résulte de cet état de choses, et qui est bien plus considérable que si on transportait immédiatement le noyé jusqu'au local où se trouvent réunis les moyens de secours.

3° Il est inévitable, que dans le déplacement et le transport des boîtes ou appareils de secours, transport qui se fait ordinairement avec précipitation, les instrumens ne se dégradent ne s'égarent, ou même ne se perdent, que les flacons ne se brisent souvent. Nous parlons encore par expérience, et nous pouvons affirmer que dans tous les déplacemens semblables dont nous avons eu connaissance et qui, la plupart, se sont effectués contre notre gré, il n'en est pas un où la boîte de secours n'ait éprouvé quelque dommage.

4° Enfin, si l'on veut donner aux secours toute la perfection desirable, il sera d'autant moins praticable de transporter les moyens de secours médicaux auprès du noyé, que parmi ces moyens il en est qui seraient difficilement transportables.

J'ai insisté à dessein sur la question de savoir s'il convenait ou non de porter les appareils de secours sur le point où se trouve le noyé, parce que j'ai rencontré beaucoup de partisans du déplacement de ces appareils. J'espère les avoir convaincus, sans pourtant prétendre qu'il faille le proscrire absolument dans toutes les localités et dans toutes les circonstances. Ainsi, par exemple, il devrait avoir lieu dans une commune qui ne pourrait entretenir qu'une seule boîte et n'aurait pas

non plus de local spécialement affecté à recevoir et secourir les noyés; mais il faudrait, en
pareil cas, que l'autorité du lieu surveillât
elle-même la réintégration des objets dans la
boîte, chaque fois qu'ils auraient servi.

Comme le transport du noyé exige certaines
précautions, parmi lesquelles les plus essentielles sont de ne pas lui faire éprouver de trop
fortes secousses, de placer son corps de manière à ce que la poitrine et la tête soient
beaucoup plus élevées que les autres parties
du corps, de le mettre à l'abri de l'impression
immédiate de l'air extérieur, il est important
que les moyens d'effectuer ce transport remplissent ces conditions.

Il existait autrefois dans nos dépôts de secours de la capitale, des brancards construits
comme ils le sont partout, et qui présentaient
plusieurs inconvéniens. Le premier était d'en-
combrer le lieu où on les tenait en dépôt. Si
ce lieu, ordinairement étroit, était un corps
de garde, on les plaçait en dehors, de sorte
que la pluie, la neige ou l'humidité ne tar-
daient pas à les détériorer; ou bien on se couchait, et on montait dessus, ce qui produisait
le même effet. Enfin, ces brancards ne met-
taient pas l'asphyxié ou le blessé à l'abri du

vent, de la pluie, ainsi que des regards des curieux, et ils étaient difficiles à nettoyer lorsqu'ils avaient été tachés par de la boue et surtout par du sang. Je crus, en ma qualité de directeur des secours, devoir m'occuper des moyens de remédier à ces inconvéniens, et ce fut la lecture de l'excellent article *Despotats* de *Percy* (1) qui me suggéra l'idée de faire construire un brancard pliant garni de toile imperméable et recouvert d'une banne. Je le soumis à l'examen du conseil de salubrité qui l'approuva; je le fis voir ensuite à feu Daujeon, mécanicien fort ingénienx, qui y ajouta quelques perfectionnemens et s'en attribua l'invention. Ce modèle de brancard fut adopté par le préfet de police, et peu de temps après, par l'administration des hôpitaux pour le transport des malades et blessés.

En voici la description (pl. 8, fig. 18):

A sont deux pièces de bois horizontales qui forment le corps et les bras du brancard.

B est une pièce de bois fixée aux deux extrémités du brancard et attachée par les charnières E perpendiculairement à la naissance de chacun de ses bras.

(1) *Dictionnaire des Sciences médicales.*

La pièce B se brise en outre par le milieu en deux parties d'égale longueur, jointes ensemble par la charnière C.

Pour tenir le brancard ouvert on maintient la charnière C à l'aide d'un crochet en fer D qui, placé à un des côtés de la pièce B, vient s'abattre dans un piton fixé à l'autre côté de la même pièce B qui alors ne forme qu'une seule partie.

Lorsque le crochet D ne contient plus la pièce B, la charnière C, ainsi que les charnières E, permettent à la pièce B de se briser, et au corps, ainsi qu'aux bras du brancard A de se rapprocher de manière à n'occuper que le moins de place possible (*Voy.* pl. 7, fig. 19).

La partie supérieure des quatre montans F, qui sont en bois de chêne, est destinée à recevoir une toile en coutil G dont les côtés, en retombant, entourent parfaitement le brancard et préservent, par ce moyen, le malade du contact immédiat de l'air et de la curiosité des passans.

La partie inférieure du montant F forme les quatre pieds du brancard.

H sont quatre axes qui permettent aux quatre montans F de quitter leur position verticale en s'abaissant et de se placer horizonta-

lement et parallèlement aux bras du brancard
A lorsque celui-ci doit être plié. (V. fig. 19.)

K est une bande de toile cirée clouée des
deux côtés du corps du brancard dans environ
les 3/4 de sa longueur qui, partant de l'extrémité du brancard, ou côté des pieds, vient en
s'élevant s'accrocher à l'aide d'une tringle à
crochet, dans deux pitons fixés aux montans
F et former ainsi une élévation destinée à soutenir la tête du malade.

L est une couverture en laine servant à recouvrir le malade.

M sont deux courroies qui contiennent les
différentes pièces du brancard, lorsqu'il est
fermé.

N sont des bretelles en cuir qui, passant
dans les bras du brancard, aident les porteurs
à en soutenir le poids.

On a lieu d'être surpris que la Société humaine de Londres, qui a tant fait pour le perfectionnement des secours en faveur des
noyés et asphyxiés, ne parle pas dans ses rapports d'appareils propres au transport des
noyés. Elle dit seulement dans son rapport de
1834, page 121 : « Il sera nécessaire que
l'assistant, lors du transport du corps, empêche qu'on le soulève par les épaules ou

qu'on əʃ saisisse par les cuisses pour le conduire ailleurs. Eneffet, dans cette position il est impossible d'empêcher la tête de pendre en arrière ou de tomber sur la poitrine; l'une et l'autre positions sont dangereuses. Le meilleur moyen de porter le corps est de le placer dans une posture qui lui permette de s'appuyer sur le dos avec la tête et la poitrine également appuyées sur une porte, une table ou sur une charrette, etc. »

La Société de Hambourg fait usage, pour le transport des noyés, de paniers en osier tels que nous en avons représenté un (pl. 6, fig. 20). On voit que le corps peut y être placé assis. Outre l'avantage de la légèreté, ils ont celui de donner issue à l'eau qui s'égoute des vêtemens du noyé; aussi ne faut-il pas que le tissu du fond soit trop serré. Nous pensons que pour la meilleure conservation de cet utile moyen de transport, il serait convenable que l'osier fût recouvert de deux à trois couches de peinture à l'huile. Chaque panier est muni d'une paillasse, d'un oreiller et d'une couverture de laine. L'expérience a prouvé que la paille pourrissait facilement et qu'il fallait la renouveler souvent. On lui a, en conséquence, substitué l'algue marine. La toile imperméable serait peut-être aussi bonne et même meilleure.

Lespaniers dont il vient d'être question me semblent remplir parfaitement le but auquel ils sont destinés, et je pense qu'il devrait en exister un semblable sur chaque point où stationnent les bateaux de surveillance et de sauvetage, pour les localités où le submergé ne pourrait pas être transporté sur le bateau, du lieu où il aurait été repêché, c'est-à-dire par eau, jusqu'à celui où les autres secours pourraient lui être donnés. Leur usage n'exclurait d'ailleurs pas celui des brancards qui viennent d'être décrits, et qui seraient plus particulièrement utiles pour le transport des noyés et asphyxiés, dans les hôpitaux ou à leur domicile, lorsque après le retour de la vie, ils ne seraient pas encore en état de marcher.

On repêche quelquefois des cadavres dont la putréfaction plus ou moins avancée, ou dont les lésions mortelles ne laissent subsister aucun doute sur la cessation absolue de la vie. Les moyens de transport destinés à ceux que l'on soupçonne être dans un état de mort apparente, ne devraient jamais servir à la translation de ces cadavres. On emploira, à cet effet, une civière recouverte d'une toile cirée.

Si le dépôt de secours est un peu éloigné du lieu du repêchage et surtout si la saison est froide, il est sans doute convenable d'enlever le plus promptement possible les vêtemens mouillés, d'employer à cet effet des ciseaux, pour procéder plus vite et d'envelopper le corps dans la couverture de laine, de l'entourer de foin ou de paille en laissant, bien entendu, la tête libre. Cependant, pour peu que la distance entre le lieu du repêchage et le dépôt des secours médicaux puisse être franchie en cinq ou six minutes, il vaudrait autant effectuer de suite le transport, sans déshabiller le corps. Il est bon, en effet, de ne pas perdre de vue, que le temps nécessaire pour lui ôter les vêtemens et l'essuyer, peut encore ajouter au refroidissement, tandis que porté promptement jusqu'au lieu où les secours médicaux devront lui être administrés, on peut procéder immédiatement après son arrivée, aux moyens de ranimer la chaleur sans qu'il ait été exposé trop long-temps à une atmosphère froide. L'utilité de la précaution dont il vient d'être question, ne peut donc être réglée que sur les localités.

Dc l'organisation du lieu où les secours médicaux
devront être administrés.

On conçoit qu'il ne peut être question ici
que du lieu destiné à donner des secours aux
noyés; car les autres asphyxies telles que celles
par des gaz irrespirables, par strangulation,
par le froid ou par la foudre, etc. peuvent se
produire sur des points trop divers et trop
distans les uns des autres, pour qu'on puisse
concevoir la possibilité d'organiser des dépôts
de secours à la proximité des lieux où ces évènemens arrivent.

Le local destiné à recevoir un noyé pour
lui administrer les secours médicaux, doit nécessairement être situé le plus près possible
de l'eau. Cependant, il doit être à l'abri de
l'inondation, ou, si les localités se refu-
sent à cette condition, être construit sur un
bateau d'une dimension convenable et solidement amarré. Si l'on veut que ce local ne laisse
rien à desirer, il doit se composer d'un rez-
de-chaussée surmonté d'un étage. Le rez-de-
chaussée se composera d'une grande pièce
d'au moins 15 pieds de long sur 10 à 12 de
large et 9 de haut. Un nombre suffisant de
croisées permettra d'abaisser promptement, à

volonté, la température de cette pièce, au point de la rendre égale à celle de l'air extérieur (1). La pièce sera chauffée par une cheminée, elle contiendra une armoire divisée en cases étiquetées et dont chacune contiendra un des divers médicamens et appareils destinés à l'administration des secours.

Au milieu de la pièce sera une table solide de 6 pieds et demi de long, sur laquelle on placera, sur une paillasse couverte d'une toile imperméable, le submergé qu'il s'agira de secourir.

D'un côté de la pièce du milieu sera une petite pièce qui contiendra un lit complet, dans lequel on pourra au besoin coucher le submergé, lorsqu'il aura recouvré la vie, et l'y laisser reposer le temps nécessaire. Ce lit aura des roulettes afin de pouvoir être poussé facilement par une porte de communication dans la grande pièce, ou pièce du milieu, près du noyé qu'on aura sauvé.

De l'autre côté de la pièce du milieu sera une autre petite pièce à cheminée qui servira de bûcher, de charbonnier et de cuisine.

(1) Cette condition est nécessaire particulièrement lorsque dans la saison rigoureuse il y aurait à combattre, chez le noyé, les effets de la congélation.

Il s'y trouvera aussi une chaudière de la contenance de 4 seaux avec son fourneau qui devra être construit de manière à échauffer promptement l'eau qu'elle contiendra. On conservera aussi dans cette chambre la baignoire ou le caléfacteur à double fond dont il sera parlé ailleurs.

L'étage supérieur se composera de quatre pièces et communiquera par un escalier avec la cuisine du rez-de-chaussée. Une des quatre pièces servira de séchoir pour les couvertures de laine, les draps et autres étoffes faisant partie du service des secours.

Les trois autres pièces seront habitées par un gardien secouriste et par une femme. (1)

Si l'on établit de semblables locaux sur les bords de la mer, ils devront être construits et meublés sur une échelle plus grande, car, il est rare qu'après un naufrage, on ne soit obligé de secourir médicalement plusieurs personnes à-la-fois.

La meilleure manière de disposer les lieux

______

(1) Je dirai ailleurs combien il est important qu'il y ait dans chaque dépôt une femme exercée à administrer les secours, surtout lorsqu'il s'agit de secourir une personne de son sexe; car il faut compter pour quelque chose, dans certains cas, les effets très funestes de la pudeur alarmée lors du retour de la vie.

de secours sur les bords d'une rivière ou d'un canal, est de les échelonner en échiquier, alternativemeut sur l'une et l'autre rive, en les espaçant à distances égales, sauf les modifications que les localités pourraient apporter à ce système de distribution.

Chaque lieu de secours devra porter une inscription qui indiquera sa destination.

Des secours à donner aux naufragés en mer.

En examinant les moyens de prévenir les causes de l'asphyxie et de soustraire à l'action du milieu asphyxiant, les personnes qui s'y trouvent exposées, nous n'avons eu en vue que les accidens qui ont lieu sur terre, sans nous occuper de ceux qui arrivent sur mer, particulièrement près de nos côtes maritimes ; ce sont cependant les plus meurtriers, parce qu'il est rare que chacun d'eux se borne à une seule victime, et qu'ordinairement ils en frappent un plus ou moins grand nombre à-la-fois. Lorsqu'on consulte les calculs qui ont été faits de la perte d'hommes occasionée annuellement par les naufrages, on est conduit à des résultats effrayans et qui prouvent l'urgente nécessité d'atténuer des effets d'autant plus déplorables qu'ils atteignent plus particulièrement une classe d'hommes les plus utiles à la société, les plus dévoués au service de leur patrie. Un philanthrope dont nous ne saurions trop admirer le zèle et les intentions, M. *Castéra*, s'est particulièrement occupé de cet objet. Outre qu'il a conçu plusieurs projets d'appareils de sauvetage qui viennent de lui faire obtenir une médaille d'or de la part du gouvernement, il est l'auteur de deux mémoires dont les titres indiquent suffisamment le but (1). Qu'il me soit permis d'en citer le passage suivant :

«... Cependant, messieurs, ce qui n'était alors qu'une douce illusion peut devenir aujourd'hui une importante réalité. Le pouvoir humain a été grand, le champ des difficultés

(1) Plan d'une association philanthropique qui aurait pour objet principal de s'occuper des moyens de diminuer le plus possible les grandes pertes d'hommes que les naufrages font habituellement éprouver à la population des pays maritimes ; par *Castéra* ancien magistrat. Inséré dans les *Annales maritimes* de 1829, 2ᵉ partie, tom. 1, pag. 242.

Des moyens de salut à préparer aux marins naufragés sur les côtes de France. Mémoire lu à l'Académie des sciences dans la séance du 25 février 1833 ; par le même. *Annales maritimes*, 1834, 2ᵉ partie, tom. 1ᵉʳ, pag. 544.

restreint, la limite de l'impossible reculée. Il n'y a plus qu'un sens de convention, et s'il reste encore un quartier de réserve, ce n'est que dans les questions purement mathématiques ; heureusement que celles qui intéressent la conservation des marins ne sont pas de ce nombre, et en Angleterre la tâche a déjà été à moitié remplie : le bateau-sauveur de cet illustre *Grethead*, que la nation et le parlement comblèrent d'honneurs et de richesses, n'a pas cessé d'obéir aux calculs de l'inventeur et aux inspirations de l'humanité. On l'a vu fréquemment retourner plusieurs fois à un navire désemparé, et, à travers une mer furieuse, ramener un équipage nombreux. Mais en France, qu'avons-nous fait? rien encore, ou du moins bien peu. Il semble qu'on n'y ait même pas songé jusqu'à présent : cet oubli est un tort, désormais cette indifférence serait un crime, il n'est plus permis à un peuple civilisé de négliger de semblables améliorations. Deux faits suffisent pour en imposer l'obligation et en recommander l'urgence : l'excès du mal et l'efficacité du remède; si l'un n'est point une exagération, l'autre n'est point une chimère : un relevé fait en Angleterre évalue à dix ou douze mille le nombre des matelots qui péris-

sent annuellement, et les seules mers du Jut-
land en engloutirent vingt mille il y a peu
d'hivers. Voilà ce qu'est encore le mal. La *Revue
britannique* rapporte que sur un même point
de côte, le bateau anglais avait, en onze années, sauvé la vie à trois cents personnes ; oui
messieurs, trois cents personnes qui l'auraient
perdue sur un de nos rivages également fré-
quenté, également périlleux. Voilà ce qu'est
déjà le remède, et pourtant il peut acquérir
une extension progressive; on peut inventer
des procédés meilleurs, etc.» (*Mem. lu à
l'Acad. des sciences.*)

Les moyens de salut sont, selon M. Castéra,
de deux espèces : ou individuels comme les
scaphandres en matière légère, les vêtemens
imperméables; ou collectifs comme les bateaux
à espaces fermés insubmersibles. Les modèles
que M. Castéra a présentés à l'Académie des
sciences se composent d'embarcations, de radeaux pour les navires, d'appareils, de planches de salut pour les pêcheurs. Ce sont ces
derniers, ajoute-t-il, qui courent le plus de ris-
ques et qui en conséquence méritent le plus
de sollicitude. A l'issue d'un coup de vent, il
n'est pas extraordinaire qu'il ait causé la perte
du tiers et même de moitié de ceux de telle île

ou de tel port, naufragés corps et biens, et on le concevra parfaitement en considérant que les temps d'orage sont favorables à l'exercice de leur profession ; et que si un ouragan subit ne leur permet pas de regagner aussitôt les attérages, ils ne peuvent trouver d'abri ni dans leurs mauvaises barques, ni dans leurs fragiles nacelles.

Arrivé aux moyens qui, dans ces derniers temps surtout, ont été proposés pour sauver les naufragés, j'ai pensé qu'une description détaillée de chacun de ces moyens donnerait à mon travail une extension d'autant moins utile que leur appréciation repose sur un ensemble de connaissances dont quelques-unes me sont peu familières, et dont quelques autres me sont absolument étrangères, j'ai dû en conséquence me borner à-peu-près à une indication sommaire du *sauvetage maritime*, tout en faisant connaître les sources auxquelles on pourra puiser les détails de construction et d'application.

Pour ce qu'il me reste à dire, je diviserai en deux catégories les moyens de sauvetage en mer ou sur ses côtes. La première se compose des moyens à mettre en usage par ou sur le bâtiment même, la seconde renferme les secours qui doivent arriver de la côte.

Quant aux moyens de la première catégorie, ils se composent de scaphandres qui, en effet, peuvent devenir utiles dans quelques circonstances, pour ceux particulièrement qui ne savent pas nager. Cependant, c'est en vain, dit à ce sujet M. *Castéra*, que les scaphandres ont eu pour eux une priorité d'invention, une fureur de prestige. L'étonnement de la multitude de voir soudain quelque chose de merveilleux dans cette manière d'asseoir un homme sur les flots, ce privilège est souvent insuffisant en mer et il est à-peu-près nul dans ces naufrages où l'on n'a pas moins à craindre de l'aspérité des écueils que de l'impétuosité des vents. Hors les cas très rares dans lesquels on est sûr de trouver une plage sablonneuse, disposée en plan incliné, il est prudent de n'y recourir que pour explorer une côte inconnue, visitée par un temps calme, que pour certaines opérations maritimes et quelques combinaisons militaires.

La *bouée de sauvetage* est un corps flottant ordinairement de forme ronde ou ovale, entouré d'anses en cordes, auquel un cordage de plusieurs brasses est attaché à une extrémité. Lorsqu'un homme tombe à la mer, on lance la bouée de manière qu'elle arrive le plus près possible de lui, afin qu'il puisse saisir une des anses en corde et être ramené à bord. Une longue expérience a prouvé l'extrême utilité de cet appareil bien simple, mais qui cesse cependant de servir lorsque l'accident arrive pendant une nuit assez sombre pour que le malheureux qui est tombé à la mer ne puisse pas le distinguer.

Afin de remédier à ce grave inconvénient, on a songé à établir des *bouées lumineuses*, parmi lesquelles celle qu'a inventée le lieutenant *Cook*, de la marine anglaise paraît être la meilleure. La lumière est produite par une composition d'artifice, probablement semblable à celle que les artificiers appellent de la *roche à feu* et qui brûle pendant 20 minutes sans que l'on puisse l'éteindre. On trouve une description détaillée de la bouée lumineuse de *Cook*, dans le rapport de la Société royale humaine de Londres pour l'année 1819. Il en est également ment question dans les *Annales maritimes* (2ᵉ partie 1830, t. 1, pag. 251). Cet appareil fort ingénieux a été adopté depuis peu pour l'usage de la marine française.

A cette catégorie de moyens appartiennent encore :

1° Ceux dont M. Castéra a présenté les modèles à l'Académie des sciences, et qui se composent *d'embarcations de radeaux* pour les navires, *et d'appareils de planches de salut pour les pêcheurs* (voy. son mém. cit.), et qui selon l'inventeur remplissent les deux conditions nécessaires contre les tempêtes, celles de garantir du choc et de la submersion.

2° Les *tiges de sauvetage* inventées par M. *Ackerly*. Cette invention valut à son auteur la grande médaille d'argent de la part de la Société des arts de Londres et les félicitations de plusieurs personnes, entre autres de M. C. Dupin et de M. de Chabrol, alors ministre de la marine. Ces tiges ont pour objet de préserver les marins d'une perte certaine, lorsque le canot qu'ils montent vient à chavirer. (*Ann. maritim.* 2ᵉ part. 1829, t. II, pag. 611.)

3° La *barique de sauvetage de Thom. Grant.* (*Ann. maritim.* 2ᵉ part. 1829, t. II, pag. 1012.)

4° L'*appareil de H. Gordon* pour convertir une chaloupe de vaisseau en chaloupe de salut (*Life-Boat*). (*Ann. maritim.* 2ᵉ part. t. II, pag. 660.)

5° Le *cerf-volant de G. Sperlin*. Depuis quelque temps on avait conçu à *Memel*, l'idée et la possibilité d'établir en cas de naufrage, au moyen d'un cerf-volant d'une certaine forme, une communication médiate entre le vaisseau et la terre. D'après une expérience récente, un cerf-volant de l'invention de M. *G. Sperlin* a, en moins de 15 minutes, amené d'un vaisseau à terre une forte corde de la longueur de 5oo pas et au-delà. (*Ann. maritim.* 2e part. 1835, pl. II, pag. 183.)

6o *L'appareil de Manby.* C'est une corde lancée par un mortier; voy. le rapport sur les expériences faites à Dantzig avec l'appareil de Manby pour sauver les naufragés. (*Ann. maritim.* 2e part. 1827, t. II, pag. 527.)

7º *L'appareil de John Murray,* dont l'auteur a publié la description en anglais sous le titre : *Découverte d'un moyen prompt et infaillible pour établir instantanément une communication avec la terre en cas de naufrage,* in-8º Lond. 1831. C'est à bien dire une modification du moyen de *Manby :* elle consiste en un projectile en forme de flèche, capable de maintenir sa direction en dépit du vent et de l'ouragan façonné de manière à se cramponner où il tombe, et pourvu d'un anneau auquel on attache un petit cordage au moment de mettre le feu au canon. Il y de plus un appareil fort ingénieux pour éclairer le vol de la flèche et le lieu du naufrage. (*Ann. maritim.* 2e part. 1832, t. i, pag. 275.)

Enfin, il est une conduite à suivre de la part des marins en cas de naufrage. M. *Letourneur*, ex-capitaine du navire *la Belle-Julie*, l'a tracée dans une lettre écrite à M. *Bajot*, rédacteur des Annales maritimes; cette lettre a pour titre : *Sur ce qu'il convient de mieux à faire dans un naufrage par et pour les hommes tombés à la mer.* (*Ann. marit.* 2e part. 1826, t. ii, pag. 618.)

Quant aux secours qui doivent arriver des côtes, les plus essentiels, les plus importans sont les *bateaux* de sauvetage, dont le service consiste à quitter la côte, à se rendre sur le lieu du naufrage pour y recueillir les naufragés et les ramener à terre. Pour remplir des conditions aussi difficiles, un bateau-sauveur doit réunir les qualités suivantes :

1° Il ne doit pas être sujet à chavirer;

2° Il doit être assez léger pour supporter le nombre d'hommes qui pourraient s'y jeter dans la terreur d'un naufrage;

3° Il doit rejeter l'eau, et remonter par sa légèreté spécifique en cas de submersion;

4° Il doit pouvoir contenir beaucoup de monde sans gêner l'action des rameurs;

5° L'avant et l'arrière doivent être le moins pesant possible, afin qu'ils puissent mieux surmonter la vague et ne pas embarquer d'eau.

On conçoit que, pour remplir ces diverses conditions, il a fallu beaucoup de recherches et de tentatives qui ont occupé en Angleterre des hommes d'un grand mérite, parmi lesquels je me plais surtout à citer M. *Jonathan Barber*, régisseur et secrétaire de la Société royale d'humanité de Londres, et qui paraît avoir le plus approché de la perfection, àprès *Palmer* dont le canot sauveur est considéré aujourd'hui comme ce qu'il y a de meilleur ; aussi a-t-il été adopté depuis peu pour le service des côtes et de la marine de France.

C'est à M. le docteur *Gorré*, membre de la Société humaine de Boulogne, que je dois les détails fort intéressans sur ce bateau qui termineront cette partie de mon travail.

———

Extrait de l'Annotateur boulonnais, mois d'octobre 1834.

« Le bateau de sauvetage qui nous était destiné est arrivé avant-hier, sur le brick de l'État, *le Saumon.* Ce canot est celui que le gouvernement a fait venir d'Angleterre et qui a servi de modèle à ceux que l'on a construits dans nos arsenaux. Il est semblable pour la forme, à une pirogue baleinière, et borde cinq avirons en pointe, outre celui du patron ; il est en outre muni de deux voiles, d'une ancre et d'un câblot, etc. Devant, derrière, et sur les côtés, sont, dans des coffres, des caisses en cuivre pleines d'air, et recouvertes d'une chemise en toile goudronnée. A l'extérieur, règne une ceinture en liège, couverte en toile pour le défendre contre les chocs qui pourraient le briser. Ce bateau, en un mot, semble parfaitement adapté au service auquel il est destiné.

« Le grand vent qui règne aujourd'hui ayant offert l'occasion d'éprouver le bateau de sauvetage que nous avons reçu de M. le ministre de la marine, la Société humaine en a fait faire l'essai à midi, et se propose de continuer les expériences, chaque fois par un temps plus tempestueux que la précédente. Le canot, monté par trois pilotes et trois de nos marins, a été essayé de bout, à la lame, et en travers, et sa marche à l'aviron, a été reconnue supérieure à celle de nos canots-pilotes. Il a été ensuite rempli d'eau, et, dans cet état, on a reconnu qu'il manœuvrait parfaitement; enfin, pour éprouver sa stabilité, on l'a mis en travers, au vent et à la lame, et tout l'équipage, se portant sur le plat bord sous le vent, a fait tous ses efforts pour le faire chavirer; mais sans pouvoir y réussir, mettant ainsi hors de doute son insubmersibilité.

« Nous avons dit quelques mots, dans notre dernier numéro, du premier essai que l'on venait de faire du bateau de sauvetage, et annoncé que ces expériences devaient être reprises à la première occasion. Elle ne pouvait être plus favorable que le lendemain vendredi : le vent était violent et battait droit en côte, où la mer venait se briser avec fureur. Il se présenta, comme la veille, pour monter le bateau de sauvetage, deux fois plus de marins qu'il n'en fallait, et toute l'autorité de M. le lieutenant de port fut nécessaire pour empêcher que plus de dix hommes ne s'y jetassent. Le canot fut lancé dans les brisans, vis-à-vis la barraque de la Société humaine, sous les yeux de plusieurs centaines de spectateurs, que la curiosité et l'intérêt, inspiré par la circonstance, y avait attirés. Il paraissait douteux que le canot pût, avec les seuls efforts des avirons, franchir les brisans qui déferlaient sur la plage, et, en conséquence une ancre avait été portée au large à marée basse, avec un bout de filain, sur lequel le bateau devait se haler à flot. Ce cordage fut largué par inadvertance; mais l'équipage n'en réussit pas moins, sans beaucoup de difficulté, à refouler la lame, n'ayant eu que son gouvernail démonté par un coup de talon. Une fois bien à flot, le remous du courant qui portait au sud-ouest avec une vitesse de trois ou quatre nœuds, le drossa vers le musoir de l'est; mais à mesure que le canot gagnait le large, trouvant la mer moins dure, et le courant moins fort, il refoula et parvint bientôt jusqu'à la hauteur du bout de la nouvelle jetée de l'est. Ayant ainsi éprouvé ses qualités pour la marche, il s'agissait maintenant d'essayer quel degré de confiance on pouvait avoir dans sa stabilité, et dans son insubmersibilité. Le pilote Tétard s'appliqua donc à placer le bateau dans la situation qui aurait présenté le plus de danger pour une embarcation ordinaire; il se maintint pendant près d'une demi-heure, prêtant le travers aux brisans de la côte, précisément là où ils sont les plus violens. Un coup de mer surtout, d'une hauteur extraordinaire,

vint en mugissant se briser sur le bateau et le
déroba un instant à la vue des spectateurs, qui
ne purent retenir un cri d'effroi, car tout autre canot, en recevant un pareil choc aurait
fait deux ou trois tours sur lui-même, et serait
venu se briser à la côte. Le seul effet que produisit le coup de mer sur le bateau de sauvetage, fut de le faire tordre et présenter le cap
à la lame. Les marins qui le montaient électri-
sés par un sentiment que ceux-là seuls peuvent concevoir, qui se sont trouvés en pareille
position, agitèrent leurs bonnets en signe de
triomphe, et firent retentir un hourra qui
trouva de l'écho sur la plage.

« Ces divers coups de mer reçus en travers
par le canot l'avaient rempli d'eau jusqu'aux
bancs, et dans cet état, l'équipage se remit à
nager, pour voir comment il se comporterait.
Ils trouvèrent qu'il manœuvrait avec presque
autant de facilité que lorsqu'il était vide. Enfin,
ne voulant point fatiguer inutilement ces bra-
ves, on leur fit le signal de rappel, et ils vin-
rent échouer et débarquer vis-à-vis l'établissement des bains.

« Cette épreuve a donné à nos marins une

telle confiance dans les qualités de ce canot qu'il n'est plus permis de douter de leur empressement à s'en servir lorsque l'occasion s'en présentera. Tous les hommes de mer qui en ont été les témoins, ont exprimé la certitude que ce bateau aurait suffi pour sauver le malheureux équipage de l'*Haabet Anker* que nous avons vu périr, faute de moyens de leur porter secours. Il nous reste cependant à émettre un vœu, c'est que la Société humaine, et nos sociétés ne cessent de solliciter, du gouvernement, l'envoi de fusées et de lignes destinées à établir un moyen de communication entre un navire naufragé et la côte, afin d'assurer la possibilité d'utiliser le bateau de sauvetage, dans les tempêtes d'une violence extrême, pendant lesquelles il se pourrait qu'on ne pût faire franchir, à ce bateau, la barrière que lui opposent les brisans.

« Nous avions rédigé l'article qui précède, lorsque la Société humaine décida hier, vers trois heures et demie, qu'il serait fait un troisième essai du bateau de sauvetage. Cet essai n'a point eu un aussi heureux résultat que les précédens, et s'est terminé par un accident qui pourrait jeter une défaveur sur notre bateau, dans l'esprit des personnes qui l'envisageraient superficiellement. Quant à nous, notre conviction reste la même, et nous espérons la faire partager à nos lecteurs. Voici les faits tels qu'ils se sont passés. Le bateau devait cette fois être commandé par le pilote Wadoux, et monté en majorité par les mêmes marins, qui avaient fait les premiers essais; mais, au moment de la pleine mer, Wadoux, et la plus grande partie de son équipage, étaient employés à piloter, et à secourir deux navires qui entraient dans le port (*La Clarisse* et *l'Edouard*). Comme ces hommes étaient en quelque sorte l'élite de nos canotiers, il eût été plus prudent, sans doute, d'ajourner l'expérience; mais un concours considérable de personnes s'était assemblé, et MM. les membres de la Société humaine décidèrent que l'épreuve aurait lieu. On accepta en conséquence pour former l'équipage, les premiers qui se présentèrent, et dont les forces ou l'expérience n'étaient nullement égales à leur zèle. Le canot était commandé par P. Demay, l'un des surveillans de la Société humaine; il fut lancé et mis à flot, en le halant sur un filain frappé sur une ancre portée au large. Une fois éloigné de la côte, l'équipage borda les avirons et se mit à nager; mais un manque d'ensemble ne tarda pas à être aperçu; deux d'entre eux lâchèrent leurs avirons, et Demay, au lieu de se servir du sien, préféra malheureusement faire usage du gouvernail, qui n'avait nullement la même efficacité pour ramener le canot debout à la lame; et cet aviron, laissé à la traîne, offrait encore un obstacle au sillage de l'embarcation. Le bateau n'ayant pas la vitesse nécessaire pour refouler le remous, fut porté sur les fascines, où la mer tourmentée par le courant, était plus dure que partout ailleurs, et où les lames se succédaient plus rapidement. Un énorme coup de mer le chavira, il revint cependant de suite sur quille, tout l'équipage était encore à son poste; une seconde lame le fit chavirer de nouveau; tout porte à croire qu'il se serait redressé encore s'il eût été à flot, mais il était échoué, l'étrave, l'étambot et le plat bord portant sur les pierres des grosses fascines, où parvint l'équipage qui, heureusement cette fois s'était jeté à la mer. Le bateau ne pouvait soutenir un pareil choc, et il fut crevé en avant et en arrière : dans cet état, il fut halé à terre.

« Nous le répétons, cet accident, loin de décourager nos marins et de leur donner des préventions défavorables contre notre bateau de sauvetage, n'a fait que leur fournir une leçon qui ne sera pas perdue pour l'avenir. La promptitude avec laquelle le bateau s'est redressé, après avoir chaviré et la facilité avec laquelle on l'a remis sur quille, après qu'il eût passé les fascines, sont on ne peut plus rassurantes. L'évènement d'hier a démontré le danger qu'il y aurait à ce que l'équipage s'amarrât sur les bancs, et révélé la nécessité de munir chacun des canotiers d'un scaphandre en liège, ou en toute autre substance; il servira enfin à faire reconnaître combien il est important de ne permettre à l'avenir de s'y embarquer, qu'à des gens dont la force physique et l'expérience égaleront la bonne volonté; car, il est hors de doute que nul accident ne serait arrivé, si le bateau avait été commandé et monté comme les jours précédens. Il faudra aussi, presque dans tous les cas, renoncer à l'usage du gouvernail, pour ne se servir que de l'aviron.

« Du reste, les avaries qu'a éprouvées le bateau sont peu considérables : une dépense d'environ 3o fr. le remettra en aussi bon état qu'auparavant.

« L'accident, arrivé à notre bateau de sauvetage, lors de la dernière expérience à laquelle il fut soumis, a excité dans notre ville l'intérêt général au plus haut degré. Bien des personnes ont craint qu'il n'en résultât la perte de la confiance que les premières expériences avaient inspirée à nos marins, et, partant, l'inutilité d'un bateau obtenu à si grande peine.

« Nous n'avons, pour notre part, jamais partagé cette crainte, parce que nous savions que les marins étaient précisément ceux qui pouvaient le mieux apprécier quelles étaient réellement les causes de l'accident, et rechercher les moyens d'en éviter de semblables à l'avenir. Nous croyons, à ce sujet, faire plaisir à nos lecteurs en leur donnant quelques détails sur la construction du bateau de sauvetage et sur les expériences auxquelles une embarcation toute semblable a été soumise en Angleterre.

« Il y a plus de trente ans que des bateaux de sauvetage sont en usage dans ce pays : divers modèles ont été essayés, et ont dû nécessairement varier, suivant les localités. Celui que nous avons est construit d'après les plans de

M. Palmer, dont le modèle a été reconnu être le plus convenable pour une côte comme celle de Boulogne.

Notée adressée à la Société humaine de Boulogne
sur le bateau de sauvetage de *Palmer*.

« Ce bateau ressemble, pour la forme, aux *baleinières;* comme celles-ci, il est pointu sur l'arrière, a le lof plus plein que la coulée, mais il est plus plat de varangue, et plus banqué afin qu'il y ait plus d'espace libre pour les canotiers entre les deux rangées de caisses à air dont il est garni, en abord de devant en arrière. Il y a trois de ces caisses de chaque côté, contenant ensemble 40 pieds cubes d'air, déplaçant un pareil volume d'eau, du poids de 1,100 kilog., et pouvant en conséquence faire flotter un poids semblable. Ces caisses étant réparties sur les côtés du bateau l'empêchent également de chavirer. L'on pratique aussi à chaque extrémité deux autres caisses d'air, ajustées aux façons du bateau, contenant ensemble 16 pieds cubes, et pouvant faire flotter un poids de 450 kilog. Ces deux dernières caisses, à cause de la tonture de l'embarcation, sont placées si haut que non-seulement elles l'empêchent d'enfoncer lorsqu'une vague brise par dessus; mais encore contribuent à le redresser lorsqu'elle est jetée sur le côté, soit par la pression de sa voilure, soit par l'effet de la lame; la totalité de ces huit caisses, déplaçant ensemble un volume d'eau de 31 pieds cubes, donnent une *force flottante* de 1,550 kilog. capable de soutenir 22 personnes *entièrement hors de l'eau*. Si les personnes que doit soutenir le bateau sont supposées ayant partie du corps plongée dans l'eau, cette *force flottante* serait suffisante pour supporter toutes celles que le bateau pourrait contenir, et qui pourraient s'y tenir cramponnées à l'extérieur, attendu qu'une force de 5 kilog. est suffisante pour maintenir la tête et les épaules d'un individu quelconque hors de l'eau, et la force totale étant répartie sur huit caisses, les avaries qui pourraient arriver à deux ou trois ne compromettraient pas la sécurité des personnes à bord de l'embarcation.

« Ces caisses sont maintenues en abord par une forte tringle parallèle à la carlingue, et chevillées dans la membrure; à cette tringle, sont attachées, avec charnières ou crochets, des planches qui se relèvent sous les bancs, et contre les caisses dont elles ont la longueur. Ces planches sont maintenues dans leur position verticale par leur jonction avec d'autres planches fixées aussi à charnières à la serre-banquière du canot, et se rabattant entre les bancs sur les caisses auxquelles elles servent de couvercle. Ces dernières planches forment une plate-forme continue de chaque côté, de niveau avec les bancs et avec les planches verticales, le tout fait une série complète de coffres de chaque côté du bateau dans toute sa longueur. Ces coffres contiendront les caisses d'air et les garantiront de tout accident. A défaut de caisses d'air on pourrait y mettre des petits barrillages, du liège ou d'autres objets d'une moindre pesanteur spécifique que l'eau, et qui rempliraient le même but, bien qu'à un moindre degré. Des pièces de sapins sec non-seulement suffiraient pour empêcher le bateau de couler, mais encore pour lui faire porter un nombre considérable de personnes, en toute sécurité.

« De chaque bord du canot, au-dessus des caisses à air, et vers son milieu, il est pratiqué un dalot pour l'écoulement de l'eau que les lames pourraient jeter dans l'embarcation, en déferlant par dessus.

« Les dimensions du bateau sont 26 pieds et demi de longueur sur 5 pieds 10 pouces de largeur. Il est bordé de six avirons, se gouverne, ou avec un aviron, ou avec un gouvernail, selon les circonstances; il est muni de deux voiles de lougre. De chaque côté de son lof est un briset pour tourner une amarre, au besoin, et afin d'empêcher, autant que possible, la mer d'embarquer à bord, lorsqu'on le lance à travers les brisans, il est garni de fargues mobiles assez hautes.

« Le poids de l'embarcation sortant du chantier, non compris ses agrès et apparaux, n'est que de 387 kilog. Son équipage pourra en conséquence la transporter avec facilité sur la plage, jusqu'à l'endroit propice pour la mettre à l'eau. Le poids de ses agrès, avirons, mâts, voiles, etc., est de 275 kilog. Mais ces objets, étant tous spécifiquement plus légers que l'eau, contribueront à l'empêcher de couler, si l'on prend la précaution de les amarrer sur les bancs.

« Le banc d'arrière est mobile afin de faciliter la mise en place des caisses d'air, etc.,
mais étant remis en place et assujétis avec des
clavettes, il est aussi ferme que les autres.

« Diverses expériences ont été faites pour reconnaître la stabilité de cette embarcation, il
fut reconnu que sans lest dans ses fonds et
avec 200 kilog. de gueuses en fer, attachées sur
ses bancs, les mâts étant en place, lorsqu'on
l'abattait jusqu'à ce que la tête des mâts fût à
5 pieds de l'eau, et l'un de ses bords complètement submergé, elle se redressait d'elle-
même. Les mêmes gueuses ayant été mises
dans ses fonds, comme lest, et assujéties aux
organaux placés sur la carlingue, elle se redressait aussi d'elle-même, bien que la tête des
mâts eût été amenée à toucher l'eau.

« Pour essayer si le bateau était susceptible
de chavirer sous voiles, il fut appareillé, sans
aucun lest, ayant huit personnes à bord, dans
la rivière de Barmouth, avec une forte brise
par le travers, et un courant portant au vent.
Sa nable fut retirée pour admettre l'eau dans
l'intérieur, le dalot bouché pour l'empêcher de

s'écouler, l'ancre et les avirons placés et saisis en abord sous le vent; tout l'équipage se tenant debout sur le plat-bord dessous le vent, et tous leurs efforts pour faire chavirer le bateau furent inutiles, bien que son inclinaison fût extrême, que le plat-bord dessous le vent fût presque partout sous l'eau, et que le bateau semblât plutôt faire route à travers l'eau que glisser dessus. Le moindre mouvement de l'équipage, vers le centre de l'embarcation suffisait pour la faire redresser avec effort. Avec 250 kilogrammes de lest à bord, le bateau était rond sous la voile, mais l'équipage, d'un commun accord, le trouva plus vif et plus maniable sans lest, et inclinant le plat-bord à l'eau.

« Pour éprouver s'il serait facile de le redresser une fois chaviré, on le démâta, et les avirons et les mâts furent saisis aux bancs. Le bateau fut ensuite, et non sans peine retourné la quille en haut. Dans cette position il flottait très haut. Les hommes de l'équipage s'en approchèrent ensuite, ayant de l'eau jusqu'au cou, et, il leur suffit d'appuyer sur un côté pour le faire retourner; lorsqu'ils y rentrèrent, ils le trouvèrent presque vide d'eau.

« On chargea ensuite le bateau du poids de 65o kilogrammes. Neuf hommes se mirent dedans, et quoiqu'il fût plein d'eau il flottait encore, ayant les dalots à 6 pouces au-dessus de la surface, de sorte que le centre de sa flottaison était à peine au-dessous du niveau de l'eau.

« Le succès de ces expériences a été aussi complet qu'on pouvait le desirer, tous ceux qui en ont été témoins ont déclaré d'un commun accord, qu'il était impossible que l'embarcation coulât; qu'il n'était possible qu'elle chavirât que par le concours, bien improbable, de circonstances défavorables; qu'en supposant même que cela arrivât, il était probable que le mouvement des vagues suffirait seul pour la remettre sur quille, et que, dans tous les cas, trois hommes qui s'y seraient retenus, pourraient l'effectuer dans un instant.

« L'inventeur ne s'attendait pas à ce qu'elle eût une grande vitesse sous voiles, attendu que celles dont elle était fournie étaient très petites; mais on fut surpris agréablement en voyant que, dans un essai, elle gagna deux milles de distance sur cinq, sur une autre embarcation connue pour bonne marcheuse. C'était avec le vent par le travers; au plus près, le bateau de sauvetage n'avait pas une supériorité aussi marquée.

« Ces différens essais faits à Barmouth ont été pleinement confirmés par des épreuves semblables faites à Anglesea et à l'île de Man, où des bateaux pareils avaient été envoyés.

« Les caisses à air peuvent être faites de tous matériaux imperméables. On peut préférer le fer-blanc, ou le cuivre à cause de la durée; mais la toile peinte présente l'avantage de pouvoir être confectionnée partout, et, d'être aussi facilement raccommodée, en cas d'accident, tandis que les caisses de métal demandent à être travaillées par des ouvriers habiles.

« Pour mettre une pièce dans une caisse à air faite en toile, après avoir donné deux ou trois couches de peinture aux coutures et à la pièce neuve, on étend par dessus, lorsque la peinture est bien sèche, un morceau de fine toile trempé dans une solution de laque dans l'esprit de vin, que l'on applique aussi sur toute la toile et les coutures; on pourra donner par dessus une dernière couche de peinture.

« A chacune des caisses, il est ménagé deux orifices qui se ferment hermétiquement avec des vis en cuivre. Ces orifices servent à faire écouler l'eau qui pourrait s'introduire dans la caisse, et à la maintenir parfaitement sèche à l'intérieur. »

EXPLICATION DE LA PLANCHE VIII.

Dimensions du bateau de sauvetage.

Fig. 21. AB. Longueur de tête en tête 23 pieds 4 pouces; longueur de dedans en dedans 21 pieds 8 pouces.

    c. c. Largeur de dehors en dehors 6 pieds 1 pouce.

    ** *id.* de dedans en dedans 5 pieds 7 1/2 p.

Creux ou profondeur { de dessus du plat-bord / sur carlingue } 1 — 6

La carlingue a un pouce d'épaisseur.

C. C. Caisses à air.

V. V. Espaces vides entre les caisses.

R. R. Bancs pour les nageurs.

AV. Avant.

AR. Arrière.

Fig. 22. 4. Ceintures en liège.
      5. Bouts de cordes en paille.
      6. Gouvernail.

Dimensions des caisses à air.

Fig. 21, n°		pieds	pouces	
1.—longueur.		2	6	
hauteur.	1			
largeur.	3		10	
2.—longueur.	2		5	1/2
largeur.	1		8	
hauteur.	1		3	1/2
3.—longueur.	1		0	1/2
largeur.	1			
hauteur.	1		2	
7.—barre de gouvernail.				
8.—caisse long.	4		5	
largeur.	1			
hauteur.	1		3	1/2
9.—longueur.	2		11	
largeur.	2			

Toutes ces caisses présentent les façons du bateau.

Inventaire du canot.

2 Mâts et leur gréement.
2 Vergues et 2 voiles.

7 Avirons en 6 tolets.

1 Ancre et 1 pièce de cordage en bastia (pour câble).

1 Gouvernail et drisse.

2 Petites bouées en liège avec leurs lignes.

Les dimensions sont données en pieds et pouces d'Angleterre.

DEUXIÈME PARTIE.

DES SECOURS MÉDICAUX.

CONSIDÉRATIONS GÉNÉRALES.

Le sujet que nous abordons n'est pas exempt de difficultés, surtout en ce qui concerne le traitement de l'asphyxie par submersion. Comme dans ce traitement, plus compliqué encore que celui des autres asphyxies, il n'a pas été facile de signaler chaque fois d'une manière concluante le moyen principal auquel a été dû le retour de la vie; il en est résulté que les médecins ne sont pas toujours demeurés d'accord sur l'utilité de telle ou telle méthode curative. Ainsi, par exemple, l'action des émissions sanguines, des lavemens de fumée de tabac, de l'électricité, du galvanisme, de l'insufflation d'air dans les poumons a été vantée par les uns et contestée ou même déclarée nuisible par les autres. Quelques-uns établissent leur médication sur une théorie physiologique des divers genres de mort par asphyxie, théorie que d'autres n'adoptent pas ou n'adoptent qu'avec de fortes restrictions. Tous, en un mot, fondent le traitement de l'asphyxie sur des prémisses dont l'expérience ne confirme pas toujours les conséquences.

Aussi, loin de m'égarer dans des théories plus ou moins ingénieuses, ne m'y arrêterai-je qu'autant qu'elles pourront conduire à des conséquences pratiques sanctionnées par un ensemble de faits bien constatés.

Commençons par consigner un axiome que nos recherches et notre expérience nous autorisent à professer : c'est que, *plus les moyens de traitement sont simples, meilleurs ils sont.* Cette simplicité, qui s'applique surtout à l'emploi des substances médicamenteuses, concerne aussi les appareils nécessaires pour mettre en jeu les agens qui doivent servir à ranimer la vie. Il ne faut pas d'ailleurs oublier que les secours, surtout les premiers secours, ne sont pas constamment administrés par des gens de l'art, et que, dans les cas même où ceux-ci interviennent, le personnel médical n'offre pas toujours le degré d'instruction spéciale ou d'aptitude nécessaires pour employer convenablement ces appareils dont la complication, en outre, s'oppose souvent à ce qu'on les conserve en état de fonctionner comme ils le doivent.

C'est dans cet esprit, c'est d'après ces principes généraux que je vais considérer le point le plus difficile et le plus important de mon travail. Je prendrai d'abord pour type l'asphyxie par submersion: 1° parce que c'est la plus fréquente de toutes; 2° parce que le plus grand nombre des raisonnemens et des moyens curatifs qui la concernent, peuvent aussi s'appliquer aux autres asphyxies; 3° enfin, parce que dans la suite de mon travail, j'aurai soin d'indiquer les procédés spéciaux applicables aux autres espèces d'asphyxies.

Quelle que soit la cause de la mort des noyés, c'est-à-dire, quelle que soit l'action primitive de la submersion sur tel ou tel siège, sur tel ou tel système d'organes: que chez l'un, par exemple, la mort résulte d'une congestion cérébrale apoplectique, que chez l'autre elle soit due à une perturbation nerveuse, que dans quelques circonstances aucun liquide ne pénètre ni dans les bronches, ni dans l'estomac, tandis que dans d'autres, il y pénètre; que dans quelques cas enfin, il y ait complication de ces divers effets (1), toujours demeure-t-il constant que l'asphyxie par submersion s'accompagne de trois phénomènes essentiels : l'absence de la respiration, de la circulation, ainsi que de la chaleur, et que c'est vers le rétablissement de ces trois propriétés vitales que doivent se diriger les efforts de celui qui desire rendre la vie à un noyé.

Arrivé maintenant à l'indication des procédés qui tendent à remplir ce but, j'ai cru ne devoir les considérer d'abord qu'abstractivement. Je veux dire, que pour faciliter l'exécution de mon travail et pour le rendre plus clair, j'ai pensé qu'il était convenable de faire avant tout abstraction de l'intime connexité qui existe entre les trois propriétés vitales dont il vient d'être question, pour n'étudier les moyens qui tendent à les ranimer, que sous le seul rapport de l'action qu'ils exercent sur chacune d'elles séparément. Plus tard et lorsque je serai arrivé à l'ordre dans lequel devront être administrés les secours, l'occasion me sera donnée de parler de cette connexité et d'en déduire les conséquences pratiques qui en dérivent.

(1) *Voy.* mon Mémoire sur la mort par submersion, annexé à ma traduction du *Manuel d'Autopsie cadavérique médico-légale de Rose.* Paris, 1808.

CHAPITRE II.

Du rétablissement de la respiration.

Le rétablissement de la respiration chez les asphyxiés entraîne nécessairement celui de la circulation, de la chaleur, de l'action nerveuse et par conséquent de la vie complète.

Des moyens et appareils inventés à cet effet.

On a pensé que pour obtenir cet heureux résultat, il fallait stimuler les poumons en y introduisant de l'air et en faisant exercer aux muscles du thorax ainsi qu'aux muscles abdominaux les mouvemens qu'ils exécutent pendant l'acte de la respiration, afin de solliciter par une respiration artificielle le retour de celle qui appartient à la vie.

Nous allons décrire les principaux moyens qui ont été inventés à cet effet, avant de raisonner le degré d'utilité des opérations qu'ils sont destinés à exécuter.

Insufflation de bouche à bouche.

Le premier, le plus simple, le plus ancien

de tous est l'application de la bouche d'un des assistans sur celle de l'asphyxié et l'insufflation de l'air sortant des poumons du premier dans les poumons de l'autre ; opération pendant laquelle on tient bouchées les narines de celui qu'on veut rappeler à la vie. Ce moyen a quelquefois réussi, du moins la vie est-elle revenue après qu'on l'a employé, ou peut-être malgré son emploi. Mais comme il faut, ainsi qu'il sera dit plus bas, aspirer l'air et les mucosités contenus dans la bouche et la trachée avant de procéder à une insufflation quelconque, il en résulte que peu de personnes pourraient vaincre la répugnance que ce procédé doit naturellement inspirer à celui qui voudrait le mettre en usage.

Canule à air de Pia.

Frappé de cet inconvénient, *Pia* inventa une canule de bois d'environ cinq pouces de longueur, divisée en deux parties par un boyau de peau long de deux pouces. Une des extrémités de cette canule doit être conformée de manière à pouvoir aussi s'adapter à un soufflet lorsqu'on ne veut pas se servir de la bouche. *Pia* introduisait l'extrémité de cette canule dans la bouche de l'asphyxié.

Fine, de Genève(1) croit plus convenable de l'introduire dans une des narines. Cette canule ainsi exécutée permet, dit-il, de pouvoir retenir à volonté l'air introduit dans les poumons et en second lieu de ne pas exposer celui qui fait les insufflations aux exhalaisons plus ou moins mauvaises qui pourraient sortir de l'estomac du noyé. Pour cela, après que l'on a fait l'insufflation, on n'a qu'à comprimer avec les doigts les parois du boyau de peau de la canule, lorsque l'on veut inspirer ou reprendre haleine.

Sondes laryngiennes.

On a aussi proposé pour l'insufflation, soit que l'on veuille se servir de la bouche ou d'un soufflet, une canule ou sonde en gomme élastique longue de 12 à 15 pouces, grosse de deux lignes à 2 lignes et demie de diamètre. Selon *Fine*, cette canule doit avoir deux yeux sur ses parties latérales près de son extrémité, qui doit être aussi ouverte. Il croit convenable d'établir ces trois ouvertures, parce qu'il a quelquefois observé, dans les essais qu'il a faits sur les cadavres, que l'embouchure anté-

(1) De la submersion. Paris, 1800.

rieure de la sonde va s'adosser contre les parois du larynx, ce qui apporte un grand obstacle à l'introduction de l'air. L'autre extrémité de la canule doit être exécutée de manière que l'on puisse, lorsqu'on ne jugerait pas à propos de se servir de la bouche, y adapter le tuyau d'un soufflet, ou autre machine quelconque.

« L'introduction de ces sondes ou canules, ajoute M. *Fine*, s'exécute de deux manières différentes, ou par la bouche ou par l'une des narines. *Monro*, qui se servait du premier procédé lorsqu'il ne pouvait insuffler le poumon au moyen d'une canule introduite dans les narines, employait un cathéter pour homme. Il l'introduisait dans la glotte à la faveur de l'index gauche introduit du côté droit de la bouche jusque derrière l'épiglotte. Mais outre que très souvent chez les noyés les mâchoires sont contractées et qu'il faudrait user de violence pour les écarter, soit avec un *speculum oris* ou tout autre levier, c'est qu'il serait très possible, surtout si on n'avait pas une connaissance exacte des parties et l'habitude de cette opération, d'introduire plus facilement ce tube ou toute autre canule dans l'œsophage que dans le larynx et alors l'indication ne se-

rait pas remplie. On doit donc préférer l'introduction de ces canules élastiques par l'une des
narines jusque dans le larynx ; elle est assez
facile pour ceux qui ont la connaissance ana-
tomique de ces parties ; il est excessivement
rare que ces sondes, seules ou armées d'un stylet solide recourbé comme une algalie pour
homme, passent dans l'œsophage : elles entrent
dans les voies aériennes avec une extrême facilité. Lorsque l'on se sert de la sonde armée
du stylet, on en tourne la courbure en bas et
on l'introduit avec douceur dans l'une ou l'autre
narine le long du plancher inférieur des fosses
nasales ; lorsquelle est parvenue au-delà des os
palatins, à la partie supérieure du pharynx,
l'on élève un peu la partie externe de la sonde
ce qui en conduit l'extrémité interne dans le
larynx ; alors on retire le stylet en fixant la
sonde pour qu'elle ne soit pas entraînée avec
lui. On réussit encore en introduisant la sonde,
comme nous venons de le dire, jusqu'à la
partie supérieure du pharynx, et en l'enfon-
çant un peu tandis qu'on retire le stylet ; une
légère flexion de la tête est quelquefois nécessaire pour en faciliter l'entrée dans le larynx. De quelque manière que la sonde ait
été introduite, il convient aussi, pendant que

l'on s'en sert pour faire l'insufflation, soit avec la bouche ou des machines, de fermer exactement les autres ouvertures par lesquelles l'air aurait la facilité de ressortir, et d'établir une compression sur le cartilage thyroïde, afin que cet air n'aille pas également distendre les parois de l'estomac, comme je l'ai quelquefois observé dans les différens essais que j'ai faits de cette méthode sur les cadavres, ce qui non-seulement nuirait à l'abaissement du diaphragme, mais encore diminuerait plus ou moins la force active de l'insufflation relativement au développement du poumon.»

Tube laryngien de Chaussier.

C'est encore parmi ces instrumens que l'on doit ranger le tube laryngien de *Chaussier*. Ce tube, que son célèbre auteur avait inventé pour secourir les enfans qui naissent asphyxiés, a aussi été recommandé pour insuffler de l'air aux noyés. Il est conique, de 7 à 8 pouces de long, ayant son extrémité antérieure plus large, la postérieure plus petite. Celle-ci, un peu aplatie de champ pour s'adapter à la forme du larynx, est percée de deux trous allongés avec une courbure arrondie, vers laquelle est fixée une lame de peau de buffle, qui ferme exactement le larynx. Cet instrument est d'un usage très difficile. Voici comment s'expriment à son égard les professeurs *Meunier* et *Noël*.

(1) «...Nous avons tenté l'introduction par la bouche d'une canule courbe pour arriver dans la glotte, ainsi que l'ont recommandé le professeur *Chaussier* et plusieurs médecins célèbres. Mais les essais multipliés que nous avons faits, de concert avec notre collègue *Flamant* et M. Lobstein, chef des travaux anatomiques de l'école, ont presque tous été infructueux. Quelques précautions que nous ayons prises, le bec de la canule, au lieu de s'engager dans la partie supérieure de la trachée-artère, a presque toujours glissé dans l'œsophage. L'incertitude de ce procédé doit entraîner sa proscription.»

Tube du docteur Albert.

Dans les expériences intéressantes entreprises par le docteur *Albert* et dont il sera

______

(1) Rapport sur les moyens de rappeler à la vie les noyés et les personnes suffoquées par les vapeurs du charbon allumé, etc., fait à l'école spéciale de médecine de Strasbourg, par les professeurs Meunier et Noël. Strasbourg, 1807.

question plus bas, il s'est servi d'une canule en cuivre jaune qu'il laisse éloignée de 3 à 4 lignes de l'épiglotte. Mais pour que l'épiglotte ou ses annexes membraneuses ne puissent s'appliquer sur l'orifice de la canule et la boucher, il a fait river à la paroi interne de celle-ci une petite broche à tête arrondie dépassant de 4 à 6 lignes son orifice de manière que les membranes puissent s'appliquer sur cette tête et laisser libre l'orifice de la canule élastique. Nous avons employé avec succès pour les expériences que nous avons faites le moyen qui vient d'être indiqué ; seulement nous l'avons adapté à une sonde en gomme élastique. *Voy.* la fig. 23, pl. 9.

Appareil du docteur Leroy (d'Etioles), pour faciliter l'introduction de la canule dans la trachée-artère.

Le docteur Leroy a inventé un appareil fort simple pour faciliter l'introduction de la canule ou de la sonde, par la bouche dans la trachée-artère et dont nous nous sommes servi avantageusement. Les fig. 24 et 25, pl. 9 représentent cet appareil. Il se compose de 2 pièces articulées en a. La branche bb est fixe : la branche c, d est mobile. Lorsque l'on élève l'extrémité c, l'extrémité d est portée en avant : elle appuie sur la base de la langue, et élève l'épiglotte.

La fig. 25 montre la canule ll telle qu'elle doit être placée pour être introduite : elle est retenue d'abord sur la branche fixe par un anneau f, et en arrière elle suit les mouvemens de la branche mobile, à laquelle elle est unie par un autre anneau g. Le mouvement de bascule de cette branche, en même temps qu'il abaisse la base de la langue et élève l'épiglotte, dirige la canule dans l'ouverture du larynx; et si alors on la pousse en avant, elle y pénétrera presque certainement.

Nous pourrions décrire plusieurs autres instrumens de ce genre, tels par exemple que le tube laryngien de *Desgranges*, le tube de *James Curry* pour boucher l'œsophage, tandis qu'on insuffle de l'air par une sonde laryngienne; mais outre que ces divers moyens ont la plus grande ressemblance avec ceux qui viennent d'être décrits, ils sont la plupart d'un emploi trop difficile pour devoir fixer notre attention. D'ailleurs nous aurons bientôt l'occasion de revenir sur ce sujet et nous indiquerons alors le procédé que nous croyons devoir être préféré.

De la trachéotomie.

Pour faire communiquer plus directement et plus sûrement avec la trachée et les poumons, les tubes ou canules dont il vient d'être parlé, comme aussi les instrumens qu'il nous reste encore à décrire, on a proposé la trachéotomie. Elle a même été assez généralement recommandée pour qu'on ait cru devoir placer dans plusieurs appareils de secours, comme par exemple dans ceux de Londres et d'Autriche les instrumens nécessaires pour la pratiquer.

M. *Piorry*, dans sa collection fort remarquable de mémoires et que nous aurons plus d'une fois l'occasion de citer (1) parle de la trachéotomie, comme d'un procédé utile dans certaines maladies pour prévenir l'asphyxie. Toutefois il signale aussi le danger d'introduire du sang dans le conduit aérien et indique le moyen d'éviter ce grave accident, en suivant la méthode du professeur *Roux* qui n'incise la trachée ou le larynx que lorsque la plaie des tégumens ne donne plus de sang.

(1) Du procédé opératoire à suivre dans l'exploration des organes par la percussion médiate et collective de mémoires sur la physiologie, la pathologie et le diagnostic. Paris, 1831. — Mémoire sur la respiration, pag. 352.

M. *Pierry* recommande aussi d'éviter avec soin l'artériole qui rampe sur la membrane crico-thyroïdienne. Mais outre la difficulté de ménager cette artère dans les cas où elle peut dévier de sa direction normale, le temps qu'il faudrait attendre pour que les tégumens ne donnassent plus de sang chez les asphyxiés, où ordinairement il est très liquide, deviendrait un obstacle à l'application de ce procédé contre l'asphyxie non pas menaçante, mais déclarée. J'espère d'ailleurs démontrer de la manière la plus évidente que dans ce dernier cas elle est même tout-à-fait inutile, puisque par des moyens plus simples, plus faciles, plus prompts et surtout bien moins dangereux, on arrive au même but.

Soufflet de Gorcy.

Nous avons dit plus haut que *Pia* avait proposé d'adapter un soufflet à sa canule. On a depuis perfectionné ce moyen par l'invention de divers soufflets dont nous ne ferons connaître que celui de *Gorcy*, parce qu'il n'existe pas de différences bien essentielles entre lui et ceux qui ont été inventés depuis, enfin, parce qu'il est le plus généralement adopté.

L'instrument de *Gorcy* perfectionné, par *Rouland* (fig. 26, pl. 10) est composé de deux corps de soufflets joints ensemble sans communication de l'un à l'autre. Le feuillet extérieur de chacun de ces soufflets a une ouverture pratiquée pour y adapter une soupape. La partie inférieure par où l'air doit sortir est faite aussi de manière à recevoir deux autres soupapes. Les deux conduits qui communiquent dans l'intérieur de chaque soufflet se réunissent en un seul, terminé par un tuyau flexible et dont l'extrémité est arrondie en canule qui doit être introduite dans l'une des narines. L'auteur dit que l'on peut substituer à cette canule un tuyau un peu aplati si on aime mieux l'introduire dans la bouche que dans les narines. L'extrémité inférieure des deux soufflets, quoique percée par deux canaux différens au-dessus des soupapes, est cependant terminée par un seul tuyau, parce que l'air qui doit sortir et rentrer par ce canal ne le fait qu'alternativement, quoique les mouvemens des soufflets soient simultanés. La disposition des soupapes est telle, que si l'on déploie le soufflet après avoir introduit la canule du tuyau flexible dans une des narines, avec la précaution de fermer exactement la bouche et l'autre narine, le côté A reçoit l'air extérieur par la soupape A et point du tout par la soupape B; le soufflet D au contraire se remplit par la soupape C, la soupape D restant fermée. Mais comme le tuyau communique avec l'air du poumon, c'est donc l'air qui se trouve dans cet organe qui a passé dans le soufflet D; si l'on affaisse le soufflet, le côté A qui est rempli d'air extérieur, le porte dans le poumon, tandis que le côté D se vide au dehors de celui qu'il a pompé dans cet organe. En continuant la même manœuvre, on oblige la poitrine de l'asphyxié d'exécuter le mouvement de la respiration. La feuille qui sépare les deux soufflets a aussi un petit manche, afin de pouvoir fixer un des soufflets, lorsqu'on voudra n'en faire agir qu'un. Dans les cas où l'on voudra employer l'air déphlogistiqué (le gaz oxygène) au lieu d'air commun, les bords extérieurs des soupapes A et D sont travaillés en vis, de manière que la soupape A qui doit pomper l'air extérieur, peut recevoir l'extrémité d'un tuyau flexible qui est adapté à une vessie remplie de ce gaz. Alors le soufflet A pompe l'air de cette vessie pour l'injecter dans les poumons. Mais comme ce gaz peut servir plusieurs fois à la respiration et que par conséquent il est avantageux de ne point perdre celui qui n'a servi qu'une ou deux fois, on peut aussi adapter à la soupape D, un tuyau semblable au premier, mais beaucoup plus long, dont l'autre extrémité va se perdre dans la même vessie dont on vient de parler.(*Journ. de méd*. t. 79, p. 386.)

Le soufflet qui vient d'être décrit et dont *John Hunter* avait conçu l'idée presqu'en même temps que *Gorcy*, est, sans contredit, le plus parfait parmi les appareils de ce genre; mais il est compliqué, très coûteux et se détériore promptement, parce que n'agissant pas seulement par insufflation, mais encore par aspiration, l'eau et les mucosités qu'il attire, mouillent le cuir ainsi que les soupapes et les mettent bientôt hors de service. Ce grave inconvénient, prévu depuis long-temps et entre autres par *Kopp*, a été spécialement signalé dans le dernier rapport de la Société de secours de la ville de Hambourg. (1)

---

(1) Outre les soufflets qui viennent d'être décrits, plusieurs autres ont été proposés, tels que le soufflet de *Consigliachi*, le même soufflet perfectionné par M. de *Rudtorffer*, etc. Mais aucun de ces appareils ne diffère d'une manière assez essentielle du soufflet de *Gorcy*, pour mériter une description particulière.

Pompe de Goodwyn et de Nooth.

On pensa, par conséquent, à remplacer les soufflets simples et doubles par des pompes à air. *Goodwyn* (1) fut un des premiers à proposer un semblable instrument dont voici la description. L'instrument est représenté fig. 27, pl. 10, sous les lettres A B C D E. Le cylindre de cuivre A B contient cent pouces cubes d'air, et communique avec l'atmosphère par la petite ouverture circulaire a. Le piston D E est de bois et garni d'une substance molle et souple à son extrémité E, de manière à bien garder l'air. Les deux ouvertures b, d, sont pratiquées pour donner issue à l'air quand le piston s'élève au-dessus de l'ouverture latérale e. Le tube C est disposé pour en recevoir un plus petit qui doit être introduit dans le nez, le larynx, la trachée.

Si l'on veut distendre les poumons, il faut mettre l'extrémité du petit tube dans un des passages destinés à l'air, et fermer exactement tous les autres, le piston étant tiré en haut et

(1) *Voy.* son ouv. (traduit par *Hallé*) de la connexion de la vie et de la respiration. Nous appelons cette pompe, pompe de *Goodwyn* et de *Nooth*, parce que le premier dit dans une note de son ouvrage que l'instrument lui a été donné par *Nooth.*

l'ouverture a bouchée avec le doigt, on pousse le piston, et l'air contenu dans le corps de pompe passe dans les poumons. Au bout de quelques secondes on retire le piston et l'air repasse dans le corps de pompe; alors vous ôtez le doigt de dessus l'ouverture a, vous poussez le piston et la plus grande partie de l'air expiré s'échappe dans l'atmosphère. Après cela on retire de nouveau le piston, sans fermer l'ouverture a, et une certaine quantité d'air frais passe dans le cylindre, pour être encore poussée dans les poumons de la même manière.

Mais quand il est nécessaire d'aspirer l'eau des poumons avant de les remplir d'air, on commence l'opération, le piston étant poussé tout-à-fait. Alors le petit tube étant en place, on retire le piston jusqu'à ce que son extrémité E joigne l'ouverture a; dans cette action l'eau s'élève des poumons dans l'arrière-bouche ou même dans le cylindre. Si l'eau est passée dans le cylindre ou le corps de la pompe, on peut l'en rejeter en dégageant le tube C du petit tube. L'on peut répéter cela une ou deux fois mais toujours avec une grande précaution pour éviter de rompre les vaisseaux pulmonaires. Ensuite on pousse l'air dans les poumons suivant la méthode indiquée.

L'instrument de *Goodwyn* présente plusieurs inconvéniens.

Il e renouvelle pas suffisam ment l'air. Lorsque après l'insufflation et après avoir remonté le piston, on retire le doigt de l'ouverture latérale et qu'on pousse le piston, il pénètre dans les poumons au moins autant du même air qu'il en est sorti par l'ouverture latérale. Ainsi, aussitôt que le piston est descendu jusqu'à la moitié du corps de pompe, le même air qui est sorti des poumons y est introduit derechef.

Le corps de pompe est à beaucoup près trop volumineux et introduit par cela même un trop grand volume d'air dans les poumons. C'est à dessein que *Goodwyn* a donné à sa pompe la forte dimension qui la rend si peu maniable, afin de pouvoir pousser l'air jusque dans les cellules pulmonaires les plus petites et les plus éloignées. Mais dans la supposition même que ce résultat soit possible, resterait toujours l'objection de *Van Marum* lequel fait très bien observer que le gaz azote et le gaz acide carbonique qui se trouvent dans les poumons d'un noyé ne se mêlent pas aisément avec l'air insufflé. Les expériences qu'on a faites pour mélanger divers gaz dans des tubes étroits sembleraient appuyer cette assertion. Enfin le volume considérable d'air qu'on fait pénétrer dans les poumons refoule jusque dans les ramifications bronchiques et les cellules les plus déliées l'air irrespirable que renferme l'organe pulmonaire, ce qui rend très difficile l'évacuation de cet air au moyen de l'aspiration que *Goodwyn* conseille de pratiquer immédiatement après la première insufflation. Que si l'on voulait faire sortir les gaz irrespirables par l'aspiration au moyen d'un instrument aussi volumineux, ce procédé ne serait pas sans danger à cause de la raréfaction de l'air et de l'effet funeste qu'elle pourrait produire sur les vaisseaux pulmonaires les plus délicats.

Pompe de Van Marum.

Van Marum est l'inventeur d'une pompe qu'il destine surtout à l'insufflation du gaz oxygène dans les poumons, bien qu'il l'ait aussi fait fonctionner avec de l'air atmosphérique. Cette pompe (fig. 28, pl. 10) est beaucoup plus petite que celle de *Goodwyn*. Elle n'a qu'un pouce et 3⎸4 de pouce de diamètre sur 9 pouces de long et contient 23 pouces cubes d'air. A son fond se trouve un tube conique b qui s'adapte à un récipient très compliqué lequel contient le gaz oxygène dont on remplit la pompe en remontant le piston a. La pompe étant remplie de gaz, on la retire du récipient et l'on bouche avec le doigt l'ouverture du tube conique que l'on introduit dans une espèce de douille conique (fig. 28 *bis*) à laquelle il s'adapte hermétiquement. Cette douille a de chaque côté une poignée cc afin qu'on puisse les appuyer contre de semblables poignées dont la pompe est munie (fig. cc). Elle se termine par un tuyau en gomme élastique d e, et dont l'autre extrémité offre une espèce de canule en étain destinée à être introduite dans une des narines.

Van Marum veut qu'on fasse avec sa pompe plusieurs aspirations avant de faire la première insufflation et qu'après deux des insufflations suivantes on fasse chaque fois une aspiration.

M. *Kopp* (o. c.) reproche à cette pompe de faire perdre beaucoup de temps, parce qu'à chaque opération il faut retirer la pompe, soit pour la remplir, soit pour la vider. Il lui reproche en outre de ne pas bien tenir l'air, pour peu qu'on ne serre pas suffisamment la douille contre le tuyau conique de la pompe. Ce qu'il dit concernant la perte de temps est fondé si l'on veut opérer avec le gaz oxygène, mais il ne l'est pas si l'on se contente de n'employer que l'air atmosphérique. Nous parlerons plus bas d'un instrument de notre invention qui nous semble remédier à ces inconvéniens.

Ancienne pompe de Meunier.

Le professeur Meunier, à Strasbourg, fit connaître en 1807 une pompe de son invention sur laquelle lui et son collègue *Noël* s'expriment ainsi (1) :

« D'après ce que nous avons exposé, on voit que pour rappeler le jeu de la respiration, on s'est borné jusqu'aujourd'hui à pousser de l'air dans les poumons et qu'on a absolument négligé l'extraction du gaz et de l'écume qui séjournent dans la capacité de cet organe. Il fallait donc suppléer ici à l'insuffisance de l'art, et c'est ce que notre collègue Meunier a fait en imaginant un instrument qui sert à volonté de pompe foulante et aspirante. »

(1) Rapport cit.

« Le mécanisme de cet instrument est très simple et la manœuvre en est extrêmement facile. Il est composé de trois pièces, savoir : d'un piston, d'un robinet et d'un corps de pompe. Dans le piston est un canal longitudinal qui s'étend depuis le manche jusqu'à l'extrémité qui répond au robinet. Sur le manche on remarque un trou qui communique au canal et le canal est terminé par une soupape en parchemin, laquelle est disposée de manière à établir le vide dans le corps de pompe lorsqu'on retire à soi le piston et que l'on bouche le trou de son manche.

« Le robinet est la pièce la plus compliquée. Il est percé dans sa longueur par un canal qui communique avec le corps et la canule. Dans son milieu est un autre canal plus gros qui traverse le précédent. Il est destiné à recevoir une clef. Sur le cylindre de cette clef on voit trois trous qui communiquent au canal longitudinal du robinet. Dans l'intérieur de la clef est une soupape disposée de manière à établir une pompe aspirante, lorsqu'on tourne cette clef du côté de la lettre F (fig. 29, pl. 11).

« Le corps n'est autre chose que celui d'une

seringue ordinaire, ayant sur son goulot un arrêt qui sert à assujétir le robinet.

« Lorsqu'on veut secourir un asphyxié, la première opération étant de retirer des cavités des poumons le gaz et le phlegme qui y sont contenus, il faut arranger l'instrument de manière qu'il fasse l'office de pompe aspirante. A cet effet on l'adapte droite placée dans une des narines, on tourne la clef du robinet du côté de la lettre A, on bouche exactement avec le pouce le trou que l'on voit sur le manche du piston, et on retire le piston à soi.

« Par cette manœuvre l'air dépravé ainsi que la sérosité écumeuse qui se trouvent dans l'organe de la respiration passent dans la canule et dans le corps de pompe. On répète deux ou trois fois le même procédé ayant soin à chaque mouvement d'aspiration de retirer la canule du nez et de la dégager des matières muqueuses dont elle peut être remplie.

« Après avoir ainsi débarrassé le poumon on passe à la manœuvre de l'insufflation. Ici on tourne la clef du robinet de manière que la lettre F soit vue de l'opérateur et on donne autant de coups de piston que l'on veut. On alterne de temps en temps cette manœuvre avec celle de l'aspiration, en observant cependant que l'on doit plus particulièrement insister sur la première. En examinant l'instrument proposé par notre collègue *Meunier*, on reconnaît facilement qu'il doit réunir tous les avantages que l'on peut desirer pour remplir la principale indication de la cure de l'asphyxie et qu'il mérite la préférence sur tous ceux qui ont été employés jusque aujourd'hui.»

MM. *Meunier* et *Noël* terminent cette partie de leur rapport en rendant compte de l'expérience qu'ils ont faite avec l'instrument sur un cadavre auquel ils avaient enlevé une côte de chaque côté de la poitrine. Par ce moyen ils ont pu juger facilement de la quantité d'air qu'ils poussaient dans le poumon, vu la dilatation que cet organe éprouvait à chaque mouvement d'insufflation.

Quoique la description qu'on vient de lire soit assez claire, il serait difficile de se faire une idée juste de la construction de l'instrument sans l'aide d'un dessin. On le trouvera fig. 29, pl. 11.

A Piston de la pompe.

  a Ouverture dans le manche communiquant avec le canal qui a été percé dans l'axe du piston.

  b Vis dont l'ouverture antérieure est recouverte d'une pièce en parchemin.

  c Face antérieure de cette vis sur laquelle on remarque les quatre incisions pratiquées dans le parchemin, afin de livrer passage à l'air.

Fig. 3o.

a Douille de robinet.

b Gouttière qui la traverse.

c Clef.

d Gouttière qui la traverse et qui s'élargit coniquement en

e pour recevoir la clef, f.

g Pas de vis dans lequel on visse la pièce.

h Cette pièce a intérieurement une ouverture conique dans laquelle s'applique le bord du cône f, mais de manière que l'air et les mucosités puissent passer par les échancrures.

i Face antérieure de la pièce h. L'ouverture centrale communique avec la gouttière ; les deux ouvertures ne traversent pas et sont destinées à recevoir les deux branches d'une clef au moyen de laquelle on puisse tourner la vis.

e Forme la soupape.

m Vis servant à visser le robinet au corps de pompe en étain l.

n Douille à épaulement placée à l'extrémité du corps de pompe à pas de vis intérieur dans lequel se loge la vis en bois A b.

o Canule en corne.

C. Bord supérieur de la clef du robinet et sur lequel sont gravées les lettres A F.

Pompe de Kopp.

Le professeur *Kopp* à Hanau (1), reprochant à cet instrument sa complication et la difficulté de s'en servir, lorsqu'on n'en connaît pas bien le mécanisme, comme aussi le peu de solidité et de durée de la soupape recouverte en parchemin, crut devoir inventer un instrument plus simple et plus solide dont voici la description:

Le corps de pompe est en étain de la con-

______

(1) *Annales de Méd. politiq.* tom. iii, pag. 1 et suiv.

tenance d'environ 25 pouces cubes d'air, lorsque le piston est élevé. Il a donc six pouces de long à partir de la face inférieure du piston. Son diamètre intérieur est de deux pouces trois lignes et demi. Le piston est en étain entouré de chanvre savonné. Le corps de pompe ne se distingue donc en rien d'une seringue ordinaire, aussi nous sommes-nous dispensé de le figurer.

A la partie inférieure de la pompe s'adapte, au moyen d'un pas de vis, le robinet en cuivre jaune. C'est la pièce la plus essentielle et que la (fig. 31, pl. 11) représente en grandeur naturelle. Sa clef AA est construite de manière qu'on ne puisse pas l'enlever sans ouvrir la vis qui s'appuie sur une rondelle à trou carré (e) qui reçoit l'extrémité de la clef. Par ce moyen celle-ci ne peut être déplacée dans son sens longitudinal et conserve cependant la liberté de ses mouvemens de rotation.

Le robinet est percé par un canal horizontal bb qui se termine d'un côté par un pas de vis aa qui permet de le visser au corps de pompe; l'autre extrémité cc présente une semblable disposition, afin qu'on puisse y adapter une canule élastique.

La clef contient deux canaux, l'un horizontal f est percé à la hauteur de celui qui traverse le robinet, ainsi que cela a lieu dans les robinets ordinaires. L'autre canal descend perpendiculairement d'abord, et décrit ensuite une courbe h, g, mais de manière à s'ouvrir horizontalement dans le canal du robinet. La marque x, gravée extérieurement sur la clef, indique de quel côté se trouve l'ouverture du canal perpendiculaire h.

Il résulte de cette disposition que si, en tournant la clef, on ferme tout-à-fait l'un de ses canaux, l'autre se trouve ouvert et *vice versâ*. Par ce jeu alternatif, le corps de la pompe peut être mis, à volonté, en communication soit avec l'air extérieur, ainsi que le présente la figure, soit avec l'air contenu dans les poumons.

Voici les avantages que M. *Kopp* trouve à son instrument. Il n'est pas sujet à se déranger ou à se détériorer, alors même qu'on le laisse séjourner dans un lieu humide. Il est peu coûteux, car on peut l'établir pour 20 francs. Aucun appareil à succion ne saurait mieux que lui désobstruer les poumons.

On peut en extraire facilement par le canal extérieur de la clef l'eau et les mucosités qui proviennent des poumons.

En élevant le piston, l'air est entièrement

renouvelé par ce même canal. On peut donc, sans difficulté, en donnant au robinet la direction convenable et sans être très exercé à cette manœuvre, attirer alternativement l'air corrompu des poumons et le remplacer par de l'air atmosphérique.

Nouvelle pompe de Meunier.

Depuis l'invention de la pompe de Kopp, en 1810, le professeur *Meunier* s'occupa de perfectionner l'instrument qu'il avait fait connaître en 1807, ou, pour mieux dire, d'en inventer un nouveau. Voici un extrait de la lettre qu'il écrivit à ce sujet, en 1824, à notre collègue M. *Darcet :*

« Je vous adresse le rapport à la faculté de Strasbourg, en 1808, qui fait mention du premier appareil que j'ai proposé pour porter des secours aux asphyxiés par immersion ou par gaz délétères. Ce rapport vous fera connaître l'opinion que la Faculté en a eue, et le cas que l'administration locale en a fait. La pompe dont il s'agit dans ce rapport demandait le secours d'un aide pour manœuvrer le robinet; il exigeait une attention soutenue de la part de l'opérateur; mais surtout, il était nécessaire de sortir souvent la canule des narines pour continuer les secours. Je pensai alors à le perfectionner; j'y fus surtout conduit par les demandes qui m'étaient adressées de l'Allemagne et de la Suisse, où cet instrument était recherché. Dans la même année je fis exécuter la pompe à double corps dont je vous envoie un dessin très infidèle (1), mais qui vous suffira, sans doute, pour juger des avantages qu'il présente sur le premier; car la première personne venue peut en faire l'application, puisque toutes les soupapes jouent dès que les pistons sont mis en mouvement. Seulement il est nécessaire que le premier mouvement donné soit celui d'élévation des pistons, parce que la première indication à remplir est de débarrasser les organes pulmonaires des gaz délétères et l'arrière-bouche et la trachée-artère des mucosités qui peuvent les obstruer. La facilité qu'on a d'adapter des vessies remplies de différens gaz à l'ajoutage A fig. 32, pl. 12, permet toutes les expériences qu'on peut desirer sur les animaux pour les asphyxier par les différens gaz. Le tube

(1) C'est d'après ce dessin, très infidèle en effet, que j'ai fait construire par M. Samson l'instrument représenté fig. 32.

recourbé qu'on place à volonté du côté opposé K étant plongé dans l'eau de chaux, lorsqu'on donne des soins à un asphyxié, indique s'il y a formation de gaz acide carbonique et ainsi espoir de rétablir la vie suspendue, ou pour juger de la marche des progrès, comme aussi c'est un moyen qui indique si tout espoir de succès est perdu. Vous devez juger aussi que c'est de ce tube qu'on doit recueillir les liquides qui sont retirés de l'estomac dans le cas d'empoisonnement, tandis que c'est par le tube A qu'on doit introduire les solutions huileuses, gomeuses, antispasmodiques, cordiales, nutritives etc., que, selon les circonstances, on veut faire arriver dans l'estomac, la vessie urinaire, l'utérus etc. Tous les praticiens qui se servent pour la première fois de cet instrument sont surpris de la facilité de ses manœuvres, comme de la quantité d'air qu'il peut introduire dans les poumons et de liquide qu'il peut faire passer dans les cavités, dans un court espace de temps. On conçoit aussi sans doute qu'on peut donner aux insufflations aériennes autant d'étendue qu'on le desire, comme aussi qu'on est maître de précipiter ou de ralentir le mouvement selon les occurrences. Dans le mois de décembre dernier quelques journaux ont annoncé qu'en

Angleterre on avait trouvé moyen d'extraire de l'estomac des substances vénéneuses; il y a quinze ans que cette pratique est enseignée et démontrée à Strasbourg. J'ignore si l'appareil employé est plus parfait que celui que j'ai placé il y a quinze ans dans nos cabinets; mais il ne peut être plus commode, plus simple et plus à la portée de tout le monde (1). Il y a quelques années que j'ai fait faire un double soufflet garni des mêmes soupapes que la pompe ci-dessus. Après l'extraction, à l'aide de la pompe, des mucosités de la gorge, cet appareil est plns commode en ce qu'on peut le faire mouvoir avec une seule main. Le pouce et l'index de la main droite se placent dans des anneaux et permettent de donner aux insufflations l'extension et la rapidité qu'on desire.

EXPLICATION DE LA FIGURE 32.

Pompe pneumatique à double corps, garnie de deux pistons qui se meuvent simultanément à l'aide de la poignée H. (2)

(1) Cet appareil est moins commode que celui de Meunier ; mais il est aussi simple.

(2) Cette poignée est indiquée par une ligne ponctuée, parce que

A Soupape en cuivre à cône qui s'ouvre de dehors en dedans pour laisser entrer l'air atmosphérique dans le corps de la pompe E lorsqu'on élève les pistons.

B Soupape qui s'ouvre du corps de pompe vers la canule I et qui, lorsqu'on refoule les pistons, porte l'air du corps de pompe E dans les poumons.

C Soupape de la canule I dans le corps de pompe

F pour porter l'air des poumons dans cette pompe lorsqu'on soulève les pistons.

D Soupape qui s'ouvre de dedans en dehors pour porter l'air pulmonaire dehors, lorsqu'on abaisse les pistons.

EF Les deux corps de pompe séparés.

GG Les deux pistons.

I Canule fixée à la pompe pour recevoir à frottement des sondes en gomme élastique de différentes grandeurs selon le besoin.

K Tube recourbé adapté à frottement pour plonger dans de l'eau de chaux ou autres réactifs.

A l'ouverture A on peut adapter un ajus-

nous avons cru devoir la remplacer par une autre disposition ainsi que nous le dirons plus bas.

tage à vis ou à frottement garni d'une vessie qu'on remplit de gaz oxygène ou de tout autre gaz qu'on veut essayer.

Cette pompe nous paraît être une des moins compliquées, des moins altérables et des plus faciles à diriger ; mais elle offre, aussi selon nous, le grave inconvénient d'exécuter alternativement une aspiration et une insufflation sans qu'on puisse changer cet ordre. Pour remédier à ce vice nous avons pensé qu'il serait utile de rendre les pistons indépendans l'un de l'autre. Nous avons, en conséquence, ajouté à chaque tige une poignée LL surmontée d'une tête à douille MM dans lesquelles passe une traverse mobile N, qu'on retire lorsqu'on veut faire fonctionner les pistons séparément, ou qu'on introduit dans les douilles lorsqu'on veut qu'ils se meuvent simultanément.

L'avantage de pouvoir, au moyen de cette pompe, introduire du gaz oxygène est selon nous de peu d'importance, ainsi que nous le démontrerons ailleurs. Quant à celui de pouvoir servir à vider l'estomac, dans les cas d'empoisonnement, il peut s'obtenir par d'autres moyens aussi simples. D'ailleurs cette opération est étrangère au sujet que nous traitons.

Pompe de Dacheux.

Le sieur *Dacheux* a inventé une pompe qui ressemble beaucoup à celle de Meunier, dont l'invention toutefois est antérieure. En voici la description (fig. 33, pl. 13) :

A Pièce réunissant les deux corps de pompe B G.

C Tige creuse du piston correspondant au manche D qui est creux et laisse introduire de l'air dans le corps de la pompe lorsqu'on l'élève.

E Soupape s'ouvrant en élevant le piston C.

F Soupape s'ouvrant en abaissant le piston C.

G Corps de pompe pour retirer les liquides.

H Soupape s'ouvrant en élevant le piston I.

I Piston du corps de pompe G.

J Soupape s'ouvrant en baissant le piston I pour laisser sortir le liquide contenu dans le corps de pompe G.

On voit que cette pompe ne diffère principalement de celle du professeur Meunier que par la disposition des corps de pompe qui, dans la dernière, sont parallèles, tandis que dans l'autre elles sont concentriques.

Les soupapes de la pompe du sieur *Dacheux*

étant en cuir elles se racornissent, se durcissent et se dérangent facilement.

Pompe du docteur Marc.

Quoique les instrumens que nous venons de décrire, notamment la pompe de *Kopp* et celle à double corps, de *Meunier*, puissent être employés avec plus ou moins de succès, nous avons pensé qu'il n'était pas impossible de simplifier davantage encore l'instrument destiné à rétablir la respiration chez les noyés. A cet effet nous avons fait confectionner un corps de pompe (fig. 34, pl. 14) en alliage plus dur que l'étain, afin qu'il ne puisse se bosseler (1).

Ce corps de pompe A, a les dimensions d'une seringue ordinaire et contient environ 20 pouces cubes d'air. La canule B qui le termine est en cuivre jaune. Elle s'ajuste à frottement à une douille de même métal D à double

(1) M. Samson, fabricant d'instrumens de chirurgie, rue de l'Ecole de Médecine, établit cet instrument à un prix très modéré. Cet habile artiste y a ajouté un perfectionnement utile. C'est un bord hexagone qui empêche l'instrument de rouler et de tomber lorsqu'on le place avec précipitation sur une table ou tout autre meuble à surface plane.

mouvement de baïonnette, et à laquelle on la maintient fixée à l'aide d'une goupille a a. La douille se termine en un tuyau élastique à l'extrémité duquel est adaptée la canule à narines F.

Pour se servir de cet instrument on introduit la canule à narines dans une d'elles, on la fait maintenir en position par un aide qui a soin de boucher l'autre narine ainsi que la bouche (1). On a préalablement enduit d'un corps gras la canule qui tient au corps de pompe et on l'introduit dans la douille en lui imprimant un léger mouvement de rotation. On aspire l'air et les mucosités en élevant le piston. On fait sortir la canule et par conséquent la pompe de sa douille, on vide la pompe en poussant le piston qu'on rencontre avant de replacer la pompe dans la douille, si l'on veut tenter l'insufflation, ou qu'on baisse, si l'on veut procéder à une seconde aspiration.

On peut élever deux objections contre cet instrument: la première est que, pour le faire fonctionner, il faut avoir un aide. Ce reproche est insignifiant, car toutes les fois qu'on donne

(1) J'ai essayé un tuyau bifurqué à deux canules, pour être placées dans les deux narines; mais j'ai reconnu que cette disposition affaiblissait trop l'action aspirante et foulante de l'instrument.

des secours à un asphyxié, on n'est jamais seul. On verra même plus bas que, lorsqu'il s'agit de ranimer la respiration, il est indispensable d'être plusieurs.

La seconde objection est plus sérieuse. Elle est fondée sur ce qu'après chaque aspiration et après chaque insufflation, il faut retirer la pompe de sa douille, soit pour la vider, soit pour la remplir d'air.

D'abord cette opération n'exige pas qu'on retire la canule de la narine; il ne s'agit donc seulement que du corps de pompe. Or cette extraction, y compris les deux mouvemens d'abaissement et d'élévation du piston, ainsi que le replacement de la pompe dans sa douille, peuvent se faire en peu de secondes. Or il nous semble qu'une interruption de si peu de durée, loin de nuire au succès de l'opération, peut au contraire n'être pas sans utilité; car avec toute autre pompe les aspirations et surtout les insufflations ne doivent pas non plus se succéder trop brusquement. La simplicité de cet instrument permet de le confier aux mains les moins exercées. Sa construction le garantit de tout dérangement, pourvu qu'on ait soin de tenir le piston graissé. Enfin son prix, peu élevé, en facilite l'acquisition.

Nous terminons cette partie de notre travail par une remarque qui concerne généralement la conservation des instrumens à piston. Lorsque les rondelles supérieures et inférieures du piston, destinées à comprimer le feutre, le cuir ou toute autre substance, sont d'un métal autre que celui du corps de pompe, il s'opère à la longue par l'effet d'une action galvanique une oxydation à leur surface en contact avec celle du corps de pompe, au point qu'on ne peut se servir de l'instrument au moment où l'on en a besoin. Pour éviter cet inconvénient, il est utile de retirer le piston du corps de pompe et de conserver chacun séparément, à moins que les instrumens de ce genre ne restent confiés à la garde de personnes assez soigneuses pour les examiner deux à trois fois par mois.

Il n'est pas moins utile que les pistons soient construits de manière qu'il existe une gouttière dans leur partie moyenne. En remplissant cette gouttière de suif ou de tout autre corps gras, on établit ainsi un réservoir qui laisse échapper assez de graisse pour lubréfier constamment le piston et les parois du corps de pompe. (*Voy.* le piston fig. 34, $x\,x$, pl. 14.)

DE L'ASPIRATION ET DE L'INSUFFLATION CONSIDÉRÉES
SOUS LE RAPPORT PHYSIOLOGIQUE ET THÉRAPEUTIQUE.

Au premier abord, nulle contestation ne semblerait devoir s'élever sur l'utilité de l'insufflation et de l'aspiration, puisqu'elles tendent à imiter et à provoquer l'acte vital le plus essentiel, l'inspiration et l'expiration : aussi ne s'est-il élevé, pendant bien des années, le moindre doute sur l'utilité de ce procédé qui, dans les instructions publiées jusqu'à ce jour par presque tous les gouvernemens, ainsi que par les principales sociétés d'humanité, figure au nombre des moyens les plus recommandés. Enfin, les instrumens qui viennent d'être décrits, les perfectionnemens que des médecins très distingués se sont occupés d'y apporter, prouvent toute la confiance qu'on accordait à ce mode de secours contre l'asphyxie.

Cependant, de nouvelles recherches ayant conduit à des résultats qui présentent ce procédé sous un jour moins favorable, la haute importance du sujet exige que nous l'examinions avec la plus grande attention.

Nous avons déjà dit ailleurs qu'il était hors de notre plan de nous livrer à des discussions héoriques qui pourraient nous éloigner du but auquel nous desirons atteindre. Aussi ne nous arrêterons-nous qu'aux résultats généraux, aux résultats surtout que l'expérience a sanctionnés, et qui conduisent directement à des applications thérapeutiques utiles.

Plusieurs médecins d'un grand mérite ont prétendu que l'eau ne pénétrait pas dans la poitrine des noyés; mais un plus grand nombre encore a soutenu l'opinion contraire (1). Il est probable que ce phénomène n'a pas constamment lieu, et nous avons indiqué les conditions de ces exceptions dans le mémoire que nous venons de citer. Mais de ce que, dans certaines circonstances, selon toute probabilité, l'eau n'entre pas dans les poumons, s'ensuit-il qu'elle n'y pénètre jamais ? Une pareille conclusion serait d'autant plus fausse que, s'il est des cas où les poumons ne sont pas engoués, ces cas insolites sont autant d'exceptions à la règle.

En effet, un assez grand nombre d'expériences faites dans ces derniers temps sur des animaux, a mis la question hors de doute. Parmi elles, nous citerons particulièrement

____

(1) *Voy.* mon Mémoire sur la mort par submersion , *Manuel d'Autopsie cadavérique, etc.*

celles du professeur *Viborg*, à Copenhague (1), du docteur *Albert*, à Wiesen - theid (2), et du docteur *Piorry*, à Paris (3). Le premier a été conduit à plusieurs résultats, dont les plus importans pour nous sont les suivans :

1° Les individus qui se noient, lorsqu'ils ont plongé sous l'eau, conservent pendant plus ou moins de temps la faculté de contracter et de dilater la cavité thoracique; 2° en aspirant, ils remplissent d'eau la trachée, les bronches et les poumons.

Les expériences faites vingt-cinq ans plus tard par M. *Albert*, sont plus nombreuses encore et plus concluantes que celles de *Viborg*.

M. *Albert* rattache avec raison la question de savoir si, dans la mort par submersion, l'eau pénètre dans les poumons, à une question secondaire qui est celle-ci : *La respiration, ou pour mieux dire la tendance à respirer continue-t-elle pendant le séjour sous l'eau ?*

(1) Archives du Nord, tom. 1. *Kopp*, tom. 11.

(2) Archives de Henke, tom. xxvi, 1833.

(3) Du procédé opératoire à suivre dans l'exploration des organes par la percussion médiate; et collection de mémoires, sur la physiologie, la pathologie et le diagnostic. Paris, 1831.

Voici comment M. *Albert* résout cette question :

On ne voit pas pourquoi un animal qui ne peut vivre que dans un milieu d'air atmosphérique, ne s'efforcerait pas de respirer sous l'eau, puisque le besoin de puiser de l'air doit s'accroître davantage dans cette situation que dans l'air atmosphérique; que rien ne s'oppose à l'exécution du mécanisme de cette fonction, et que l'eau est facilement entraînée par les efforts de la respiration. Cet argument théorique, confirmé par l'observation de tous les cas où de l'eau a été trouvée dans les poumons, acquiert surtout de l'évidence par les expériences que l'on peut entreprendre sur des animaux, et où l'on observera que tous, sans exception, après avoir avalé plusieurs fois de l'eau, cherchent péniblement et avec de grands efforts, à respirer avec plus de fréquence et d'énergie au commencement, plus faiblement, plus rarement vers la fin de la submersion, et qu'ils émettent un son particulier qui ressemble à celui que produit une respiration très difficile. A l'inspiration, succède dans un très court espace de temps, une expiration prolongée à peine perceptible, et appréciable seulement par les bulles d'air qui se dégagent du fond de l'eau.

Ces bulles sont très nombreuses et très volumineuses dans le commencement; elles deviennent ensuite plus rares, et à la fin on voit paraître une écume rougeâtre qui se dépose en
quantité autour de la bouche, et qu'on y re-
trouve encore lorsqu'on retire de l'eau l'animal
privé de vie.

Mais ce ne sont pas seulement ces mouvemens respiratoires qui indiquent que l'acte de
la respiration a continué sous l'eau, on le reconnaît encore à la diminution du liquide
dans lequel l'animal respire, et à l'abaissement
de la surface de la colonne d'eau.

Pour bien constater ce fait, M. *Albert* a eu
recours à un moyen fort ingénieux. Il avait
tracé à la périphérie interne du vase dans lequel
il noyait les animaux, plusieurs cercles à égale
distance les uns des autres, de manière que
chaque espace entre deux cercles contenait
une once d'eau. Par ce moyen il a reconnu
qu'à chaque inspiration la surface liquide
baissait d'une demi-once lorsque les animaux
étaient jeunes, et d'une once à une once et
demie lorsqu'ils étaient adultes; enfin, qu'à
chaque expiration elle augmentait d'un quart
à une demi-once, et qu'après la mort de l'animal, elle était souvent descendue de trois

onces; mais que le plus ordinairement lorsqu'on avait expérimenté sur de jeunes chiens ou chats, l'abaissement était de deux onces. Il est à remarquer qu'avant d'y plonger les animaux, il a eu la précaution de les mouiller de manière à imprégner le poil de toute l'eau qu'il pouvait absorber, afin d'éviter ainsi qu'on pût attribuer la perte de liquide à celui qui aurait pénétré dans le poil. Il a eu soin en même temps de maintenir les animaux au fond de l'eau de manière qu'ils ne fissent aucun mouvement capable d'altérer le résultat. Enfin M. *Albert* ne pense pas que toute l'eau perdue ait passé dans les poumons ; mais il croit qu'il s'en est logé aussi dans la cavité buccale, dans l'œsophage et l'estomac.

Les résultats de ces expériences l'autorisent à croire qu'un individu plongé vivant sous l'eau, ne respire pas qu'une seule fois, comme l'avait prétendu *Pouteau;* mais qu'il aspire et expire tant qu'il vit; que pendant cette fonction il aspire le milieu dans lequel il se trouve, et que ce milieu impropre à la respiration, tue de la même manière que les gaz non respirables.

Les poumons une fois gorgés d'eau, il s'ensuit que, soit par l'obstacle qu'elle oppose à l'introduction de l'air atmosphérique, soit par sa pesanteur, elle les empêche de se distendre davantage ; d'où il résulte que le sang affluant vers les poumons et n'y trouvant plus de place se porte vers le cerveau, l'engorge et détermine ainsi, dans plusieurs cas, l'apoplexie (1) avant la mort par suffocation. Cet effet peut se produire promptement et même dès les premiers efforts respiratoires, chez les individus dont les poumons ont contracté avec la plèvre costale des adhérences assez fortes pour s'opposer à leur dilatation, ou encore, lorsque la plénitude de l'estomac en refoulant le diaphragme vers la poitrine diminue la capacité de celle-ci. C'est par cette raison qu'ontrouve chez un grand nombre de noyés, avec les signes de l'engouement des poumons, un engorgement des vaisseaux cérébraux ainsi que des épanchemens sanguins ou séreux dans l'intérieur du crâne. Cette circonstance, sur laquelle nous serons obligés de revenir lorsque nous examinerons l'emploi de la saignée, a fait regarder par quelques-uns l'apoplexie sanguine comme la cause primitive de la mort des noyés, parce que, dans de semblables cas, on

---

(1) Nous expliquerons plus bas ce que nous entendons par apoplexie des noyés qui est toute autre que l'apoplexie proprement dite.

n'a pas trouvé d'eau dans les poumons, ou pour mieux dire, parce qu'elle y était en trop petite quantité pour être aperçue, les signes de l'apoplexie dominant d'ailleurs sur tous les autres ; ou enfin, ¦peut-être, parce qu'on ne cherchait ou qu'on ne s'entendait pas à en constater la présence.

Arrivés maintenant à l'examen spécial de la question qui nous occupe, celle de savoir si, dans la mort par submersion, l'eau est entraînée dans les voies de la respiration, nous rencontrons une foule de faits qui tendent à la résoudre affirmativement. En effet, il résulte d'expériences faites par un grand nombre d'expérimentateurs qui noyèrent des animaux dans des liquides colorés, qu'une portion de ces liquides a été constamment trouvée dans la trachée-artère et les poumons. Mais s'il existait à cet égard le moindre doute, il s'évanouirait devant les expériences multipliées qui ont été entreprises par M. *Albert* sur 9 chats adultes, 19 jeunes chats, 8 jeunes chiens, 2 chiens adultes, 3 chevreaux et 3 lapins. Ces 44 animaux noyés dans de l'eau simple et dans de l'eau colorée par de l'encre, de l'indigo et du curcuma ont tous présenté une imprégnation, dont la couleur répondait à la substance colorante qui avait été employée.

Les résultats obtenus par MM. *Viborg* et *Albert* sur des animaux ont été confirmés sur l'homme par plusieurs observateurs. Ainsi, M. *Scheel*, entre autres, ayant examiné les cadavres de sept noyés trouva chez cinq les voies aériennes remplies d'eau mêlée à de l'écume. Cette eau sortait en abondance lorsqu'on comprimait les poumons. Chez le sixième individu la mort a paru avoir été produite par un état pathologique du cerveau. Le septième sur lequel des tentatives tendant à le ranimer avaient été exercées, n'avait pas d'eau, il est vrai, dans la partie supérieure de la trachée-artère, mais il en a été trouvé dans la partie inférieure de cet organe ainsi que dans les poumons.

Les expériences du docteur *Piorry* sur le même sujet ne sont pas moins concluantes. En les consultant dans son intéressant mémoire (1), on se convaincra que, même dans les cas où les submergés plongent sans reparaître à une ou plusieurs reprises au-dessus de l'eau, ils aspirent ce liquide qui, par conséquent, entre dans les voies aériennes.

(1) Résumé de quelques expériences sur la submersion, ouvrage cité, pag. 291.

Un fait récent, observé en Allemagne par le docteur *Blumhardt* et rapporté dans la Gazette médicale (18 avril 1835), achève de lever le moindre doute sur la réalité de cette circonstance.

Ch. F. Sch., âgé de 48 ans, atteint depuis le mois d'octobre 1830 d'accès épileptiques qui revenaient tous les huit ou quatorze jours et pendant lesquels il perdait connaissance, fut trouvé mort le 5 mai 1833 dans un ruisseau, la face tournée contre terre ; la tête plongeait entièrement dans l'eau, qui n'avait qu'un pied de profondeur, le reste du corps n'était qu'à moitié recouvert.

Ce qui frappa surtout à l'autopsie fut la présence d'un sable gris, schisteux et de graviers de différentes grosseurs dans la trachée-artère, au-dessus de la bifurcation des bronches ; le plus grand de ces graviers, carré, pesant au moins un gros, avait presque un demi-pouce en longueur et en largeur, avec une demi-ligne d'épaisseur.

Il est presque impossible de concevoir comment ce calcul qui était de la même nature que ceux formant le lit du ruisseau, a pu passer à travers la glotte. Une grande quantité de ce même sable remplissait également les deux bronches, et même on en retrouva quelques parcelles dans les vésicules du poumon ; toute la quantité du sable dans la trachée et les bronches pesait à-peu-près 3 à 4 gros.

La présence de sable et de graviers dans les voies aériennes chez un noyé est, comme le remarque le rédacteur de la Gazette, un fait fort rare et que M. Orfila n'a observé qu'une fois sur cinquante cadavres (1); mais il devient ici d'une bien haute importance, en ce que le volume d'un de ces graviers, dépassant la capacité de la glotte, prouve incontestablement que ces corps étrangers ne sont pas entrés mécaniquement dans les voies aériennes, après la mort, mais qu'ils ont été aspirés dans les derniers momens de l'agonie.

Enfin, dans les occasions qui m'ont été plusieurs fois offertes d'examiner des cadavres de noyés, je ne me rappelle pas avoir rencontré un seul cas où les voies aériennes n'eussent contenu de l'eau et de l'écume.

La dernière édition de l'histoire et de l'organisation des secours aux noyés de la ville de Hambourg, renferme sur le point qui nous occupe des détails du plus haut intérêt, parce

(1) *Dictionnaire de Médecine*, tom. xx, pag. 26.

qu'ils sont le fruit d'une longue expérience.

Tous les individus, y est-il dit, qui ont péri par submersion présentent le même aspect. Cependant leur état diffère essentiellement suivant les causes qui ont occasioné la mort, suivant leur durée et le degré d'action avec lequel elles ont troublé l'activité vitale. Lorsque cette action a été portée au point de produire l'arrêt de la respiration et de la circulation, il en résulte l'asphyxie, qui par cela même diffère de l'apoplexie, puisque celle-ci peut avoir lieu sans que les propriétés vitales dont il est question cessent.

Mais cet arrêt de la respiration et de la circulation, qui constitue l'asphyxie, peut arriver par suite d'efforts répétés et interrompus pour respirer, ou bien il peut avoir lieu subitement.

Le premier mode est le plus fréquent, parce que la plupart des submergés luttent dans l'eau jusqu'à ce que leurs forces les ayant abandonnés ils disparaissent. En inspirant ils aspirent de l'eau qui pendant l'expiration ressort par la bouche et les narines.

Le second mode a ordinairement lieu chez ceux qui tombent la tête la première dans l'eau et ne reparaissent plus à sa surface, ainsi que cela arrive plus particulièrement chez les suicides qui, dans la ferme intention de périr, s'y jettent la tête en avant et se lestent de corps pesans, ou encore chez ceux qui passent sous la quille des navires, sous les bateaux, les radeaux, sous la glace ou sous tout autre corps solide ; chez les baigneurs dont les pieds s'embarrassent dans la vase ou dans les plantes aquatiques, enfin, chez les épileptiques qui tombent dans l'eau pendant l'accès. Dans toutes ces occasions, les propriétés vitales peuvent en peu d'instans cesser jusqu'à l'anéantissement apparent, et cela avec d'autant plus de promptitude que le submergé était plus vigoureux. On n'a plus reconnu la moindre trace de mouvemens du cœur chez de jeunes sujets qui cependant n'étaient pas restés une minute entière sous l'eau.

L'asphyxie par submersion peut donc se présenter sous deux formes différentes, selon le degré d'action des causes qui viennent d'être exposées. Or ces deux formes peuvent jusqu'à un certain point être reconnues extérieurement. Plus la lutte dans l'eau a été longue et plus les voies aériennes sont remplies de mucosités visqueuses, écumeuses et souvent sanguinolentes qui s'échappent en partie par la bouche, ainsi que par les narines et résultent d'un mélange de l'eau avec les liquides des organes; plus aussi le bas-ventre est distendu, ballonné. Après les premiers indices du retour de la vie, il survient un râlement, des vomituritions et enfin des vomissemens de mucosités écumeuses, d'abord, puis d'eau avalée ou de vase avec soulagement marqué. Mais plus la seconde forme s'est produite promptement, moins l'écume dont il vient d'être parlé se manifeste; moins la distension sous les fausses côtes est sensible et moins enfin, au retour de la vie, la disposition aux évacuations est prononcée.

La concordance de ces phénomènes extérieurs avec l'état intérieur résulte d'une manière positive des nécropsies qui ont été faites.

Chez les cadavres d'individus qui avaient lutté long-temps contre la mort, la trachée-artère, ses ramifications les plus déliées, ainsi que la substance pulmonaire, étaient remplies d'écume visqueuse mêlée de sang, et qui sortait aussi par les incisions qu'on pratiquait sur les poumons dont la couleur était d'un bleu foncé. Quelquefois aussi des vésicules contenant plus d'air que d'eau, s'élevaient non-seulement de la surface des poumons, mais encore de leur parenchyme; toutes les cavités du cœur, ses vaisseaux coronaires, ses veines et ses artères, les sinus cérébraux et les vaisseaux de la pie-mère étaient gorgés d'un sang presque toujours noir et liquide, mélangé, surtout dans le cœur, d'un sang coagulé et moins foncé en couleur. Le diaphragme était très descendu dans le bas-ventre. Constamment l'estomac, et quelquefois les intestins, contenaient de l'eau dont les caractères physiques étaient absolument les mêmes que ceux du milieu dans lequel les noyés avaient péri. Chez les noyés qui tombèrent sous l'eau sans reparaître à la surface, de manière à n'avoir pas pu respirer, on ne trouva de l'eau ni dans la trachée-artère, ni dans ses ramifications. Leurs poumons étaient semblables à ce que sont ces organes après une profonde inspiration; ils étaient distendus d'une manière égale, remplissaient complètement la cavité thoracique et leur coloration était normale; quelquefois même ils étaient un peu plus pâles que dans l'état naturel. En les incisant il en sortait une liqueur blanchâtre, écumeuse sans être visqueuse, avec légère effervescence; mais sa quantité n'était pas plus considérable

que dans les cas où la respiration a été brusquement interrompue. Les jugulaires, les veines-
caves, l'oreillette droite et son appendice qui
était contracté, le ventricule gauche pareillement contracté, ainsi que l'aorte ne contenaient
presque pas de sang. Dans deux cas l'oreillette
droite a été trouvée tellement dilatée, qu'on
pouvait distinguer à travers ses parois le sang
noir dont elle était gorgée. Dans un autre cas
l'artère pulmonaire avait acquis par son engorgement le volume de l'aorte. Quoique ces
circonstances autorisassent à présumer l'existence d'un engorgement sanguin dans le cerveau, on n'a jamais rien trouvé de semblable,
pas plus dans les sinus que dans les vaisseaux et
les ventricules cérébraux. Le diaphragme était
tendu et refoulé vers le thorax. L'estomac,
soit qu'il fût vide, soit qu'il fût rempli d'alimens ne contenait aucune trace d'eau, alors
même que les noyés avaient séjourné plusieurs
heures dans ce liquide. Dans quelques cas
dont les conditions n'ont pu être précisées,
pas plus que la durée du séjour sous l'eau,
celle-ci avait pénétré dans l'œsophage, mais
elle n'était jamais arrivée jusque dans l'estomac.

Quoique les détails qu'on vient de lire n'éta-

blissent pas d'une manière aussi absolue que
M. *Albert* l'existence de l'eau dans les voies
aériennes chez tous les noyés, ils prouvent du
moins que ce phénomène se produit dans les
cas, à beaucoup près les plus nombreux, où
l'asphyxie ainsi que la mort par submersion
ont été précédées d'une résistance, d'une lutte
de la part du submergé qui, s'élevant à une ou
plusieurs reprises au-dessus de la surface liquide, aspire soit de l'air seulement, soit de
l'air et de l'eau. Mais lors même que la seconde forme d'asphyxie a lieu, c'est-à-dire,
lors même que le noyé ne reparaît plus sur
l'eau et que sa mort est subite, il n'en résulte
pas pour cela, selon nous, qu'il n'y a pas eu
d'eau aspirée; seulement la quantité a dû en
être moindre. Or comme l'une et l'autre formes
d'asphyxie ne changent rien à la force d'absorption qui subsiste quelque temps encore
après la mort, on conçoit que cette force peut
suffire pour faire disparaître, au moins en
grande partie, l'eau qui a été aspirée à l'instant
qui a précédé la mort, tandis qu'elle n'a pas été
suffisante pour absorber la quantité beaucoup
plus grande qui pénètre dans les poumons lors
du premier mode d'asphyxie, où d'ailleurs elle
est brassée par plusieurs efforts respiratoires

avec les mucosités que fournissent les membranes muqueuses dont les voies aériennes sont revêtues.

Enfin nous recourrons à ce sujet au travail déjà cité de M. *Piorry* (p. 3o4 et suiv.), dont les recherches prouvent évidemment que l'eau contenue dans la vessie des noyés provient de celle qui a été absorbée par les poumons et qu'elle ne peut être attribuée ni à l'absorption cutanée, ni à l'absorption gastro-intestinale.

Nous croyons en avoir dit assez pour prouver que presque constamment, pour ne pas dire toujours, la trachée-artère, les bronches et les cellules pulmonaires sont engouées dans l'asphyxie par submersion. Sous ce rapport donc, il est évident que l'aspiration des corps étrangers qui obstruent les organes de la respiration doit n'être pas sans utilité.

Mais dans la supposition même où les voies de la respiration seraient libres, l'aspiration et l'insufflation alternatives sembleraient, au premier abord, constituer une respiration artificielle capable de ranimer le jeu des poumons et de déterminer ainsi le retour de la respiration vitale. C'est du moins l'opinion qui a long-temps prévalu, et dont l'ancienneté est telle que nous en trouvons des traces dans l'Écriture-sainte.

Cependant elle a été dans ces derniers temps, nous l'avons déjà dit, l'objet de reproches si graves qu'il est indispensable de les examiner avec le plus grand soin.

D'abord, pour ce qui est de l'insufflation au moyen de la bouche, c'est-à-dire d'homme à homme, on lui a reproché d'introduire un air vicié dans les poumons de l'asphyxié. Mais cet air, comme le remarque très bien M. *Julia Fontenelle* (1), contient encore, outre la vapeur d'eau, 0,19 d'oxygène ; il n'est donc privé que de 00,4 de ce principe et n'est pas par conséquent impropre à la respiration. M. *Albert*, dont nous exposerons bientôt les travaux, a fait à ce sujet une expérience fort ingénieuse que nous ferons connaître plus tard. Quant à l'avantage que M. *Julia Fontenelle* reconnaît à l'air expiré, sous le rapport de sa température qui est plus élevée que celle de l'air qu'on introduit par d'autres moyens que la bouche, nous ne pouvons partager son avis malgré les deux succès obtenus à Hambourg;

(1) Recherches médico-légales sur l'incertitude des signes de la mort, etc. Paris 1834.

car l'expérience de chaque jour prouve que l'air, dont la température est au-dessous de celle du corps humain, réussit, en général, mieux pour ranimer la vie, que l'air dont la température est plus élevée. Ce qui vient d'être dit acquiert encore plus d'évidence, lorsqu'on l'applique aux cas de submersion qui ont lieu pendant la saison froide, parce qu'il est très important alors de procéder graduellement au rétablissement de la chaleur et que les préceptes qui à cet égard s'appliquent, ainsi que nous le verrons plus bas, aux moyens externes , doivent aussi s'appliquer aux moyens internes. Par ces divers motifs, nous croyons devoir contester l'utilité du calorifère que M. *Leroy* (d'Étioles) a adapté au soufflet de Hunter. (1)

Dans le travail que nous venons de citer, M. *Leroy* s'occupe principalement des objections les plus fortes qu'on puisse élever contre l'insufflation.

Se fondant d'abord sur un calcul comparatif des succès obtenus, il y a plus de 60 ans, par *Pia* et de ceux qu'on obtient aujourd'hui,

(1) Recherches expérimentales sur l'asphyxie, lues à l'Académie des sciences, précédées du rapport fait à l'Académie par MM. *Duméril* et *Magendie.* Paris, 1829.

M. *Leroy* assure que sous *Pia* les huit neuvièmes des noyés étaient rappelés à la vie, tandis que de nos jours, malgré les progrès des sciences médico-chimiques et les ouvrages les plus récens, on n'en sauve plus que les sept neuvièmes, ou le tiers de ceux auxquels on administre des secours. Or, il n'hésite pas à attribuer ce défaut de succès, à l'insufflation de l'air dans la poitrine. MM. *Duméril* et *Magendie*, commissaires de l'Académie, chargés de rendre compte du travail de M. Leroy, ont partagé cette opinion en s'appuyant sur les observations suivantes de ce médecin:

« De l'air atmosphérique, disent MM. les rapporteurs, poussé brusquement dans la trachée-artère de certains animaux, tels que les lapins, les renards, les chèvres, les moutons, etc. déterminent une mort soudaine. D'autres animaux, au contraire, tels que le chien, résistent à cette insufflation brusque des poumons, ils en ressentent toutefois pendant quelque temps une dyspnée très forte. Ils sont plus ou moins souffrans pendant plusieurs jours; mais ils finissent par se rétablir. Ce fait curieux a été constaté par MM. *Magendie* et *Duméril*, qui ont vu des moutons, des chèvres, des renards, des lapins mourir subitement après une insufflation d'air dans les poumons, lors même que cette insufflation était faite avec la bouche. Ils ont vérifié aussi que les chiens ne succombent pas à cette insufflation, mais qu'ils en sont plus ou moins affectés.

« Pour comprendre, continuent MM. les rapporteurs, l'intérêt que vos commissaires ont attaché aux faits dont il vient d'être question, il faut se rappeler que l'injection de l'air dans les poumons est au nombre des moyens recommandés pour rappeler à la vie les personnes asphyxiées. Les boîtes qu'une administration prévoyante entretient dans les lieux opportuns, afin que les personnes blessées, noyées ou asphyxiées y trouvent des secours efficaces, contiennent toutes des canules, des seringues et des soufflets à l'aide desquels on doit pousser l'air dans les poumons des noyés. Certains auteurs recommandent même de pousser cet air avec beaucoup de force, afin, disent-ils, de désobstruer les voies aériennes, et dans le cas où l'on se servirait de la bouche pour souffler dans les poumons de l'asphyxié (et c'est notre savant confrère M. *Portal* qui donne ce conseil), de choisir, pour souffler l'air, un individu fort et vigoureux. Or si l'homme se trouvait dans le cas du mouton, ou de la chèvre, sous le rapport du poumon, l'insufflation, mise le plus souvent en pratique par des personnages étrangers à la médecine, ne pourrait-elle pas, au lieu d'être un moyen de salut, devenir un agent mortel ? Vos commissaires ont regardé comme un devoir de chercher à décider par des expériences une question qui touche d'aussi près les intérêts de l'humanité. Pour y parvenir, il fallait d'abord fixer d'une manière positive, quelle était la cause de la mort subite par l'effet de l'insufflation dans le poumon.

« En mettant dans cette recherche toute l'attention dont nous sommes capables, voici ce que nous avons reconnu conjointement avec M. *Leroy :*

« Le plus souvent l'air insufflé déchire le tissu délicat du poumon, se répand dans la cavité de la plèvre, repousse et presse le poumon vers la partie supérieure de la poitrine, et s'oppose ainsi à l'accomplissement de la respiration, fonction sans laquelle la vie ne saurait subsister. La mort arrive donc ici d'une manière analogue à celle qui suit les plaies pénétrantes de poitrine, avec accès continu de l'air extérieur dans la cavité des plèvres, nous voulons dire par défaut d'expansion pulmonaire. A l'ouverture des cadavres des animaux morts par suite d'insufflation, le diaphragme présente une tumeur élastique saillante dans l'abdomen, et si l'on met à nu la plèvre, on voit que le poumon ne fait plus les mouvemens de la respiration, et qu'il est refoulé et immobile vers les premières côtes.

« Pour nous assurer que l'épanchement de l'air dans la poitrine suffit pour produire la mort, le même fluide élastique a été injecté dans la cavité des plèvres par une canule plongée dans un espace intercostal ; l'animal a succombé comme dans l'expérience précédente. S'il était vrai que la mort arrive dans ce cas, ainsi que nous le supposions, on devrait pouvoir la prévenir en faisant immédiatement après l'insufflation une ponction aux parois thoraciques, afin de donner issue à l'air épanché dans la poitrine.

« L'expérience a démontré que cette supposition n'était pas gratuite : parmi les animaux que nous avons soumis à cette épreuve, plusieurs en ont été quittes pour ressentir, pendant quelques heures, une certaine gêne dans la respiration.

« La mort ne reconnaît cependant pas toujours pour cause cet épanchement d'air; dans une expérience, ce fluide élastique fut trouvé sous forme de bulles dans tout le système sanguin; quelque déchirure des vaisseaux sanguins du poumon lui avait sans doute donné passage. Dans d'autres circonstances, peu nombreuses à la vérité, il nous a été impossible de nous rendre compte de la cessation de la vie.

« Nous avons dit que les chiens ne succombent pas ordinairement à l'insufflation brusque, et qu'ils éprouvent seulement une gêne de la respiration. Nous avons cherché quelle peut être la cause de cette différence, et il nous a semblé qu'on pouvait la rapporter à la résistance plus grande du tissu pulmonaire de ces animaux, qui met un obstacle plus considérable à l'effort de l'air, et s'oppose ainsi, avec avantage, aux effets nuisibles de l'insufflation.

« Recherchons maintenant quel est l'effet de l'insufflation sur l'homme, aux différentes époques de la vie. Notre poumon se rapproche-t-il de celui des moutons ou des chèvres?

ou bien jouit-il des avantages de celui du chien? Les expériences directes, qui seules seraient décisives, nous manquent, on le conçoit, pour résoudre cette question. Cependant, M. *Leroy* nous a parlé d'un fait qu'il a tout lieu de croire exact, et dans lequel le hasard semble avoir démontré ce que l'expérimentation se garderait bien de tenter. Un jeune homme, en se jouant avec sa maîtresse, s'avisa de lui souffler brusquement dans la bouche, après lui avoir pincé le nez. Il s'ensuivit un sentiment de suffocation douloureuse qui dura plusieurs jours, et qui effraya singulièrement les acteurs d'une scène qui ne devait être que gaie.

« A défaut d'expériences sur l'homme vivant, nous avons recherché si l'on pouvait produire sur le cadavre des phénomènes analogues à ceux que nous avions observés sur les animaux, et nous avons vu plusieurs fois l'insufflation, faite avec un tube introduit dans la trachée-artère par une incision, déterminer, sur des cadavres d'adultes et de vieillards, la rupture du tissu du poumon, et un épanchement d'air entre les plèvres costale et pulmonaire. Il est donc probable que si l'insufflation avait été pratiquée pendant la vie, elle aurait,

sur ces mêmes sujets, produit instantanément
la mort.

« La respiration de l'enfant naissant s'établit
quelquefois avec difficulté; l'enfant peut même
être dans un état complet d'asphyxie en ve-
nant au monde. Ce cas est connu en médecine
sous le nom d'*asphyxie des nouveau-nés*. On
conseille, soit pour établir la respiration, soit
pour remédier à l'asphyxie, de pratiquer l'insufflation pulmonaire, et des tubes ont été
inventés à cet effet : on sent combien il était
important d'examiner quelle influence peut
avoir l'injection de l'air sur le poumon de
l'enfant. Nous avons donc fait sur des cadavres
de fœtus et d'enfans ayant vécu seulement
quelques heures, l'expérience que nous avions
pratiquée sur des cadavres d'adultes; mais
l'air, poussé avec beaucoup de force dans la
trachée-artère, ne produisit point d'épanchement dans la cavité de la plèvre; quelques
bulles apparaissaient seulement çà et là sous
la plèvre pulmonaire. Cette différence de résultat paraît tenir à ce que le poumon de l'enfant, comme celui du chien, oppose une résistance assez grande pour ne point éprouver de
rupture par l'effet de l'insufflation. En outre,
nous avons reconnu qu'à poids égal, le pou-

mon de l'enfant nouveau-né déplace moins de liquide que celui de l'adulte ; que, par conséquent, sa densité est plus grande. Peut-être cette circonstance contribue-t-elle à rendre l'insufflation moins dangereuse pour les enfans nouveau-nés que pour les adultes. Cependant l'infiltration de l'air, qui a été plusieurs fois observée sous la plèvre pulmonaire, ne permet pas de la regarder comme tout-à-fait innocente.

« Ainsi, des recherches cadavériques, des expériences sur les animaux, et l'observation même sur l'homme vivant, paraissent démontrer que l'insufflation du poumon faite *sans ménagement*, peut donner la mort. Ce résultat est trop important et touche de trop près les intérêts de l'humanité, pour que nous n'y donnions pas toute notre attention.

« Et d'abord, remarquons qu'il n'est pas ici question de mettre en doute l'utilité de l'insufflation du poumon dans le cas d'asphyxie. De temps immémorial, ce moyen a été employé avec le plus grand avantage. Il s'agit de la manière de le mettre en pratique. Faite doucement, soit avec la bouche, soit avec un soufflet, par des mains habiles, elle est sans doute l'un des principaux secours à donner aux asphyxiés ; mais , si , au lieu d'être poussé avec ménagement, l'air est introduit avec force et violence, comme des auteurs graves (1) le conseillent, c'est alors que ce moyen , si salutaire en lui-même, peut devenir funeste , et c'est ce qu'il importe de prévenir, en signalant les dangers attachés aux insufflations brusques et violentes. Sous ce rapport, il faut remarquer la différence qui existe entre l'insufflation faite avec la bouche, et celle qu'on exerce avec une canule introduite dans la glotte, et un soufflet ou une seringue qui s'y adaptent ; il est évident qu'en se servant de ce dernier procédé , on peut arriver promptement à déchirer le poumon , et, par conséquent, transformer en un instant une mort apparente en une mort réelle.

« Cependant, envisagée sous le point de vue physiologique , l'insufflation avec le soufflet a une supériorité non douteuse sur celle qui se fait avec la bouche. L'air qu'elle porte dans les poumons est pur, et, par conséquent, préférable à celui qui a déjà servi à la respiration. Aussi, depuis que les médecins ont appris de

(1) Desgranges, *Instructions sur les secours à donner aux personnes noyées* ; 1795. (Monro, Johnson, etc.)

la chimie pneumatique la décomposition que l'air atmosphérique subit dans les poumons, c'est-à-dire depuis une trentaine d'années, l'insufflation a-t-elle été plus particulièrement recommandée et mise en usage. »

Le rapport de MM. *Duméril* et *Magendie* est trop remarquable pour que nous ayons dû nous dispenser d'en extraire littéralement les assertions qui conduisent ces célèbres académiciens à la même conclusion que M. *Leroy*, lequel accuse, ainsi que nous l'avons déjà dit, l'insufflation d'avoir rendu, dans Paris, les secours aux noyés moins efficaces qu'autrefois.

Mais les succès qu'on obtient aujourd'hui dans notre capitale, sont-ils réellement moindres que du temps de *Pia*, et dans cette supposition même, est-ce à l'insufflation qu'on doit attribuer un semblable résultat? Nous croyons avoir démontré le contraire dans un article inséré dans le *Journal des Débats* (14 mai 1829) et dont nous allons reproduire ici l'extrait suivant :

A M. le rédacteur.

« .... Comme une discussion sur la thérapeutique des secours aux noyés serait déplacée dans votre journal, je ne m'y arrêterai pas davantage, et je m'empresse d'arriver à quelques assertions du rapport qui seraient affligeantes pour le bien public et humiliantes pour la direction des secours, si elles étaient fondées. Il y est dit que, dans Paris, durant un espace de six années, de 1821 à 1826, sur 1835 noyés retirés de l'eau, 368 seulement ont reçu des secours, et que 283 sont revenus à la vie, tandis que de 1772 jusqu'en 1778, l'échevin *Pia*, fondateur et directeur des établissemens de secours, rappelait à la vie 813 noyés ou asphyxiés sur un nombre de 934, et cette différence est uniquement attribuée à l'abus de l'insufflation. »

M. *Leroy* (d'Etioles) me semble avoir fait tomber M. le rapporteur *Magendie* dans une erreur bien grave, en n'examinant pas si les points de départ des termes de comparaison sont les mêmes. Dans le calcul des succès obtenus par *Pia,* il n'est question que de submergés chez lesquels les secours étaient praticables, et dans ce nombre sont également compris les individus retirés de l'eau avant que l'asphyxie par submersion eût eu lieu; tandis que les 1835 noyés repêchés sous l'administration actuelle se composent non-seulement de ceux chez lesquels les secours étaient

praticables, mais encore de ceux qui ont séjourné plusieurs jours, plusieurs semaines et
même plusieurs mois dans l'eau. Dans les relevés que je suis chargé de faire chaque année
du nombre des noyés rappelés et non rappelés
à la vie, je prends pour point de départ de la
possibilité de secours fructueux, un séjour de
moins de douze heures dans l'eau, de sorte
que les noyés qui y sont restés onze heures,
sont compris dans le cadre de ceux auxquels
on doit appliquer des secours. On voit que
cette base est assez large et qu'elle est très dés-
avantageuse pour le calcul des secours. Cependant, il résulte du relevé de six années que
je viens de faire (de 1821 à 1826) que sur
1849 et non 1835 noyés, 576 sont restés
moins de douze heures dans l'eau, et que sur
ces 576 submergés on en a sauvé 430, soit en
les retirant de l'eau avant l'asphyxie, soit en
leur administrant les secours des boîtes. On
voit que de cette manière nos résultats ne
s'éloignent plus de ceux de *Pia*.

Je dois même ajouter que, s'il en était autrement, il ne faudrait pas encore accuser l'insufflation, puisqu'elle est rarement pratiquée.

Au reste, il est incontestable que diverses
causes qui n'existaient point, ou du moins

n'agissaient pas du temps de *Pia* au même degré qu'aujourd'hui, rendent les succès des secours plus difficiles qu'autrefois. Je vais en exposer succinctement les principales :

« 1° Du temps de *Pia,* les postes riverains étaient occupés par une garde permanente des ports, dans laquelle on formait des *secouristes.* Aujourd'hui une institution semblable ne peut avoir lieu, puisque ces postes sont garnis par une garde mobile, prise dans la garnison de Paris.

« 2° Notre capitale est devenue beaucoup plus commerçante et manufacturière qu'elle ne l'était autrefois; les arrivages sont donc plus nombreux, la rivière est plus encombrée de bateaux et cette circonstance rend la découverte et le repêchage des noyés plus difficiles.

« 3° Le canal de la Villette et surtout le canal Saint-Martin (1) donnent lieu à un assez grand nombre de cas de submersion qui arrivent ordinairement le soir ou la nuit, de sorte que les submergés ne sont trouvés que le lendemain.

« 4° Les suicides, surtout les suicides par submersion sont incomparablement plus nombreux aujourd'hui qu'autrefois. Or, presque

______

(1) Ils n'existaient pas à l'époque de *Pia.*

toujours les personnes qui veulent terminer leur existence prennent, en se noyant, des précautions qui empêchent qu'on puisse les secourir à temps, etc.

« Signé MARC. »

On voit donc que, dans la supposition même où l'on ne sauverait pas autant de noyés que jadis, ce serait à des causes tout autres qu'à l'insufflation qu'il faudrait attribuer ce fâcheux résultat. Celle-ci d'ailleurs était plus souvent employée du temps de *Pia*, au moyen de la bouche, de la canule à air ou du soufflet et avec beaucoup moins de ménagement qu'aujourd'hui (1). Ainsi, tout bien considéré, l'opinion de M. *Leroy* est pour le moins hasardée.

Mais c'est aussi, nous l'avouons avec plaisir, le seul reproche que nous puissions faire à l'important travail de ce médecin, qui, le premier, a signalé les dangers de l'insufflation; dangers qui, il est vrai, avaient déjà été entrevus avant lui, mais qu'il a appréciés physiologiquement par une série d'expériences d'un grand intérêt.

(1) Sur deux cent quatre-vingt-treize succès du temps de *Pia*, l'insufflation a été pratiquée trente-deux fois.

Remarquons toutefois que ces expériences, ainsi que celles de MM. les commissaires de l'Académie des sciences, ont été faites de manière à opérer une insufflation violente, forcée, produite par l'injection brusque d'un volume considérable d'air, qui tout entier devait pénétrer dans les poumons par la trachée-artère, ouverte au moyen de la trachéotomie, tandis que par l'insufflation pratiquée ordinairement sur les asphyxiés, surtout au moyen d'une pompe ou seringue, il ne peut en arriver qu'une partie seulement dans les poumons, et avec beaucoup moins de force.

Ainsi, nous ne pensons pas que les dangers de l'insufflation, exercés par les appareils ordinaires, et sans trachéotomie, consistent précisément en ce qu'elle détermine des ruptures des cellules pulmonaires, encore moins des épanchemens d'air entre la plèvre pulmonaire et les poumons, ou entre la plèvre pulmonaire et la plèvre costale. Encore une fois, ces accidens ne sont dus qu'à une insufflation forcée, et M. Leroy lui-même, n'en disconvient pas. Mais dans les cas même où l'insufflation ne serait pas forcée, serait-elle exempte d'inconvéniens? C'est une question que le docteur *Albert*, à Wiesentheid, s'est appliqué à résoudre.

Les expériences nombreuses, auxquelles ce médecin s'est livré tant sur des asphyxiés et les cadavres que sur des animaux, lui ont appris :

1° Que l'insufflation de bouche à bouche est toujours mortelle ; mais qu'elle ne l'est pas parce qu'on insuffle de l'air privé de son oxygène. Pour éviter cette dernière circonstance, il ne s'est pas servi d'air qui, par une forte expiration, sortait de ses poumons ; mais il a humé une portion d'air atmosphérique, en rétractant brusquement sa langue, de manière à ce qu'il ne fût pas décomposé dans ses poumons, ainsi que l'analyse chimique l'a prouvé (il n'a pas troublé l'eau de chaux), et c'est cet air, que M. *Albert* a insufflé. Le résultat a été le même avec de l'air qui avait passé par les poumons de l'expérimentateur ;

2° Que l'insufflation d'air dans les poumons des asphyxiés, à l'aide d'un instrument, ne devient pas nuisible en ce que l'air, introduit avec force, occasionne des ruptures du tissu pulmonaire, *puisqu'il n'y pénètre pas,* et qu'il ressort par la bouche ou le nez, ou encore qu'il passe par dessus l'épiglotte, pour arriver dans l'œsophage.

Lorsque l'air est insufflé de bouche à bouche, il n'arrive jamais qu'au point de la racine de la langue qui ordinairement est fortement appliqué contre le palais. Se sert-on au contraire d'un soufflet ou de tout autre instrument dont on puisse conduire la canule par-dessus la base de la langue jusqu'au larynx, l'air poussé avec force comprime alors fortement l'épiglotte sur la glotte et ne peut arriver dans les poumons. Si l'air, poussé avec beaucoup de violence, est dirigé de manière que son courant frappe la partie moyenne de l'épiglotte, il peut arriver que celle-ci se recourbe de dehors en dedans et entre ou, pour mieux dire, tombe dans le larynx. Mais l'air ne pénètre pas pour cela dans la trachée-artère et dans les poumons, quand même on introduit la canule dans le larynx de manière qu'elle franchisse l'épiglotte; car il arrive alors que l'orifice de la canule introduite dans cette direction porte sur la paroi intérieure du larynx dont les membranes la bouchent. Dans le cas seulement où l'extrémité de la canule pénétrerait à côté de l'épiglotte; entre celle-ci et le bord latéral et supérieur du larynx vers l'axe de ce dernier, et de là jusque dans la trachée-artère, il ne serait pas impossible de faire arriver un peu d'air dans les poumons. Toutefois, cela serait très difficile sur le cadavre et inexécutable sur le vivant.

Ces remarques sont le résultat d'un grand nombre d'expériences faites sur des animaux. M. *Albert* a insufflé avec la plus grande violence, tant avec la bouche qu'avec un soufflet, de l'air à des chiens, des rats, des porcs, des bœufs et des moutons morts, et il a trouvé que chez aucun de ces animaux les poumons ne différaient de l'état de santé. Chez plusieurs d'entre eux on a divisé complètement la trachée-artère à sa partie moyenne entre sa bifurcation et le larynx, on a insufflé de l'air, en ayant soin de tenir, contre l'orifice supérieur, un duvet, un cheveu ou tout autre corps léger, et aucun mouvement ne s'y est fait remarquer, ce qui prouve que l'air n'y pénétrait pas. M. *Albert* a ouvert la cavité thoracique d'un lièvre, de quelques lapins, ainsi que de plusieurs chats ; il a mis à découvert les poumons, et, bien qu'il eût insufflé de l'air avec la plus grande force, il n'a pas vu cet organe se distendre, ni même exercer le moindre mouvement, si ce n'est une légère élévation qui lui était communiquée par l'œsophage insufflé et dont il ne faut par conséquent tenir aucun compte. Dans un seul cas, M. *Albert* a observé un mouvement particulier des poumons avec pénétration de l'air dans les cellules pulmonaires; c'était sur un vieux lapin auquel pendant l'insufflation on avait tiré fortement la langue hors de la bouche, procédé que, comme de raison, il ne faudrait jamais employer sur des asphyxiés. Enfin, il a insufflé avec beaucoup de violence, tant avec la bouche qu'avec un instrument, de l'air à deux jeunes chats qui n'avaient pas encore respiré, et les poumons, ainsi que leurs moindres fragmens, soumis à l'épreuve hydrostatique, ont été au fond de l'eau. Dans toutes ces expériences, l'air a constamment pénétré dans l'œsophage, qui, par son affaissement et son gonflement alternatifs simulait, à s'y méprendre, la respiration; ou bien, l'air ressortait par la bouche et les narines, ou enfin, s'accumulait en quantité dans la cavité buccale lorsqu'on la tenait bien fermée, et s'opposait ainsi à l'introduction d'une nouvelle portion d'air. Une seule fois, après être parvenu à introduire la canule entre le bord latéral du larynx et l'épiglotte, et en dirigeant l'orifice de la canule vers l'axe de la trachée, M. *Albert* a vu ressortir un peu d'air par l'extrémité extérieure de cet instrument ; mais la quantité en était si petite qu'à peine imprimait-elle un léger mouvement à une plume de duvet présentée à **sa** sortie.

Cullen, ou pour mieux dire, *Monro* conseille pour empêcher la pénétration de l'air dans l'œsophage, d'exercer une compression sur le cartilage cricoïde et de pousser par **ce** moyen la trachée-artère contre l'œsophage de manière à fermer celui-ci, sans pour **cela** diminuer le volume de l'autre. Mais ce procédé ne remplit pas son but, attendu qu'il est fondé sur une conséquence fausse, car l'air passe dans l'œsophage et non dans la trachée-artère, parce qu'il ne peut pénétrer dans celle-ci. Mais on ne peut en conclure qu'il y pénètre, lorsqu'on l'empêche de s'introduire dans l'œsophage. C'est du moins ce qui résulte des expériences suivantes faites par M. *Albert*.

1° Une pression sur le cartilage cricoïde fut exercée, selon le précepte de *Monro*, sur plusieurs lapins et chiens morts, pendant qu'on leur insufflait de l'air. Cette pression fut pratiquée à un degré tel qu'il fut impossible d'introduire une sonde dans l'œsophage au-dessous du point de compression, quelle que fût d'ailleurs la direction qu'on donnât à l'instrument. L'insufflation ayant été pratiquée, l'air ne pénétra pas, il est vrai, dans l'œsophage, mais il n'entra pas davantage dans la trachée, s'accumula dans la cavité buccale et en sortit, lorsqu'on ouvrit celle-ci. Dans quelques cas l'œsophage ayant glissé latéralement et s'étant ainsi trouvé à l'abri de la compression, l'air s'y introduisit bientôt, ainsi que dans l'estomac.

2° On lia l'œsophage à deux chiens et on leur insuffla de l'air, qui ne pénétra pas plus pour cela dans la trachée-artère.

3° L'épiglotte fut enlevée à plusieurs jeunes chats avant l'insufflation. L'air insufflé pénétra en grande partie dans la trachée, bien qu'il en entràt aussi une portion dans l'œsophage. Cette expérience prouve que l'épiglotte est le seul obstacle qui s'oppose à l'entrée de l'air dans la trachée-artère. Aussi *Cullen* veut-il qu'on n'introduise la canule de son soufflet qu'après avoir redressé l'épiglotte avec le doigt, manœuvre très difficile et presque impraticable.

L'ensemble de ces expériences conduit nécessairement à ce résultat, que l'insufflation ne peut être considérée comme un moyen de ranimer les asphyxiés ; que, dans tous les cas, elle exige beaucoup de précaution, beaucoup de ménagement pour ne pas être nuisible et même mortelle: non parce que l'air insufflé avec violence et continuité déchirerait les cellules pulmonaires, non parce que l'air insufflé de bouche à bouche empêcherait par son méphytisme la respiration; mais par la raison toute simple que pendant le procédé de l'insufflation, l'épiglotte étant abaissée par la colonne d'air, cette colonne ne peut par conséquent entrer dans les poumons. Ceux-ci se trouvent ainsi placés dans l'impossibilité de se dilater lorsqu'il s'agit de respirer, non-seulement par l'effet de cet obstacle mécanique, mais encore par la pression qu'exerce sur le thorax l'estomac distendu par l'effet de l'air qui lui est parvenu. Car, toutes les fois que la vie se ranime, la respiration débute par une inspiration, par une dilatation des poumons. Or tout ce qui tendra à favoriser cet acte facilitera le retour à la vie, comme tout ce qui pourra le gêner produira un résultat contraire.

L'art n'a donc d'autre problème à résoudre que d'exciter les poumons à respirer et de faciliter autant que possible la libre entrée de l'air dans l'organe pulmonaire. Or, rien n'est moins propre que l'insufflation à produire ce résultat. Comment, en effet, les poumons affaissés par l'expiration, dernier acte de la vie, pourraient-ils se dilater, comme l'exige l'inspiration, lorsqu'ils se trouveraient mécaniquement comprimés de tous côtés, enchaînés, si l'on peut dire ainsi, par la quantité considérable d'air que contiendraient le canal digestif et les voies aériennes? Comment les fonctions des poumons pourraient-elles débuter par une aspiration, lorsque l'air qui aurait violemment pénétré dans leur intérieur et l'aurait gorgé fermerait tout accès à une nouvelle portion d'air? L'obstacle sera bien plus grand encore s'il s'agit d'un asphyxié, puisque déjà sur le vivant, jouissant de toute l'intégrité de l'action pulmonaire, l'insufflation, ainsi que des expériences le prouvent, peut déterminer une cessation plus ou moins complète de la respiration. Il est facile de se convaincre à quel point ce procédé est nuisible en se faisant insuffler fortement et à plusieurs reprises, par une autre personne, avec ou sans soufflet, de l'air dans la bouche, ou seulement en se plaçant en face d'un violent courant d'air. On ressent alors à l'instant même la plus grande difficulté à respirer, et l'on est obligé de tourner le dos au courant d'air, si l'on ne veut pas suffoquer.Ces expériences ont été répétées plusieurs fois par M. *Albert*, tant sur lui-même que sur d'autres personnes.L'anxiété qu'on éprouve en s'exposant à l'action du courant d'air est inexprimable et la dyspnée qui continue plus ou moins de temps après, est des plus incommodes. Un des jeunes gens sur lesquels M. *Albert* fit ses expériences, voulut les répéter sur sa sœur âgée de 18 ans, mais faiblement constituée, et il s'y prit avec si peu de ménagement qu'elle faillit y succomber. Tombée à terre, sans respiration, on eut beaucoup de peine à la rappeler à la vie et pendant plusieurs jours elle éprouva de la difficulté de respirer. A cette occasion M. Albert cite l'observation rapportée par M. *Leroy* (d'Étiolles) et que nous avons déjà fait connaître. Il faut à la vérité pour tuer un animal insuffler l'air avec une violence et une persistance dont on n'use jamais envers un asphyxié. Mais quand on songe que lorsqu'il s'agit de rappeler à l'existence un individu plongé dans un état de mort apparente, on a affaire, non à un sujet en pleine santé, mais à un infortuné chez lequel il n'existe qu'une étincelle de vie, on concevra aisément que l'insufflation pratiquée, même à un faible degré,suffira pour pro-

duire les mêmes effets funestes, qu'une insufflation beaucoup plus forte sur un individu
jouissant de toute son intégrité vitale. Après
une application de ces principes aux soins à
donner aux nouveau-nés qui naissent asphyxiés, M. *Albert* ajoute que les médecins,
qui comptent sur l'excitation que produira
l'air insufflé sur le larynx ainsi que sur l'épiglotte comme moyen de solliciter la respiration, se trompent d'autant plus que cet avantage, fût-il même réel, se trouve défavorable-
ment contrebalancé par les obstacles que l'insufflation oppose à la respiration.

D'après ce qui précède, il n'importe donc pas
d'insuffler de l'air, d'insuffler beaucoup d'air,
mais d'exciter les poumons et de les rendre im-
pressionables par l'action que l'air atmosphérique devra exercer sur eux. Sans cette condition l'air, même en pénétrant dans les poumons,
n'y serait pas plus digéré que ne le seraient les
alimens dans un estomac à-peu-près paralysé.
Il suffit qu'on ait réveillé les poumons, qu'on les
ait excités à une vie nouvelle, pour qu'ils se pro-
curent eux-mêmes l'air dont ils ont besoin et
dont ils sont entourés, pourvu qu'aucun obstacle mécanique ne s'oppose à son accès. Or l'expiration artificielle, c'est-à-dire, l'attraction de

l'air hors des poumons est considérée par M. *Albert* comme le plus sûr moyen d'atteindre ce but, parce que :

1° Elle imite l'expiration naturelle qui termine la vie, et elle constitue en même temps un stimulant propre à exciter les poumons à l'inspiration.

2° L'aspiration de l'air contenu dans les poumons les réveille, si l'on peut dire ainsi, brusquement pour conserver ce que l'on cherche à leur soustraire, ou pour le ressaisir. On remarque en effet avec étonnement la promptitude avec laquelle les animaux, dont la respiration n'a pas été suspendue pendant plus de 5 à 6 minutes, se réveillent comme en sursaut dès la première aspiration, et avec quelle avidité ils happent l'air.

3° Ce procédé produit dans les poumons un vide plus ou moins imparfait, y détermine un mouvement mécanique et imite ainsi de la manière la plus naturelle, la respiration, comme l'ont déjà dit MM. *Leroy*, *Duméril* et *Magendie*, et comme on l'a déjà exécuté, quoique imparfaitement, par des manœuvres extérieures exercées sur le thorax et le diaphragme.

Pour aspirer l'air des poumons, M. *Albert* se sert d'un soufflet, qui aspire du côté de la douille lorsqu'on l'ouvre et rend l'air par une ouverture opposée, lorsqu'on le ferme. La douille reçoit au moyen d'un pas de vis une canule en cuivre jaune, dont nous avons donné la description et dont l'orifice doit rester éloigné de 3 à 4 lignes de l'épiglotte. Pour procéder à l'aspiration, il ne s'agit plus que de bien boucher les narines et la bouche. Dans le plus grand nombre de cas, il a suffi d'ouvrir à moitié le soufflet, qui ne contenait, entièrement ouvert, que trois pouces cubes d'air, pour que l'animal asphyxié happât avec avidité l'air extérieur, en même temps que le soufflet aspirait encore, pourvu qu'on ouvrît les lèvres qu'on avait maintenues fermées en les serrant, autour de la canule, à l'aide de l'indicateur et du médius. Lorsqu'on n'obtient pas ce résultat dès la première tentative, il faut la répéter après un quart de minute ou une demi minute et même aussi souvent qu'on le jugera nécessaire.

Il nous reste maintenant à exposer les expériences les plus importantes de M. *Albert* :

1re *Série.* — Quatre jeunes chats, deux lapins et un jeune chien furent plongés pendant cinq minutes sous l'eau, jusqu'à ce qu'ils ne donnassent plus aucun signe de vie. On introduisit la canule, comme il a été dit plus haut, et on aspira en ouvrant le soufflet. Dès la première aspiration, ces animaux happèrent promptement l'air, respirèrent ensuite pendant plus ou moins de temps péniblement, à longs traits, à des intervalles prolongés et se rétablirent complètement au bout de 3o à 4o minutes. Ce même procédé fut employé avec le même succès sur plusieurs autres animaux qui avaient séjourné pendant 6 à 10 minutes sous l'eau. Seulement il devint souvent nécessaire de pratiquer l'aspiration à plusieurs reprises. Lorsque la respiration avait été arrêtée pendant 7 minutes chez les lièvres, 8 à 9 minutes chez les chiens et 10 à 12 minutes chez les chats, ou lorsque la respiration, déjà rétablie chez ces animaux, avait été interrompue derechef, pendant la même durée de temps, par l'effet d'une seconde immersion, les tentatives d'aspiration ne purent les rappeler à la vie. Ce rappel présenta presque les mêmes difficultés chez les animaux immergés une seconde fois, après n'avoir été tenus la première fois que 3 à 5 minutes sous l'eau, et qui, après en être sortis avaient respiré à plusieurs reprises sans que des moyens artificiels eussent été employés chez eux.

2e *Série.* — Une jeune chèvre, trois chats et un jeune chien furent plongés pendant 8 minutes sous l'eau. Un vieux chat fut asphyxié par la vapeur de charbon pendant 7 minutes. Ces animaux ne présentant plus aucun signe de vie, on pratiqua sur eux l'aspiration qu'on fut obligé de réitérer à diverses reprises, chez plusieurs d'entre eux, et tous recouvrèrent l'existence. Ceux auxquels, après le premier effort pour respirer, on insuffla de l'air, soit avec la bouche, soit avec le soufflet, périrent tous ; ceux auxquels on continua les aspirations pendant peu de temps se rétablirent bientôt complètement. Toutefois le chat qui avait été asphyxié par la vapeur de charbon et qui s'était rétabli, fut trouvé mort trois heures après. Un des jeunes chats, dont la vie avait été rappelée par l'aspiration et supprimée à plusieurs reprises par l'insufflation, revint de lui-même à la vie au bout de quelques minutes, sans autre secours.

3e *Série.* — Cinq jeunes chats, deux chiens et un lièvre furent plongés sous l'eau jusqu'à ce qu'ils parussent privés de vie, ce qui dura chez les chats 7 à 8 minutes, chez les chiens 6 à 7 minutes et chez le lièvre 6 minutes. Un des chats, un des chiens et le lièvre furent abandonnés à eux-mêmes. Le chat se ranima spontanément, le chien et le lièvre restèrent morts. On insuffla de l'air à un chien et à deux chats. L'un des chats happa plusieurs fois de l'air pendant l'intervalle des insufflations et mourut; les deux autres restèrent morts. Ces expériences furent répétées par la suite plusieurs fois, mais avec un résultat encore plus décisif en faveur de l'aspiration, de sorte que sur 17 individus elle n'échoua que trois fois; encore sur ces trois fois avait-elle été pratiquée sur deux animaux qui, quelque temps avant, avaient déjà servi une fois aux expériences.

4ᵉ *Série.* — On insuffla de l'air fortement et à plusieurs reprises à des animaux que l'aspiration avait tirés de l'état d'asphyxie. Chez tous, les symptômes de suffocation dont il a été parlé plus haut se déclarèrent et ils moururent au bout de 4, 17 et 20 minutes. Un d'eux continua de respirer malgré cette opération et mourut au bout de 47 minutes, et 18 minutes après qu'on eut cessé d'insuffler.

5ᵉ Série. — Aucun des animaux auxquels on avait d'abord pratiqué l'insufflation ne put être rappelé à la vie par l'aspiration, quelque répétées que fussent les tentatives, et quelque énergiques que fussent les autres moyens auxiliaires. Enfin, toutes les fois que l'aspiration échouait, il n'y avait rien à attendre de l'insufflation.

Sur 47 animaux asphyxiés traités par l'aspiration, 41 recouvrèrent la vie, sans compter ceux dont la respiration avait été supprimée pendant 12 à 15 minutes. Sur ceux, au contraire, auxquels on avait insufflé de l'air, il n'en revint que 2 sur 19. Ce résultat en faveur de l'aspiration eût été plus brillant encore, si le manque d'animaux n'eût pas forcé M. *Albert* à expérimenter sur des individus qui avaient déjà servi à d'autres expériences.

Moins absolu que M. *Albert* dans ses conclusions relatives à l'insufflation, M. *Piorry* est loin de la rejeter entièrement. Voici ce qu'il dit à ce sujet :

« Dans beaucoup de cas, où la cause de la mort a été inconnue, il est probable que la présence de l'écume dans les bronches **a** fait périr les sujets asphyxiés.

« La distinction de l'asphyxie par submersion en lente et prompte, avec ou sans agonie, avec ou sans écume, nous paraît utile et pratique. L'eau seule se rencontre dans la trachée lors d'une seule immersion ; l'écume est abondante quand l'animal a, pendant plusieurs minutes, alternativement respiré de l'air et de l'eau. C'est ce que j'avais établi sur des faits et dans ma thèse lors du concours de l'agrégation, et ce que M. *Leroy* vient de reproduire.

« Dans la submersion sans écume, on ramènera plus facilement le noyé à la vie que dans les cas où l'écume aura pénétré dans les divisions bronchiques. Le point capital, lorsqu'il y a de l'écume, est de chercher à la faire sortir, et l'insufflation ménagée nous paraît un bon moyen pour y parvenir ; mais il serait à desirer qu'elle pût être combinée avec l'aspiration ; nous tenterons sur des animaux noyés d'ouvrir un côté du thorax, en même temps que nous chercherons à aspirer l'écume bronchique. »

L'importance des diverses opinions et des divers faits parfois contradictoires qui précèdent dut nécessairement me porter à entreprendre quelques recherches expérimentales propres à fixer mon opinion sur la valeur de l'insufflation pulmonaire et de l'aspiration dans le traitement des asphyxies et plus particulièrement de l'asphyxie par submersion.

Ces expériences avaient pour but principal de résoudre les questions suivantes :

1° Parvient-on par l'insufflation et l'aspiration à introduire de l'air dans les poumons, ou à l'extraire ainsi que les liquides qui les obstruent ?

2° Quel est le meilleur procédé opératoire à suivre ?

3° Quels sont les inconvéniens ou les avantages de l'insufflation ?

4° Quels sont les inconvéniens ou les avantages de l'aspiration ?

Comme chacune de mes expériences renferme des résultats complexes qui répondent à-la-fois à plusieurs de ces questions, j'ai pensé qu'il serait convenable de les présenter d'abord dans leur ordre chronologique, sauf à renvoyer plus tard à chacune d'elles, lorsqu'il s'agira de fonder sur tel ou tel phénomène obtenu la conséquence spéciale qu'on pourra en déduire.

PREMIÈRE EXPÉRIENCE.

La tête du cadavre d'un homme de quarante ans a été séparée du tronc à la partie inférieure du cou. C'est sur cette tête qu'on opère.

On introduit dans la partie inférieure de la trachée-artère un tube de sureau d'environ 8 lignes de longueur; on l'y fixe solidement au moyen d'une ligature. On adapte sur son extrémité libre, également au moyen d'une ligature, une poche en baudruche capable de se distendre par l'air insufflé. On introduit la canule de ma pompe dans une des narines que l'on ferme avec soin, ainsi que l'autre narine; un aide maintient les lèvres exactement fermées, afin que l'air insufflé ne puisse pas s'échapper par ces ouvertures, et que ce ne soit pas l'air extérieur qui remplisse la pompe au moment de l'aspiration.

Pendant l'insufflation l'air de la pompe pénètre avec facilité dans le larynx, la trachée et distend la poche de baudruche qui est fixée à ce conduit.

On exerce avec les doigts, une légère pression sur la poche en baudruche de la trachée de manière à opposer un obstacle à sa distension par l'air insufflé. Alors ce dernier prénètre dans l'œsophage, à l'extrémité inférieure duquel on a également adapté une poche en baudruche de la même manière qu'à la trachée-artère. On voit alors cette poche se gonfler par l'insufflation et s'affaisser par l'aspiration.

DEUXIÈME EXPÉRIENCE.

Cadavre d'homme.

La canule étant placée dans une des narines, il est facile de fermer hermétiquement l'entrée des fosses nasales, comme aussi d'obtenir l'occlusion complète de la cavité buccale en rapprochant les lèvres l'une contre l'autre et en appliquant sur elles le plat de la main. L'air de la pompe arrive aisément dans la trachée; il n'y a aucune perte.

La canule est ensuite introduite dans la cavité buccale; on tente une première insufflation, mais on ne parvient qu'avec une peine extrême à rapprocher exactement les lèvres autour de la canule placée entre elles. Il reste toujours quelque ouverture par laquelle l'air s'échappe à l'extérieur pendant l'insufflation et, d'un autre côté, c'est en partie l'air extérieur qui s'introduit dans le corps de pompe, lorsqu'on pratique l'aspiration.

La poche de baudruche adaptée à la trachée ne s'affaisse alors qu'incomplètement.

Quant à la poche de baudruche communiquant avec l'œsophage, elle ne s'est pas distendue, soit qu'on insufflât par les narines, soit qu'on insufflât par la bouche.

Relativement à l'insufflation par la bouche, cette opération a comparativement mieux réussi lorsqu'on avait placé la canule à l'entrée de la cavité buccale, que lorsqu'on l'avait introduite plus avant.

TROISIÈME EXPÉRIENCE.

Femme âgée de cinquante ans morte phthisique.

Le côté gauche de la poitrine est ouvert avec soin par l'incision des fibro-cartilages costaux. Le poumon correspondant est adhérent, compacte, creusé par des cavernes. Une ligature est appliquée sur la bronche de ce côté, afin d'empêcher l'air de s'échapper par des cavernes qui s'ouvrent à l'extérieur. Le poumon droit est sain; il est mis à nu, afin qu'on puisse juger s'il se dilate. On pratique l'insufflation par les narines. Au commencement de l'opération, le larynx et la trachée s'abaissent, puis le poumon se dilate peu-à-peu; l'air a pénétré à la fin de l'insufflation jusque dans les dernières vésicules pulmonaires, que l'on a pu voir se dilater sans se distendre outre mesure.

Au moment de l'aspiration, le tissu pulmonaire s'affaisse, revient sur lui-même et l'air est aspiré dans le corps de la pompe.

Ces mouvemens d'insufflation furent répétés à plusieurs reprises par les narines et par la bouche. Il a toujours été plus difficile de pratiquer l'insufflation par la bouche que par une des narines, à cause de la difficulté de clore complètement la première autour de la canule placée entre les lèvres.

QUATRIÈME EXPÉRIENCE.

Femme âgée de trente-cinq ans.

On commence par pratiquer quelques insufflations et aspirations dans les voies aériennes. La région épigastrique s'est soulevée après plusieurs insufflations, au point d'exciter notre attention. En approchant l'oreille on a pu entendre un bruit particulier au moment de l'insufflation, comme si des bulles d'air s'introduisaient dans l'estomac pendant que la poitrine se dilatait par l'effet de l'insufflation. Il n'a pas été permis d'ouvrir l'abdomen.

On fait ensuite une injection d'encre dans les bronches à l'aide d'une ponction pratiquée à la partie supérieure de la trachée. Le cadavre est placé sur une table, la tête soulevée par un billot pour empêcher le liquide de revenir par la force de pesanteur dans le pharynx.

La canule est placée dans une des narines, on aspire à plusieurs reprises sans amener le liquide coloré. Mais la bouche et les narines se trouvant incomplètement fermées, on les ferme plus exactement. Alors on aspire chaque fois une petite quantité du liquide coloré dont on avait injecté à-peu-près la contenance de quatre petites seringues, à injection uréthrale, dans la trachée.

CINQUIÈME EXPÉRIENCE.

Femme maigre âgée de trente-deux ans.

A l'examen de l'abdomen, on trouve des adhérences anciennes. Il existe sur la face convexe du foie, des adhérences de nouvelle formation avec suppuration. Le pus est contenu dans un lieu très circonscrit. Le foie est volumineux, etc. On évacue de l'estomac quelques gaz qui s'y trouvent. Une ligature est appliquée sur sa partie moyenne, afin que sa partie supérieure étant vide d'air, on puisse apercevoir la plus petite partie de celui-ci qui pénétrerait dans sa cavité par l'œsophage au

moment de l'insufflation. On ferme soigneusement la bouche et les narines, après avoir
placé la canule dans l'une de celles-ci.

On commence par une insufflation pendant
laquelle on voit le larynx et la trachée s'abaisser. Le diaphragme est poussé vers le bas, il refoule le foie qui descend d'une manière remarquable. Les parois costales s'élèvent légèrement,
le mouvement de dilatation se passe particulièrement dans les espaces intercostaux. Pendant
l'aspiration, le diaphragme remonte, entraî-
nant avec lui le foie ; les parois thoraciques
reviennent sur elles-mêmes, mais ce mode de
contraction de la poitrine est peu considérable,
ainsi que la dilatation.

Le larynx enfin s'élève, et avec lui la trachée qui subit en grande partie un mouvement d'élévation de sa totalité ; mais elle subit
aussi une légère extension, ses arceaux carti-
lagineux s'écartent les uns des autres.

On exécute un grand nombre de fois cette
respiration artificielle, et il en résulte toujours
les mêmes phénomènes. L'air ne pénètre en
aucune manière dans l'estomac.

SIXIÈME EXPÉRIENCE.

Cadavre d'un homme de cinquante ans, très replet.

La poitrine et l'abdomen avaient été ouverts pour d'autres recherches, mais les poumons et le cœur sont entiers.

On pratique une insufflation par la narine ; l'air arrive jusque dans les poumons, mais il s'échappe aussi à chaque insufflation par l'orifice cardiaque de l'œsophage.

SEPTIÈME EXPÉRIENCE.

Cadavre masculin âgé de trente-cinq ans.

On pratique une petite ouverture à la partie inférieure de la trachée, et par cette ouverture on injecte dans ce conduit le contenu de quatre petites seringues, d'une once chaque, d'une liqueur colorée en noir. Le cadavre est placé horizontalement ; on a eu soin de tenir la tête relevée sur la poitrine à l'aide d'un billot placé sous l'occiput, parce que la liqueur injectée revient facilement dans le pharynx, en obéissant à la seule force de pesanteur. On aspire avec la seringue à air, dont on a introduit la canule dans une des narines. A chaque aspiration, on vide la seringue de l'air aspiré. On pratique cette aspiration à plusieurs reprises, sans aspirer de liquide coloré.

HUITIÈME EXPÉRIENCE.

Femme âgée de vingt ans.

La paroi intestinale est incisée, afin de mettre l'estomac à nu ; on évacue l'air qu'il contient ; une insufflation est pratiquée, la bouche et les narines étant fermées exactement. La poitrine après s'être dilatée, s'affaisse lorsqu'on aspire. Quant à l'estomac, aucune portion d'air n'a pénétré dans sa cavité.

On injecte environ cinq onces d'encre, par une incision pratiquée dans la trachée, en ayant soin de tenir la tête élevée. On aspire par une des narines. Dès la première aspiration, on attire une cuillerée de liquide coloré. Il en est de même à chacune des aspirations suivantes.

NEUVIÈME EXPÉRIENCE.

Femme âgée de soixante-quatre ans, très grasse.

Insufflation avant l'ouverture du corps. L'abdomen se soulève, surtout dans la région épigastrique.

On ouvre l'abdomen seulement. Insufflation dans les poumons. Le diaphragme s'abaisse, mais en même temps à chaque insufflation, l'air pénètre dans l'estomac.

On comprime l'œsophage en poussant le larynx contre la colonne vertébrale. Aussitôt l'air pendant l'insufflation ne pénètre plus que dans les poumons et en est facilement extrait par l'aspiration. On cesse la compression du larynx sur l'œsophage et l'air derechef insufflé pénètre comme la première fois dans l'estomac. Cette double expérience est répétée à plusieurs reprises, et l'on obtient constamment le même résultat. On ouvre la poitrine de manière à apercevoir la partie antérieure des poumons; on insuffle. L'air arrive presque dans les vésicules pulmonaires, mais le tissu pulmonaire ne revient pas sur lui-même, il ne s'affaisse pas, ou s'affaisse très peu dans le moment de l'aspiration. L'air pénètre aussi dans l'estomac; mais on suspend cette introduction en comprimant le larynx sur l'œsophage.

On met à nu la trachée-artère et l'œsophage; des insufflations sont pratiquées et l'on voit alors la trachée-artère s'affaisser. L'œsophage se laisse distendre par l'air insufflé qui arrive presque dans l'estomac. On comprime l'œsophage en poussant le larynx contre la colonne vertébrale; l'œsophage ne se dilate plus.

DIXIÈME EXPÉRIENCE.

Chien roquet noir, petit, vieux, méchant.

Submersion à une heure quarante-sept minutes : l'animal remonte à plusieurs reprises sur l'eau avant d'être asphyxié. Au bout de sept minutes il est retiré de l'eau, sans donner d'autre signe de vie que quelques battemens de cœur, et qui ont bientôt cessé. Huit aspirations ont été faites successivement, durant lesquelles l'animal a manifesté quelques mouvemens et quelques efforts d'inspiration, caractérisés par un léger mouvement d'abaissement des côtes, par l'allongement du cou avec bâillement, cependant l'animal ne revient pas à lui, la langue est violette, pendante hors de la gueule, et au bout de treize minutes à partir du moment de l'immersion, il n'offre plus aucune trace de vie.

L'aspiration avait été pratiquée par la gueule, la canule étant trop grosse pour avoir pu pénétrer dans la narine. Aussi l'opération a-t-elle été pénible, parce que l'orifice de la canule était souvent obstrué par la membrane muqueuse, malgré le bouton d'Albert dont cette canule était munie.

ONZIÈME EXPÉRIENCE.

Chien anglais bâtard commun, assez fort.

Submersion exécutée de manière à ce que l'animal ne puisse reparaître à la surface de l'eau.

Il est retiré de l'eau après trois minutes. Nul mouvement respiratoire, nul mouvement musculaire, yeux brillans, immobiles, paupières ouvertes, battemens de cœur petits, fréquens, irréguliers.

L'aspiration et l'insufflation ont été pratiquées pendant sept minutes, quelques signes de retour à la vie se sont manifestés, tels que de légers efforts d'inspiration commençante, avec abaissement considérable de la mâchoire inférieure. L'animal a cessé de donner des signes de vie 10 minutes après le moment de l'immersion.

L'insufflation et l'aspiration ont été pratiquées par la cavité buccale; la poitrine se dilatait sensiblement après chaque insufflation.

Nécropsie. Estomac contenant quelques gaz. Poumons affaissés; nulle trace d'emphysème pulmonaire.

DOUZIÈME EXPÉRIENCE.

Chien levrier, bâtard, pesant douze livres, robuste, méchant.

A deux heures douze minutes, on met à nu la trachée-artère par une incision faite sur la ligne médiane. La trachée est soulevée et coupée à la partie inférieure du cou. Une ligature placée sur le bout inférieur de ce conduit a pour but d'empêcher sa rétraction et de permettre à la respiration de s'effectuer avec plus de facilité.

Dans le bout supérieur on place un tuyau en sureau portant une poche en baudruche, on l'y fixe solidement et hermétiquement au moyen d'une ligature. La même opération est exécutée sur l'œsophage. On le coupe, on fixe à son extrémité inférieure une ligature et dans son bout supérieur on introduit et on fixe par une ligature un tube de sureau, dont l'autre extrémité est terminée par une poche en baudruche.

A deux heures vingt-deux minutes, on asphyxie le chien en ligaturant fortement le bout inférieur de la trachée-artère. Alors se déclarent tous les phénomènes de l'asphyxie : efforts musculaires pour effectuer la respiration, rapprochement spontané et brusque des membres antérieurs et postérieurs avec raidissement de ces extrémités, bouche béante, baveuse, langue et gencives devenant de plus en plus livides, etc.; nuls phénomènes dans les poches de baudruche, malgré les mouvemens qui se passent dans la cavité buccale et pharyngienne de l'animal, qui cherche de tous côtés à respirer.

A deux heures trente minutes, asphyxie avancée, mais incomplète, l'animal donne encore des signes de vie, les mouvemens respiratoires sont presque suspendus. On débride une narine afin d'y placer la canule de la seringue à air. La bouche est enveloppée d'un linge et fermée le mieux qu'on peut avec les deux mains. Dans cet état on pousse le piston de la seringue remplie d'air et la baudruche adaptée à la trachée se distend la première; la baudruche de l'œsophage se distend à son tour après que l'autre est pleine. On aspire en retirant le piston de la seringue et la baudruche du larynx s'affaisse complètement. La baudruche de l'œsophage reste toujours distendue, quelque prolongé que soit le mouvement d'aspiration de la seringue, et ne s'affaisse que lorsqu'on la comprime entre les doigts. Ce phénomène

se reproduit à plusieurs reprises. On pratique
ensuite une insufflation en n'employant que la
moitié de la seringue, et la baudruche de la
trachée est seule distendue. Elle s'affaisse si
on aspire. Rien ne s'observe du côté de la
baudruche de l'œsophage, qui ne prend aucune part aux phénomènes qu'on remarque
dans celle de la trachée. En employant la seringue entière, la baudruche de l'œsophage se
distend. Dans ce moment l'animal cesse de
donner le moindre signe de vie; on fait passer
alors à volonté par la compression exercée
avec les doigts sur les poches en baudruche,
alternativement l'air de l'une dans l'autre.

TREIZIÈME EXPÉRIENCE.

Chien roquet de moyenne taille.

Six aspirations sont pratiquées par les narines, la gueule étant fermée avec soin. Il en
résulte un malaise général, de l'anxiété, de
la dyspnée, une respiration accélérée.

A deux heures moins vingt minutes, l'animal est plongé dans l'eau; il revient à la surface et il est submergé à plusieurs reprises; il
est asphyxié au bout de cinq minutes et retiré
de l'eau. On le place sur de la paille où il fait
quelques inspirations séparées par de longs in-

tervalles. Ces inspirations ayant cessé, on pratique une première aspiration et on attend. Nouvelle aspiration peu de temps après. On en pratique 7 à 8 de la même manière, mais on ne parvient pas à rendre la vie à l'animal. La trachée-artère est alors mise à nu et on y introduit une canule. On aspire des mucosités contenues dans ce conduit, mais nul signe n'indique que la respiration va se rétablir. On aspire et on insuffle pendant un quart d'heure sans aucun résultat. A l'ouverture du cadavre, on trouve des mucosités écumeuses dans la trachée et les bronches, les poumons sont emphysémateux dans plusieurs parties, gorgés de mucosités spumeuses, et laissent échapper beaucoup de liquide spumeux lorsqu'on les incise. L'estomac n'offre rien de remarquable.

QUATORZIÈME EXPÉRIENCE.

Chien barbet épagneul.

On met la trachée à nu, afin de pouvoir pratiquer des aspirations immédiates par ce canal.

Submersion à trois heures dix-neuf minutes. Après deux minutes de submersion l'animal est retiré de l'eau et abandonné à lui-même. Il donne quelques signes de vie, les inspirations sont rares, séparées par de longs intervalles; des mouvemens convulsifs se font observer dans les muscles des lèvres, les mouvemens respiratoires se suspendent. On aspire une grande quantité de mucosités par les narines, on ouvre ensuite la trachée et l'on y place une canule dirigée vers les poumons ; on aspire encore beaucoup de mucosités, mais les aspirations suivantes n'amènent rien. Elles sont pratiquées alternativement avec des insufflations; mais l'animal ne donne plus aucun signe de vie.

Les poumons sont gorgés de mucosités écumeuses, ils sont rouges par placés, ils ne s'affaissent pas. Il n'y a pas de traces d'emphysème pulmonaire.

QUINZIÈME EXPÉRIENCE.

Chien épagneul de moyenne taille.

Il est tenu submergé pendant une minute et demie. Il est retiré de l'eau ne donnant plus aucun signe de vie. Trois aspirations sont faites par la gueule. A la troisième, l'animal pousse un cri et fait une longue inspiration. On a cessé aussitôt l'aspiration. Il survient des nausées, un effort pour vomir, sans aucun vomissement, quelques mouvemens respiratoires incomplets se succèdent; mais ils cessent cinq minutes après les premières inspirations faites. On pratique de nouvelles aspirations qui ne produisent aucun effet. On a recours à des compressions intermittentes du thorax; on n'est pas plus heureux. On essaie des aspirations et des insufflations par la gueule au moyen de l'instrument d'*Albert* dont le bouton n'empêche pas toujours la membrane muqueuse de s'appliquer sur la canule; ce qui rend l'opération beaucoup plus pénible que si elle eût été faite par les narines.

A l'ouverture de la poitrine, on trouve des mucosités spumeuses dans la trachée, mais qui ne la remplissent pas. Elle contient aussi des bulles d'air assez volumineuses. Les bronches ne renferment que très peu de mucosités; il en existe encore moins dans leurs ramifications. Les poumons incisés ne laissent pas échapper de mucosités.

SEIZIÈME EXPÉRIENCE.

Jeune chien roquet.

Il est plongé dans l'eau et tenu dans un état de submersion complète. Il en est retiré après une minute et un quart, sans signe de vie. Deux aspirations sont faites et on extrait une certaine quantité de mucosités. L'animal inspire et on cesse toute aspiration. Plusieurs mouvemens respiratoires se succèdent; cependant comme ils cessent, on pratique de nouvelles aspirations à cinq reprises différentes, sans que le moindre signe de vie se manifeste. Aspirations et insufflations alternatives, compressions intermittentes du thorax, frictions, sans succès.

Nécropsie. La trachée est remplie de mucosités assez abondantes, épaisses, n'offrant que de très petites bulles d'air. Mucosités dans les bronches. Emphysème du bord libre des poumons. Tissu pulmonaire d'un rouge noirâtre, compacte dans plusieurs points, et ainsi que le cœur, gorgé de sang.

DIX-SEPTIÈME EXPÉRIENCE.

Jeune chien griffon.

Il a été plongé dans l'eau à trois heures trente-cinq minutes et n'est resté sous l'eau qu'une minute et demie. Il ne donne aucun signe de vie. Plusieurs aspirations sont faites et font sortir une certaine quantité de mucosités. Les aspirations sont continuées par le nez et par la gueule, mais sans succès. Une incision est pratiquée à la partie moyenne du cou, la trachée est mise à nu, incisée; on y adapte **une** canule, des aspirations immédiates par la **tra-** chée sont continuées, mais inutilement.

Nécropsie. Mucosités dans les bronches **et** leurs ramifications. Ces mucosités s'échappent aussi lorsqu'on incise le tissu pulmonaire.

DIX-HUITIÈME EXPÉRIENCE.

Jeune chienne anglaise bâtarde, âgée de dix mois.

Submersion à quatre heures quinze minutes. L'appareil à submersion se dérange, l'animal revient sur l'eau et il s'écoule une minute avant qu'on soit parvenu à le rattacher. Nouvelle submersion, l'animal surnage à plusieurs reprises, l'asphyxie est long-temps à se produire, mais elle est complète à quatre heures dix-neuf minutes. Une saignée à la jugulaire est pratiquée sur-le-champ, des aspirations sont faites par la gueule avec la canule boutonnée; l'animal inspire plusieurs fois, il offre quelque contractions spasmodiques des membres postérieurs. Mort à quatre heures vingt-deux minutes. On continue les aspirations **et** les insufflations; on exerce des compressions intermittentes du thorax; mais sans succès.

Nécropsie. Mucosités spumeuses dans **la**

trachée, emphysème pulmonaire dans quelques points.

DIX-NEUVIÈME EXPÉRIENCE.

Lapin adulte.

Il est plongé sous l'eau pendant deux minutes; il en est retiré ne donnant aucun signe de vie. Une première aspiration est faite par les fosses nasales, deux autres sont pratiquées par la bouche, sans qu'on obtienne de résultat.

On pratique à deux reprises l'aspiration et l'insufflation par une ouverture faite à la trachée-artère, mais inutilement.

VINGTIÈME EXPÉRIENCE.

Lapin adulte.

Submersion à deux heures deux minutes, sans laisser reparaître l'animal à la surface de l'eau. Asphyxie complète, seulement quelques légers mouvemens dans les muscles des mâchoires. Pendant qu'on s'apprête à faire une aspiration et qu'on la commence à peine, il ouvre la gueule, happe l'air et se rétablit peu-à-peu.

VINGT-ET-UNIÈME EXPÉRIENCE.

Lapin adulte.

Il est plongé dans l'eau pendant une minute et demie. On le retire , il donne trop de signes de vie, on le plonge de nouveau pendant une minute. On l'a fait surnager à plusieurs reprises.

Malgré cette submersion, il donne encore quelques faibles signes de vie. Une aspiration est pratiquée et les mouvemens respiratoires se multiplient d'une manière remarquable. L'animal est exposé au soleil, frictionné sur le rachis avec une brosse. Il se rétablit complètement.

VINGT-DEUXIÈME EXPÉRIENCE.

Lapin adulte.

Submersion à deux heures vingt-cinq minutes. Il est retiré de l'eau au bout d'une minute et demie, ne donnant aucun signe de vie. La submersion avait été pratiquée de manière que l'animal restât constamment sous l'eau.

Deux aspirations sont faites, on imite les mouvemens respiratoires par des compressions légères exercées sur le thorax. On fait en même temps des frictions sur le rachis. On réitère les aspirations. La mort est absolue.

VINGT-TROISIÈME EXPÉRIENCE.

Lapin adulte.

Submersion à trois heures. L'animal surnage à plusieurs reprises. Il est retiré complètement asphyxié après deux minutes. Une aspiration est faite et quelques mouvemens respiratoires s'effectuent d'une manière incomplète, ils augmentent, la respiration continue à se rétablir et l'animal ne tarde pas à recouvrer la vie.

VINGT-QUATRIÈME EXPÉRIENCE.

Lapin adulte.

Submersion à trois heures quinze minutes. L'animal revient à plusieurs reprises à la surface de l'eau et ne donne aucun signe de vie au bout de deux minutes. On pratique deux aspirations sans résultat. D'autres aspirations et insufflations sont faites ainsi que des frictions, mais l'animal reste sans vie.

Il est inutile de faire remarquer que, dans toutes les expériences qui précèdent, nous nous sommes autant que possible réglé, pour la quantité d'air à aspirer ou à insuffler, sur l'âge et la stature de l'animal, de manière que, sur les lapins par exemple, nous n'avons guère employé que le sixième de la capacité de la seringue.

Enfin, outre ces expériences, nous en avons entrepris plusieurs autres qu'il serait superflu de rapporter, mais qui avaient pour but essentiel de juger comparativement la valeur des instrumens et des méthodes proposés pour aspirer et insuffler l'air.

Arrivé maintenant aux inductions à tirer de tout ce qui précède, je crois pouvoir établir consciencieusement les corollaires qui suivent :

Il résulte de toutes mes expériences :

1° Que des divers procédés pour aspirer ou insuffler l'air, le meilleur est celui où l'on aspire et insuffle par une des narines, en tenant l'autre ainsi que la bouche fermée (*exp.* 1, 2, 3, 4, 5 et 8) ;

2° Que les divers instrumens inventés à cet effet, notamment la pompe de Meunier, peuvent servir ; mais que, parmi eux, ma seringue ou pompe à air est le moins coûteux, le plus maniable et le plus à la portée des personnes les moins habiles et les moins instruites (*exp.* 1 et suiv.) ;

3° Que l'aspiration s'exécute à - peu - près

constamment avec facilité, sans qu'il soit même nécessaire d'appuyer le larynx contre l'œsophage (*exp.* 1, 2); mais que cette règle peut éprouver des exceptions dans quelques cas fort rares (*exp.* 7), et qu'il est, par conséquent, plus certain de s'assurer de l'adossement des parois œsophagiennes en les comprimant par le larynx ;

4° Que, dans l'opération de l'insufflation, l'air introduit, pour peu qu'il y ait de la résistance du côté de la trachée ou des poumons, pénètre avec une grande facilité dans l'estomac ; mais qu'on peut aisément éviter cet inconvénient en poussant le larynx sur l'œsophage qui, par cette manœuvre, se trouve fermé (*exp.* 9);

5° Qu'à l'égard de ce qui précède, les conditions de vitalité ne changent rien aux phénomènes qu'on observe sur le cadavre (*exp.* 12);

6° Que l'air insufflé ne s'arrête et ne s'accumule pas, ainsi que le prétend M. *Albert,* à l'entrée de la trachée et dans la cavité buccale; mais qu'il pénètre bien réellement dans les bronches et jusque dans les cellules pulmonaires (*exp.* 1, 2, 3 et suiv.);

7° Que l'air insufflé par les narines et au

moyen d'une seringue ne donne pas lieu à la déchirure des cellules pulmonaires (*exp*. 3 et suiv.) (1) : qu'il faut pratiquer l'insufflation outre mesure pour qu'elle détermine même un léger emphysème sous-pleural sans emphysème intervésiculaire du poumon (*exp*. 11, 13, 14, 16 et 18);

8° Qu'il n'est pourtant pas impossible de produire des déchirures chez certains animaux; mais qu'elles n'ont lieu que lorsque l'insufflation est très brusque, immodérée et surtout qu'elle s'effectue immédiatement par une ouverture pratiquée à la trachée-artère et au moyen du soufflet (*exp*. de MM. *Leroy*, *Duméril* et *Magendie*);

9° Qu'une des plus graves objections élevées contre l'insufflation consiste en l'exemple rapporté par M. *Leroy* (d'Étioles), et en des expériences faites par M. *Albert*, où de l'air ayant été insufflé violemment de bouche à bouche par des vivans à des vivans, ceux-ci ont éprouvé des accidens plus ou moins graves : mais qu'il y a tout lieu de croire que ces insufflations ont été faites en même temps que

(1) Mes expériences sur le peu de danger de déchirer les cellules pulmonaires confirment celles de M. *Piorry*.

les personnes qui les supportaient faisaient une aspiration, que, de cette manière, leurs poumons se trouvaient tout-à-coup surchargés d'un volume excessif d'air, et qu'une insufflation modérée qui, chaque fois, doit être précédée d'une aspiration, ne présente pas le même danger ;

10° Que bien que, par des causes qu'il ne m'a pas jusqu'à présent été possible de déterminer, mes expériences sur le rétablissement de la vie par l'aspiration ne m'aient pas à beaucoup près fourni les brillans résultats obtenus par M. *Albert*, elles conduisent néanmoins à cette conclusion que, loin d'être nuisible, l'aspiration s'est montrée évidemment utile dans quelques cas (*exp.* 15, 20, 21 et 23), et qu'on ne peut en dire autant de l'insufflation (*exp.* 10 et suiv.) ;

11° Que l'aspiration est d'ailleurs incontestablement indiquée comme moyen de débarrasser l'arrière-bouche, la trachée et les bronches, de l'eau, des mucosités spumeuses et des substances étrangères, comme par exemple la vase, qui peuvent les engouer par l'effet de la submersion ;

12° Que l'insufflation, quoiqu'elle n'expose pas

à rompre les cellules pulmonaires, lorsqu'elle est pratiquée avec mesure et de la manière qui a été indiquée, ne présente cependant pas, jusqu'à ce jour, une utilité assez démontrée pour qu'on doive la recommander dans les instructions populaires sur les secours à donner aux noyés et asphyxiés :

Que dans tous les cas, elle ne doit être entreprise que par les gens de l'art, qui seuls sauront l'opérer avec la prudence nécessaire, et pourront après un grand nombre d'expériences déterminer si elle offre plus de chances de succès sur l'homme que sur les animaux ;

13° Que dans les cas où l'on se proposerait d'essayer chez l'homme l'insufflation, il faudrait la faire précéder chaque fois d'une aspiration, la pratiquer lentement et s'arrêter au moindre effort de respiration.

De divers autres moyens de rétablir la respiration.

Emploi du gaz oxygène. Les partisans de l'insufflation, se fondant sur ce que le gaz oxygène est eminemment propre à la respiration qui ne peut avoir lieu sans sa présence, ont pensé qu'en employant ce gaz pur, c'est-à-dire sans mélange d'un autre gaz, on obtiendrait des effets beaucoup plus prompts et plus certains que par l'air atmosphérique, dans la composition duquel il n'entre que dans une certaine proportion. Le professeur *Sementini* à Naples est, après *Van Marum*, un des premiers qui ait recommandé ce moyen, qu'il se procure en faisant chauffer dans une cornue de cuivre jaune, à l'aide d'une lampe à esprit-de-vin, du chlorate de potasse, d'où il recueille le gaz, par un tuyau en cuir qui communique avec un soufflet à insuffler. Bien que convaincu *à priori* de l'efficacité du gaz oxygène dans le traitement de l'asphyxie, M. *Kopp* ne pense cependant pas qu'il puisse devenir d'un emploi général, et il a parfaitement raison. La préparation de ce gaz est coûteuse et n'est pas exempte de difficulté. Sa conservation, lorsqu'il s'agit d'une certaine quantité, est très difficile, et comme il faudrait que dans les grandes villes tous les dépôts de secours en fussent approvisionnés, ces approvisionemens deviendraient extrêmement dispendieux. Ajoutons à ces inconvéniens que peu de personnes savent manier les gaz ainsi que les appareils qui servent à les préparer ou à les conserver, et l'on sentira la nécessité de renoncer au moyen dont il s'agit, lequel d'ailleurs ne paraît pas, à beaucoup près, offrir les avantages qu'on lui attribue. Voici comment s'exprime sur ce sujet le supplément le plus nouveau à l'Histoire des secours de la ville de Hambourg.

Le gaz oxygène ne nous a offert jusqu'à présent aucun avantage sur l'air atmosphérique, qui paraît d'ailleurs plus approprié que lui au mode d'excitabilité des poumons. Aussi l'air atmosphérique a-t-il été quelquefois efficace dans des cas où le gaz oxygène n'avait rien produit, tandis que nous n'avons jamais observé le contraire, et lorsque ni l'air atmosphérique ni le gaz oxygène n'avaient déterminé d'effet, nous avons vu quelquefois l'insufflation de bouche à bouche réussir. Dans deux cas elle a rappelé la vie entre la troisième et quatrième heure après la submersion.

Emploi du chlore.—On a pensé que l'emploi d'un mélange d'air atmosphérique et de chlore pourrait exercer une action salutaire sur le rétablissement de la respiration. La théorie sur laquelle est fondée cette opinion n'est plus soutenable dans l'état actuel des connaissances chimiques. Le chlore étant d'ailleurs très irritant, son action sur les organes de la respiration ne peut qu'être pernicieuse.

Outre l'insufflation et l'aspiration, d'autres procédés ont été employés ou proposés pour rétablir la respiration.

Faire exécuter au thorax et à l'abdomen les mouvemens qui ont lieu pendant la respiration.

Le plus simple de tous consiste à mettre en jeu l'élasticité des côtes, de leurs cartilages et des parois abdominales, en faisant sur l'abdomen et le thorax des pressions modérées, auxquelles on fait succéder un temps de relâchement. Dans l'instant où les cavités thoraciques et abdominales sont comprimées, l'air vicié que peut encore contenir le poumon est expulsé; la pression cessant, les côtes, le diaphragme, les parois abdominales reviennent par leur élasticité à leur situation première, la poitrine est agrandie dans ce mouvement, et l'air est aspiré. Par cette manœuvre disent MM. *Duméril* et *Magendie* (1), dont nous empruntons ici les expressions, le sang stagnant dans les vaisseaux de l'abdomen et de la poitrine est mis en mouvement vers le cœur et le poumon, la contractilité du diaphragme mise en jeu se réveille, les contractions de ce muscle, rares et convulsives d'abord deviennent bientôt plus rappro-

(1) Rapport cité.

15.

chées, plus régulières et la vie reparaît. Si l'on doutait que ces alternatives de pression et de repos fussent capables d'établir une respiration artificielle, on pourrait s'en convaincre, ainsi que l'a fait M. *Leroy,* en plaçant et fixant par une ligature dans la trachée-artère d'un cadavre, un tube de verre recourbé, que l'on fait plonger par son autre extrémité dans un vase plein d'eau, le liquide monte et descend dans le tube obéissant aux alternatives de pression et de relâchement. Déjà en Angleterre, il y a un peu moins d'un siècle, on exerçait des pressions sur le ventre des noyés. *Thomas Clowe* avait ainsi rappelé à la vie une petite fille que l'on avait retirée des eaux de la Tamise, et *Maggioni,* professeur de Padoue, ranima par l'emploi de la chaleur et des frictions sur le ventre, un petit garçon qui était resté une demi-heure sous l'eau. Mais ces médecins, non plus que ceux de leur temps, n'avaient pas songé que ces frictions sur le ventre pouvaient non-seulement favoriser la sortie de l'écume contenue dans les voies aériennes, mais encore produire artificiellement des mouvemens respiratoires.

Ces assertions de MM. les commissaires de Académie des sciences, et qui sont en tout conformes aux principes exposés par M. *Leroy*, sont d'autant plus dignes d'attention qu'elles sont confirmées par l'expérience et qu'aucune objection fondée ne saurait être élevée contre elles. Aussi la Société humaine de Londres, dans son rapport de 1834, insista-t-elle sur ce procédé pour l'exécution duquel elle propose un bandage que représentent les fig. 35 et 35 *bis* (pl. 15). Toutefois l'idée première de cet appareil appartient à M. *Leroy* qui, dans son mémoire, en parle dans les termes suivans :

« Ce moyen (la compression exercée sur la poitrine et l'abdomen) doit-il être aussi efficace pour l'homme que pour des animaux d'une espèce inférieure? Je ne puis l'affirmer, puisque je ne l'ai pas expérimenté; cependant, je ne vois pas pourquoi les résultats ne seraient pas les mêmes. Pour rendre cette pratique plus facile et plus efficace sur l'homme, je me propose de faire usage d'un appareil formé d'un morceau de coutil doublé de flanelle, assez long pour couvrir la moitié inférieure du thorax et l'abdomen jusqu'au bassin. Sa largeur sera telle qu'elle ne puisse pas faire tout-à-fait le tour du corps. A chacun de ses bords longitudinaux sont fixés des cordons qui s'entre-croisent avec ceux du côté opposé, comme des lacets du corset que l'on nomme *à la paresseuse*, ou les chefs de la compresse des plaies longitudinales; en sorte qu'en tirant en sens inverse les cordons, on rapprochera les bords de la toile, et l'on comprimera les parties qu'elle enveloppe; l'entre-croisement des cordons a lieu en devant sur la ligne médiane. Deux bâtons de la longueur de la pièce de coutil, un pour chaque côté, servent à fixer les extrémités des cordons, et fournissent ainsi un moyen de traction uniforme. Si par suite de l'occlusion de la glotte, la sortie et l'entrée de l'air étaient difficiles, on se servirait avec avantage de mon appareil, et l'on pourrait même se passer de canule. Il suffirait que l'épiglotte fût maintenue relevée par la pression de l'instrument sur la base de la langue. »

Galvanisme et électricité.

Le galvanisme ainsi que l'électricité ont été conseillés comme moyen de rétablir la respiration. Les uns ont recommandé de diriger l'étincelle électrique sur le cœur, d'autres sur l'estomac. Le docteur *Ure* veut qu'on excite les contractions du diaphragme au moyen du galvanisme. A cet effet, il propose de faire une incision au cou, de mettre à nu l'artère carotide sur le côté externe de laquelle se trouve le grand sympathique et le nerf diaphragmatique, de placer l'un des conducteurs de la pile sur ce dernier nerf, tandis que l'autre conducteur est placé sur la peau qui recouvre la poitrine au dessous des cartilages de la septième côte. Nous reviendrons ailleurs sur l'application de l'électricité et du galvanisme au traitement de l'asphyxie; ici il suffira de déclarer inutiles et même dangereux ces moyens mis en usage ainsi qu'il vient d'être dit.

Électropuncture.

Il n'en est pas de même de l'électropuncture, si l'on s'en rapporte aux expériences de M. *Leroy*. Ce médecin ayant porté des aiguilles déliées sur les attaches latérales du diaphragme d'animaux qu'il avait noyés et ayant fait traverser ce muscle par un courant galvanique, obtint alternativement la contraction et le relâchement suivis du retour de la respiration et de la vie.

Nous sommes loin de proscrire ce moyen d'une manière absolue; mais nous n'oserions lui assigner un rang dans le système des secours à recommander. Outre qu'il ne pourrait être appliqué que par une main habile et exercée, il entraînera toujours une perte de temps irréparable; moins par le temps qu'exige la mise en activité de l'appareil galvanique, que par la lenteur et la circonspection avec lesquelles il faut faire pénétrer les aiguilles. M. *Leroy* a lui-même senti cet inconvénient, puisque après avoir parlé du procédé dont il s'agit, il ajoute :

« Je ne redirai pas les expériences que j'ai faites pour établir les avantages du galvanisme appliqué de cette manière. Ces avantages me paraissent très grands; mais l'emploi du fluide galvanique est accompagné de telles difficultés et demande de telles connaissances, que rarement il est possible de les mettre en usage. »

CHAPITRE III.

Du rétablissement de la circulation.

DE LA SAIGNÉE GÉNÉRALE.

Le mémoire de *Haller* sur le mouvement du sang, et les expériences que cet illustre physiologiste a faites pour prouver que la saignée est un moyen, non-seulement d'accélérer ce mouvement, mais encore de le rappeler lorsqu'il est perdu, ont singulièrement accru la confiance qu'on accordait aux effets de cette opération dans le traitement des asphyxies, notamment dans les cas où la face était vultueuse et indiquait une congestion sanguine vers le cerveau. Mais s'il est quelques exemples où elle paraît avoir eu du succès, ou du moins ne l'avoir pas empéché, il en est un nombre beaucoup plus grand, où elle n'a rien produit et où elle a même paru nuire.

S'il était vrai que la cause première ou essentielle de la mort des noyés dépendît constamment d'une congestion cérébrale, on pourrait concevoir l'utilité d'une forte déplétion sanguine. Mais dans l'asphyxie par submersion, comme dans celle qui a été produite par des gaz irrespirables, la congestion sanguine n'est que secondaire et résulte de ce que l'engouement des poumons, ou la difficulté qu'ils éprouvent à se dilater, force le sang qui y afflue et n'y trouve plus assez d'espace, à se porter vers la tête. C'est ce qui a particulièrement lieu chez les personnes replètes, très sanguines atteintes d'une affection organique du cœur ou de ses gros vaisseaux, ou enfin chez celles dont les poumons tuberculeux ou adhérens ne se dilatent que partiellement et avec peine.

Cependant, on ne saurait contester que dans quelques cas l'apoplexie ne puisse immédiatement précéder ou suivre l'immersion et devenir alors la cause première de la mort. Mais ces cas sont tellement rares, qu'ils ne peuvent entrer en ligne de compte, et ce n'est probablement que lorsqu'ils ont eu lieu qu'on trouve après la mort des épanchemens sanguins ou séreux dans le cerveau, qui eussent rendu infructueux les secours les plus actifs et les mieux entendus.

Ce qui prouve que dans l'asphyxie par submersion la congestion sanguine vers le cerveau n'a rien de commun avec l'apoplexie proprement dite, c'est que celle-ci entraîne plus ou moins immédiatement à sa suite des affections paralytiques qu'on ne remarque jamais chez les asphyxiés rappelés à la vie, à moins que l'accident n'ait été occasioné par la foudre, et dans ce cas même la paralysie est plutôt due à la commotion nerveuse qu'à l'apoplexie.

On pourrait ajouter à ce raisonnement une considération physiologique, qui nous paraît être restée inaperçue de ceux qui ont regardé comme identiques l'apoplexie et l'engorgement cérébral des noyés, ainsi que des asphyxiés par des gaz irrespirables. Cette considération a pour base la désoxydation et la liquidité du sang chez ces asphyxiés, circonstances qui n'ont pas lieu chez les apoplectiques, et semblent, en conséquence, réclamer un autre ordre d'indications curatives. Dans l'apoplexie sanguine, en effet, et il n'y a qu'elle qui puisse exiger la saignée, dans l'apoplexie sanguine, quelle qu'en soit la cause, le sang n'est point privé de son *stimulus* qui s'exerce avec plus ou moins d'énergie sur les vaisseaux cérébraux, tandis que, dans l'asphyxie et notamment dans l'asphyxie des noyés, il ne reflue vers le cerveau que lorsqu'il ne peut plus se loger dans les poumons, et y arrive après avoir éprouvé une modification qui lui a enlevé la propriété stimulante que, dans son état normal, il exerce sur les systèmes vasculaire et nerveux. Or, on conçoit que si cette théorie est fondée, ainsi que tout porte à le croire, l'émission sanguine ne peut avoir aucun résultat favorable, puisqu'elle ne peut qu'ajouter à l'inertie des vaisseaux occasionée par la présence du sang noir. Sous ce rapport la saignée à la jugulaire, tant recommandée par beaucoup de médecins, est surtout dangereuse par la prompte déplétion vasculaire qu'elle produit dans l'encéphale. Aussi l'ai-je toujours vue échouer. Je me rappelle entre autres le fait suivant qui s'est passé sous mes yeux pendant que je faisais mes études médicales. Une jeune femme, trompée par son amant, se jette à l'eau avec son enfant. Elle en est retirée aussitôt et respire encore, quoique péniblement, la face est livide, tuméfiée, les yeux sont saillans. On procède de suite à une large saignée à la jugulaire. Le sang ne jaillit pas; mais noir et très liquide, il coule abondamment le long du cou et de la poitrine. On fait des frictions; mais à peine les a-t-on commencées que la respiration cesse et que la dernière étincelle de vie s'éteint.

Ce ne serait donc jamais au commencement du traitement d'une asphyxie qu'il faudrait employer la saignée. On ne peut y avoir recours que dans les cas où chez un sujet jeune, vigoureux, la respiration, la circulation et la chaleur étant complètement rétablies, les symptômes d'une congestion cérébrale commenceraient ou continueraient à se manifester. Je rapporterai à l'appui de ce précepte, l'observation suivante que j'ai trouvée dans la thèse soutenue par M. *Bardez*. (1)

« Dans le mois de novembre 1808, le nommé *Picard*, soldat du cinquante-cinquième régiment de ligne, embarqué à bord d'une péniche, fit naufrage en sortant du port de Boulogne. Une partie de l'équipage fut noyée, mais l'individu qui fait le sujet de cette observation, après être resté environ une demi-heure tant sur l'eau que dessous, me fut apporté à l'ambulance de la marine, alors établie sur le port. Cet homme était dans l'état suivant : la respiration s'exécutait faiblement et avec beaucoup

______

(1) *Bardez.* Considérations générales sur le traitement de l'asphyxie par submersion. Paris, 1815.

de difficulté; elle était accompagnée de râlement; la bouche et les narines étaient couvertes
d'une quantité considérable de mucosités visqueuses et écumeuses qui semblaient augmenter à chaque expiration. Les battemens du
cœur étaient très obscurs, les extrémités froides, mais le centre circulatoire conservait encore un reste de chaleur; la face était légèrement injectée, peu tuméfiée; les membres
étaient assez flexibles.

« Je dépouillai promptement le malade de
ses vêtemens, je lavai son corps avec une
éponge trempée dans de l'eau tiède, je l'es-
suyai avec de la flanelle, le plaçai sur un cadre
sur lequel il y avait un matelas, et après l'avoir
entouré d'une ample couverture de laine,
mon premier soin fut alors de coucher le submergé sur le côté droit, la tête un peu élevée
par le moyen de deux traversins. Dans cette
position il rendit à l'instant même avec soulagement beaucoup de mucosités. Je posai en
même temps aux extrémités inférieures des
briques chaudes enveloppées d'un linge et
pratiquai des frictions sèches sur la région épigastrique et abdominale. Ces frictions, après
avoir été continuées assez long-temps sans obtenir un mieux sensible, furent rendues plus

stimulantes au moyen de l'eau de vie camphrée. Je fis aussi respirer de l'ammoniaque, et je vis à ma satisfaction, le pouls se développer et la respiration devenir plus libre. Tout, en un mot, annonçait une terminaison heureuse, lorsque tout-à-coup la face devint rouge, violette, le pouls élevé et que les yeux devinrent saillans. Ces signes d'une congestion sanguine vers le cerveau me décidèrent à pratiquer promptement une saignée, qui fit cesser les accidens. »

Je citerai enfin, à cette occasion, le passage suivant d'une lettre du chirurgien *John Scherwen* au docteur *Hawes*. (1)

Il existait, avant la fondation de la Société humaine, un usage généralement adopté, c'était celui de saigner les noyés. Mais les expériences que nous devons à cette admirable Société, ont évidemment prouvé que la saignée ne peut être utile que dans quelques cas et que peut-être elle ne l'est jamais lors du début des secours. Je trouve dans les actes de cette Société qu'ordinairement les noyés, après avoir recouvré la vie, tombent dans un sommeil qui prouve qu'une compression du

____

(1) Reports of the human Society, etc. for the years 1785-1786.

cerveau a lieu, et quelquefois malgré les apparences du succès le plus complet ils meurent, si l'on peut dire ainsi, une seconde fois. La réaction du corps se manifeste dans ces cas par de fortes convulsions et par la bouffissure de la face. C'est alors probablement une véritable apoplexie sanguine, et c'est probablement aussi le moment où la saignée peut devenir très efficace.

La saignée me paraît encore indiquée dans certains cas d'asphyxie par strangulation ou par suspension, parce qu'il peut arriver qu'en pareille circonstance, le retour du sang de la tête ait été arrêté par la compression des jugulaires. Encore ne faut-il alors la pratiquer qu'avec une extrême réserve et n'y procéder que lorsqu'on a affaire à un sujet vigoureux, dont la face, malgré l'enlèvement du lien, reste livide, tuméfiée et chez lequel la chaleur n'est pas tout-à-fait éteinte.

De la saignée capillaire par des sangsues ventousées.

Toutefois, je préférerais en pareil cas, chez ces asphyxiés comme chez les asphyxiés par submersion, l'emploi de quelques sangsues ventousées derrière les oreilles, à cause de la communication à cet endroit des vaisseaux extérieurs avec les intérieurs, c'est-à-dire, des veines occipitales ou vertébrales avec les sinus latéraux à travers le trou mastoïdien postérieur. Par ce moyen on détermine une déplétion lente, progressive, et moins capable de nuire que par l'ouverture d'une veine d'un calibre considérable. Cette saignée locale a d'ailleurs l'avantage d'être exploratoire; car si le sang qui sort par les piqûres est très noir et liquide, on peut être assuré que l'hématose n'est point encore rétablie au degré normal, et dans ce cas, il faut arrêter de suite toute continuation d'émission sanguine, c'est-à-dire, qu'il faut fermer les piqûres et ne pas penser à la saignée générale, quelque bleu et vultueuse que soit la face.

De la saignée capillaire par le bdellomètre.

L'application des sangsues chez les asphyxiés n'est pas sans quelque difficulté. Elles prennent en général difficilement chez eux, surtout pendant la saison froide; il est des localités où l'on ne peut s'en procurer promptement; leur application exige parfois beaucoup de temps et peut gêner l'administration d'autres secours. Sous ces divers rapports, je préfère l'usage du bdellomètre du docteur *Sarlandière*, instrument trop connu pour que je me croie obligé d'en donner une description. Enfin, on pourrait le remplacer par quatre ou cinq scarifications un peu profondes, faites avec la lancette ou le bistouri, et sur lesquelles on appliquerait la ventouse.

Ce qui vient d'être dit de la saignée est non-seulement conforme à l'état actuel de nos connaissances physiologiques, mais se trouve encore sanctionné par l'expérience. Voici ce que dit à son sujet le docteur *Holst*, dans le rapport déjà cité sur les secours donnés aux noyés dans la ville de Hambourg.

« La saignée s'est montrée constamment inutile et souvent même funeste, malgré l'apparence trompeuse d'un état apoplectique. Tant que durait l'inactivité du système vasculaire, il ne sortait pas une goutte de sang; dès que la circulation se rétablit, il devient facile d'obtenir du sang; mais plus il en sort, plus le reste de vie diminue promptement. »

Transfusion du sang.

La transfusion du sang est au nombre des moyens qui ont été proposés pour secourir les asphyxiés. Il n'était plus question de cette opération, tombée avec raison en discrédit depuis un siècle, lorsque deux chirurgiens anglais John *Scherven*, déjà cité, et John *Fuller* (1) proposèrent de l'employer contre l'asphyxie. Laissons parler le dernier.

« La dernière tentative qu'on peut exercer pour ranimer un asphyxié, tentative que je propose toutefois avec une extrême timidité, c'est la transfusion du sang obtenu d'un animal (d'un agneau ou d'un mouton), dans les cavités droites du cœur. Après que le corps du noyé aura été bien essuyé, frictionné, isolé, qu'on aura soutiré des parties les plus sensibles des étincelles au moyen de l'électricité et qu'on aura donné surtout à la surface du corps de légères commotions électriques, qu'on aura administré des lavemens chauds stimulans, qu'on aura introduit dans l'estomac des potions cordiales, que les poumons auront été insufflés et que des commotions électriques auront été dirigées à travers la tête, le cœur et les intestins, on se procurera un agneau ou un mouton, qu'on fixera dans une machine,

_____

(1) Some new hints relative to the recovery of persons drowned and apparently dead. Lond. 1784.

16.

de manière qu'il ne puisse pas remuer. On mettra à nu une des artères de la tête de l'animal; on fera avec une lancette dans la jugulaire externe droite du noyé une incision assez grande pour recevoir l'extrémité légèrement courbe d'un tube en argent; on dirigera l'orifice de cette extrémité vers le cœur. L'animal aura été placé de manière que l'ouverture artérielle qu'on pratiquera sur lui sera supérieure à celle de la jugulaire du noyé et que le tube de communication sera incliné vers celle-ci. L'ouverture artérielle et l'ouverture veineuse ne devront avoir que la longueur nécessaire pour que le tube puisse les boucher; cependant on peut faire la première un peu plus longue que l'autre. Dans cette situation le sang artériel de l'animal sera poussé à chaque pulsation dans le ventricule droit du cœur du noyé, soit que ce sang franchisse mécaniquement les valvules tricuspides, soit qu'il y arrive par la contraction de l'oreillette droite, contraction produite par le stimulus du sang artériel de l'animal. »

Fuller va au devant des objections qu'on pourrait élever contre sa proposition, et il s'attache surtout à celle qui a pour base l'état d'engorgement sanguin qui a presque toujours lieu chez les noyés dans le ventricule droit du cœur.

En supposant, dit-il, qu'un semblable engorgement existe, comment y remédier si ce n'est
par une contraction du cœur? Or cette contraction n'aura jamais lieu spontanément et il
faudra la solliciter par une stimulation. On demandera peut-être pourquoi le cœur ne se con-
tracte pas par l'effet de la présence du sang
qu'il contient, surtout lorsque le corps ayant
séjourné très peu de temps sous l'eau, l'organe
central de la circulation conserve probablement encore un reste de chaleur? *Fuller* répond que la cause efficiente de l'asphyxie, que
le milieu asphyxiant, a, il est vrai, cessé d'agir;
mais que d'autres causes contribuent à éteindre
la faible étincelle de vie : telles sont, le refroidissement de la surface du corps, l'affaissement
des poumons, peut-être aussi l'afflux du sang
vers le cerveau, afflux qui ôte au cœur sa force
nerveuse. D'ailleurs le sang noir contenu dans
cet organe ne le prive-t-il pas aussi de son stimulant habituel?

Fuller est d'avis que, dans quelques cas, le
mouvement qu'on fait exercer au corps du
noyé suffit pour ranimer les fonctions du cœur,
remarque entièrement conforme au principe
établi par *Hawes* qui veut que, lorsque le noyé
est resté très peu de temps dans l'eau, on cher-

che à rétablir la circulation en secouant légèrement le corps. Plusieurs observations contenues dans les mémoires de *Pia* sembleraient
également confirmer cette opinion, que nous
nous garderions d'autant plus d'ériger en règle,
que ces secousses sont déjà difficiles à éviter
pendant le transport du noyé, et qu'il n'est aucun moyen de préciser le degré de leur force,
ainsi que leur durée, pour qu'elles ne deviennent pas nuisibles.

Quelque ingénieux que soient les raisonnemens de *Fuller*, la transfusion ne sera jamais,
selon nous, un moyen qu'on doive tenter. Outre l'extrême difficulté que présente ce procédé et qui s'opposera toujours à ce qu'on
le généralise, comment déterminer la quantité
de sang qu'il faudra introduire, et comment
surtout se débarrasser de celui qu'on remplace
et qu'il faudra bien éliminer par un moyen
quelconque?

Infusion.

On a parlé aussi de l'infusion comme moyen
d'exciter le sang et d'en ranimer la circulation;
on cite même un chirurgien anglais, dont le nom
m'échappe, et qui aurait sauvé un noyé en in-
jectant dans les veines trois gouttes d'ammo-

niaque étendues d'eau. Mais je ne connais qu'une seule circonstance où cette opération puisse devenir utile ; c'est celle d'une asphyxie imminente par suffocation, produite par l'arrêt d'un corps étranger dans l'œsophage, où, soit par son volume, soit par la contraction spasmodique, ou le gonflement inflammatoire de ce canal autour de ce corps, il deviendrait impossible de le déplacer et de l'expulser. Pour bien me faire comprendre, je citerai le fait suivant, que *Schmucker* a consigné dans ses mélanges de chirurgie (tome I).

M. *Koehler*, chirurgien de la Charité à Berlin, eut à traiter un soldat qui avait avalé avec voracité un morceau volumineux de tendon de bœuf. Ce corps étranger s'était arrêté à-peu-près à moitié de l'œsophage, et toutes les tentatives pour le faire descendre dans l'estomac étoient restées vaines ; lorsque M. *Koehler*, voyant le danger devenir de plus en plus menaçant, résolut de donner un vomitif au moyen de l'infusion, c'est-à-dire de l'injection de ce remède, dans une veine, attendu qu'il n'y avait pas possibilité de le faire pénétrer autrement.

L'opération devant être exécutée sur l'un des bras, M. *Koehler* fit préparer deux vases dont l'un était rempli d'eau chaude et l'autre d'eau froide. Il fit placer les pieds dans le premier de ces vases et arroser le corps d'un côté avec de l'eau chaude, tandis que le bras et l'autre côté du corps étaient arrosés avec de l'eau froide. Après avoir continué cette opération pendant une demi-heure, il ouvrit largement une veine et y injecta une solution de six grains de tartre stibié. Le malade fut ensuite replacé dans le lit et couvert chaudement. Après une demi-heure, il éprouva des nausées qui finirent par devenir si fortes que le vomissement étant survenu, le morceau de tendon fut expulsé avec tant de violence qu'il fut lancé à huit pieds de distance du malade. Aussitôt tous les accidens cessèrent, et après quelques légers vomissemens, ce dernier se trouva complètement rétabli.

CHAPITRE IV.

Du rétablissement de la chaleur.

Les moyens qui tendent à rétablir la chaleur chez les asphyxiés et qui consistent directement dans l'application du calorique libre, sont d'une efficacité tellement reconnue qu'aucune objection ne s'est élevée jusqu'à ce jour contre leur emploi. Il ne s'agit donc plus ici que d'exposer les divers procédés mis en usage pour cette partie des secours.

Pour appliquer la chaleur à un asphyxié, la première opération consiste à le dépouiller complètement de ses vêtemens, à bien l'essuyer et à le vêtir d'une chemise et d'un bonnet de laine. Plus cette opération est exécutée avec promptitude et plus elle prévient les progrès du refroidissement du corps et même de sa congélation, si l'accident a lieu pendant la saison froide. Il en résulte que le dépouillement des vêtemens doit être fait avec des ciseaux, à l'aide desquels on coupe toutes les étoffes qui couvrent le corps, afin de l'en débarrasser dans m oin s de temps possible et sans secousse. Il en résulte encore, pour peu que le lieu où doit être porté l'asphyxié soit distant de celui où l'on doit lui administrer les secours médicaux, qu'il est toujours préférable que le noyé soit déshabillé et couvert de laine, à l'endroit même où il a été repêché, surtout lorsque l'atmosphère est froide. Sous ce rapport, dans un système de secours bien organisés, les hommes chargés des bateaux de repêchage et de surveillance devraient être munis d'une paire de ciseaux, de couvertures de laine ou du moins de bottes de foin ou de paille, pour en entourer le corps du noyé ou de l'asphyxié avant de le transporter ailleurs.

Le moyen le plus ordinaire de ranimer la chaleur naturelle, à l'aide de la chaleur artificielle, consiste à appliquer extérieurement sur le corps de l'asphyxié, et notamment sur les régions correspondant à d'importans réseaux nerveux, comme les aisselles, le creux de l'estomac, la région du cœur, la plante des pieds; des briques, des cailloux, des sachets de sable chauds ou de cendres chaudes. Ces moyens sont à employer à défaut d'autres ; seulement il faut avoir soin, lorsqu'on les place sur le thorax, ou sur le creux de l'estomac, que leur poids ne soit pas assez lourd, pour gêner le jeu de la respiration. Aussi faut-il les faire soutenir par un aide, afin que le corps en reçoive la chaleur, sans en éprouver la lourdeur.

Vessies.

Pia avait fait placer des vessies dans les boîtes de secours; on remplissait ces vessies d'eau chaude, lorsqu'il s'agissait de ranimer un noyé, et on les employait comme il vient d'être dit pour les briques et les cailloux. Nous n'avons pas tardé à reconnaître combien ce moyen était défectueux; car, malgré le vernis dont elles étaient enduites, les vessies étaient bientôt rongées par les vers, se trouaient, se déchiraient aisément, de sorte que fort souvent elles étaient hors d'état de servir au moment où l'on en avait besoin. L'eau se répandait alors sur le corps de l'asphyxié, s'y refroidissait et produisait plus de mal que de bien. D'ailleurs il fallait attendre pour se procurer de l'eau chaude, et il en résultait une perte de temps souvent fâcheuse.

Fers à repasser.

Pour remédier à ces inconvéniens, nous avons proposé de supprimer les vessies et de les remplacer par des fers à repasser. Rien n'est plus facile que de les chauffer promptement; on les promène ensuite sur la chemise ou la couverture de laine dont on a revêtu l'asphyxié, en s'arrêtant plus long-temps aux régions qui répondent à des centres nerveux.

Bassinoire.

On peut aussi se servir d'une bassinoire remplie de cendres chaudes. Ce moyen a sur les fers à repasser l'avantage d'être plus promptement disponible, et d'agir sur une plus grande surface; seulement il faut se servir de bassinoires légères, aplaties, facilement maniables, telles qu'on les fabrique aujourd'hui, plutôt que de celles qu'on construisait autrefois et dont le volume ainsi que la pesanteur rendraient l'emploi beaucoup plus pénible. Chaque dépôt de secours, là où les localités le permettraient, devrait être muni d'une pareille bassinoire, qui pourrait aussi être utilisée pour chauffer le lit dans lequel on aurait placé l'asphyxié rappelé à la vie, et où on le laisserait reposer autant que sa situation l'exigerait. L'emploi de la bassinoire, d'ailleurs, n'exclurait pas celui des fers à repasser.

Appareil de Chaussier.

Chaussier, dans son instruction sommaire sur les moyens de secourir les noyés, recommande particulièrement l'eau réduite à l'état de vapeur; son procédé est très simple. Il consiste à mettre de l'eau dans une bouilloire de fer-blanc, dont le couvercle présente la forme d'un entonnoir renversé et se termine par un large tuyau qui le coupe à angle obtus; l'extrémité de ce tuyau incliné de bas en haut s'introduit dans le lit, sous les couvertures relevées par un arceau. La bouilloire est disposée sur un fourneau, qui fait entrer en ébullition l'eau qu'elle contient, et l'entretient dans cet état. On peut y introduire à volonté de nouvelle eau, au moyen d'une ouverture pratiquée dans le couvercle, et que l'on tient fermée avec un bouchon. Dès que l'eau bout, le corps du malade est bientôt dans une atmosphère dont on modifie la chaleur à volonté, et que l'on entretient pendant un temps convenable.

Ce moyen peut n'être pas sans efficacité; mais il exige des précautions qui ne permettent pas de le mettre entre les mains de tout le monde. C'est, à bien dire, un bain de vapeurs aqueuses, tel qu'on en donne tous les jours à certains malades. Mais, lorsqu'on a observé l'action de ces bains, on n'ignore pas en quel court espace de temps leur température s'élève au point d'atteindre 45 à 5o degrés réaumuriens. Or, une élévation semblable ne peut qu'être nuisible à l'asphyxié, seulement à en juger par les effets qu'ils produisent chez un grand nombre de malades, dont ils accélèrent considérablement la circulation, et chez lesquels ils rendent parfois la respiration très pénible. D'ailleurs, si l'asphyxié n'est pas couché dans un lit et recouvert d'une ou de plusieurs couvertures, le bain de vapeur ne peut être appliqué, et si, au contraire, ces circonstances se rencontrent, elles doivent beaucoup gêner l'application des autres secours. Nous regardons en conséquence l'emploi de la chaleur sèche, comme préférable.

Appareil à réchauffer, de la ville de Hambourg.

Les dépôts de secours de la ville de Hambourg renferment un appareil fort simple pour réchauffer les asphyxiés, et qui nous paraît utile. Cet appareil, proposé à la Société humaine de Londres par le mécanicien *Harvey,* et perfectionné par le mécanicien *Braasch* à Hambourg, consiste en une espèce de baignoire (fig. 36, pl. 15) à parois doubles a. Elle est en cuivre étamé (1), a sept pieds de long sur un pied de haut, repose sur deux pieds en bois f f et peut être facilement déplacée au moyen de poignées g g. On la remplit d'eau chaude par les deux entonnoirs d d, afin de l'échauffer plus promptement. Chaque entonnoir est muni d'un bouchon attaché par une chaînette de manière qu'on puisse les clore et empêcher la trop prompte évaporation, ainsi que le refroidissement de l'eau (2). La distance des parois pour former l'espace h qui renferme l'eau, est de deux pouces et demi. On voit en b une planchette en plan incliné sur laquelle pose la tête de l'asphyxié, afin de la garantir de l'action immédiate de la chaleur. Aux pieds, au contraire, l'espace contenu entre les parois est, ainsi qu'on le voit en c, plus considérable qu'ailleurs, pour que ces extrémités reçoivent une chaleur plus forte et plus soutenue que les autres parties. Enfin, l'appareil est muni d'un robinet e pour vider l'eau après le bain de

(1) On pourrait la construire en zinc.

(2) On peut introduire un thermomètre par ces ouvertures afin de s'assurer du degré de température de l'eau.

chaleur, ou pour la renouveler lorsqu'elle n'est plus assez chaude.

Pour que le corps reçoive la chaleur non-seulement par le fond de l'appareil, mais encore par ses parois latérales, on l'y place sur une paillasse et on l'entoure de couvertures de laine avec lesquelles on remplit aussi les interstices. Il faut un seau d'eau pour remplir entièrement l'intervalle qui existe entre les doubles parois. Une quantité moindre ne remplirait que le fond, et les parois latérales ne seraient échauffées que par la vapeur. Enfin, le même appareil pourrait aussi, en mettant l'eau chaude dans sa cavité extérieure, servir à donner un bain ordinaire dans le cas où ce moyen serait jugé convenable.

Cuirasses creuses.

On a aussi proposé des cuirasses creuses en étain ou en cuivre, qu'on remplit d'eau chaude et que l'on place sous le dos, sur la poitrine et le bas-ventre de l'asphyxié; mais ces appareils ont l'inconvénient dont nous avons déjà parlé, c'est-à-dire, celui de former par leur poids un obstacle à la dilatation du thorax et à l'élévation des muscles abdominaux, dans le cas où la respiration viendrait à se rétablir.

Les ouvrages et les instructions sur les secours à donner aux noyés et asphyxiés, ne font
aucune mention précise du degré de chaleur
libre à employer. Ce point mérite cependant
quelque attention.

Tant que l'air ambiant n'est pas au-dessous
du point de congélation, on peut être moins
réservé dans l'application du calorique libre.
Cependant nous avons lieu de croire qu'au
commencement de l'opération surtout, la chaleur libre ne devra jamais dépasser la température normale du sang, c'est-à-dire, à-peu-
près 30 à 32 degrés réaumuriens. Ce qui vient
d'être dit concerne toutefois l'application continue de la chaleur à la surface du corps, soit
au moyen des bains de chaleur, soit par l'im-
position de corps chauds qu'on laisse sur les
régions répondant à des centres nerveux.
Quant à ceux qu'on promène à la surface, tels
que la bassinoire, les fers à repasser, leur
température peut être plus élevée, parce qu'ils
agissent à travers la couverture ou la chemise
de laine, et qu'ils ne séjournent pas assez
long-temps sur un même point pour lui trans-
mettre toute leur température.

Jusqu'à présent, nous n'avons parlé de l'application du calorique libre, que dans le cas

où la température extérieure n'est pas descendue au-dessous du point de congélation;
mais, lorsque le contraire a lieu, il en résulte
un danger qui exige des modifications dans la
manière d'appliquer l'agent dont il est question; cette circonstance réclame quelques considérations qui seront complétées lorsque nous
traiterons de l'asphyxie par le froid.

Il peut en effet arriver, qu'en hiver un individu tombe dans l'eau pendant que la température atmosphérique est à plusieurs degrés
au-dessous de glace. La congélation ne peut
alors avoir lieu pendant qu'il est submergé,
parce que l'eau, dans son état liquide, conserve un degré de température qui ne peut
descendre au-dessous de zéro, ainsi qu'il est
facile de le constater par le thermomètre. Mais
le danger de la congélation commence, dès
que le corps, après avoir été retiré de l'eau,
est exposé à l'action de l'atmosphère, et ce
danger s'accroît en raison du degré d'abaissement de la température atmosphérique.

Nous rappellerons donc ici ce que nous
avons dit plus haut en parlant du déshabille-
ment et du transport des noyés, avant de les
soumettre à l'action de la chaleur libre, et nous
ajouterons que, dans la circonstance dont il

s'agit, il faut se garder de déposer le corps dans un lieu dont la température serait trop élevée. Si ce lieu était chauffé, il faudrait le refroidir en ouvrant les portes et les fenêtres. Quant à l'application de la chaleur, il sera essentiel de n'y procéder que par degrés, en commençant par le degré de la glace fondante, et en procédant ainsi qu'il sera dit plus bas, lorsque nous examinerons l'ordre dans lequel devront être administrés les secours, et lorsque nous nous occuperons de l'asphyxie par congélation.

Nous ne quitterons pas ce sujet, sans dire que, parmi les secours donnés aux asphyxiés dans notre capitale, aucun moyen ne s'est montré plus efficace que l'application de la chaleur et les frictions, autre moyen dont il sera bientôt question. Cette remarque est d'ailleurs conforme à ce qui a été observé dans d'autres lieux.

Nous pourrions l'étayer d'un très grand nombre d'exemples; mais il suffira de parler de ceux que M. *Graf* a rapportés dans sa thèse inaugurale (1). Deux se sont passés sous les yeux de M. *Oberlin*, ministre du culte

______
(1) *Mathias Graf, Dissertation sur l'asphyxie. Strasbourg,* 1803.

17.

à Waldersbach au ban de la Roche (1). Les deux autres ont été observés par l'instituteur de la commune. Ces observations ont d'autant plus de prix qu'elles sont exposées avec une extrême simplicité, et quoique la première ait pour objet une asphyxie par congélation, elle sera d'autant moins déplacée ici, qu'elle confirme la doctrine que nous avons émise plus haut :

1re *Observation*. — « L'an 1776, Julienne *Spenler*, petite-fille, âgée de quatre ans, sortit du lit et de la maison pour ses nécessités; cette fille était nue comme la main, car sa chemise était dans la lessive. Peu après, elle voulut rentrer, mais le vent avait fermé la porte; elle voulut crier, mais elle ne put plus rendre qu'un bourdonnement sombre. C'était en février, un jour où le froid avait considérablement surpassé celui de l'an 1740. Au bout de deux heures, l'oncle et la tante de cette

_____

(1) Nous nous empressons de saisir cette occasion pour rendre hommage à la mémoire d'un pasteur dont l'inépuisable philanthropie s'est étendue sur tout ce qui pouvait contribuer à la civilisation et au bonheur de ses paroissiens. *Oberlin*, qu'on peut regarder comme le type du médecin de campagne de M. de *Balzac*, s'est entre autres appliqué avec un zèle infatigable à secourir les noyés, et ses efforts ont été souvent couronnés de succès.

orpheline, qui couchait à leurs pieds, s'aper-
cevant en s'éveillant qu'elle n'y était plus, se
levèrent et la trouvèrent enfin couchée dans la
neige et absolument gelée. Par bonheur, j'avais
enseigné à mes paroissiens quelque temps auparavant la manière de traiter les noyés et les
gelés. L'ancien et le justicier du village de Bellefosse s'en ressouvinrent, ils firent remplir
une huche d'eau et de glaçons, y mirent le
corps, et versèrent continuellement de l'eau
sur les parties qui n'y trempaient point. Ils
continuèrent pendant quelques heures, malgré
tout ce que d'autres y trouvèrent à redire, et
eurent la satisfaction qu'enfin tout-à-coup,
après quelques signes de vie, l'enfant se tourna
soi-même machinalement dans la huche, pour
tremper le côté du corps, qui était resté au-
dessus du niveau de l'eau. Les doigts des pieds
avaient sans doute été exposés trop long-temps
hors de l'eau à l'air tempéré ou chaud de la
chambre; car, dès qu'elle fut revenue à elle,
elle se plaignit de douleurs insupportables;
on la soulagea en frottant ces parties avec de
la graisse de renard. Elle fut entièrement rétablie, et il ne lui reste de ce malheur que des
pieds un peu faibles, et des douleurs aux pieds,
quand le temps veut changer. »

2° *Observation.* — « Mercredi le 17 janvier 1786 au soir, une servante vint me dire, que *Claude Caquelin* me faisait prier de venir chez lui, que sa fille âgée de 11 ans s'était noyée. Je pars, je vole, «C'en est fait, monsieur! me criait-on de toutes parts, elle n'est que trop morte, etc.» Je n'y fis pas attention. En passant devant la maison de *Nicolas Neuvillers*, je priai son fils de courir appeler *Sébastien Sheidecker*, maître d'école de Bellefosse, qui demeure à une bonne demi-lieue de Waldersbach. J'arrive à la maison, j'entre dans la chambre, je cherche la noyée, je demande après elle. On ne me voit pas, on ne m'entend pas. La chambre et les avenues étaient remplies de monde. La mère, les tantes, les sœurs, etc. remplissaient l'air de cris horribles. Je trouve l'enfant dans les mains d'une voisine occupée à la déshabiller. Je me joins à elle. Spectacle hideux que celui d'un noyé! Nous arrachons les haillons de dessus ce corps glacé. En y travaillant, je demande des cendres chaudes. Personne n'entend, ni ne bouge. Tout crie, tout hurle; je fais semblant de me mettre en colère; je frappe du pied, je crie comme un marinier; je gronde les pleureuses et je menace de battre tout le monde, si on ne se tait. L'enfant est déshabillé. Je la mets sur le lit. «De la flanelle!» m'écriai-je, «du drap! des étoffes de laine!» Rien n'arrive. Aussi avais-je tort de demander cela. J'avais oublié la pauvreté extrême de mes paroissiens. Enfin on me présente un vieux bas de laine. Plein de joie, je commence à frotter ce corps raide. Il vient un vieux bonnet de laine; quelque temps après encore un bas. Nous étions alors à trois pour opérer la friction. C'était tout ce qu'on pouvait faire; il n'y avait de place que pour trois. Ne dites pas, monsieur, qu'il aurait fallu avancer le bois de lit; dans ce pays misérable, les bois de lit sont à moitié pourris, raccommodés pièce sur pièce. Gardez-vous de les remuer, ils se briseraient en morceaux. En frottant, je demandai de nouveau des cendres chaudes. Enfin, on m'apporte un sachet qui en était rempli. Je le mets sous le bras gauche sur le cœur, en pliant doucement le bras dessus autant que faire se peut. Nous continuons à frotter et, quelle surprise ravissante! j'entends une respiration profonde comme un long soupir. Un second sachet arrive. Je le porte sur le côté droit de la poitrine sous le bras. On apporte une lampe. L'enfant était blanc partout le corps; on n'y apercevait aucune tache rouge ou blanche. Mais le visage était hideux, tacheté de sang, de couleur livide, l'œil droit fermé, gonflé, bleu, l'œil gauche ouvert, absolument terne comme dans les morts, la bouche ouverte en apparence, les dents serrées. En continuant à frotter, un second soupir vint quelques minutes après; puis après des intervalles plus courts, un troisième et quatrième. Un troisième sachet de cendres étant arrivé, je le mis sur la poitrine entre les deux autres et nous frottâmes d'autant plus le reste du corps. Je commençai à distinguer dans les soupirs une espèce de ronflement dans le gosier. Je mis l'enfant sur le côté; on vit paraître quelques bouillons de sang et de crachats à la bouche; ils augmentèrent un peu et il en coula même un peu d'eau, de crachats et de sang; mais pas assez pour en remplir une coque de noix. Le frottement fut continué et les sachets de cendre se multiplièrent. Au bruit de l'haleine et aux profonds soupirs se joignit un léger son, qui devint enfin un cri perçant et effroyable et qui ne discontinua pas pendant au moins deux heures. Pendant ce temps-là, le brave *Sébastien Scheidecker* arrive. J'étais fatigué et me fis remplacer par lui, en restant cependant dans la chambre pour l'aider. Il commença à faire donner des lavemens de fumée de tabac, l'enfant restant toujours enveloppée de sachets de cendres qu'on changeait contre des sachets chauds à mesure qu'ils se refroidissaient. Pendant l'opération de la fumée, Concorde tira un pied, une fois; une seconde fois, un bras se remue! Le cri perçant continuait toujours, mais le pouls n'était pas encore sensible et les dents étaient toujours serrées. Nous fîmes cesser la fumée pour envelopper les jambes et les pieds de sachets de cendres, nous en mîmes aussi sur les deux mâchoires du côté du cou. Les cris continuaient toujours, les mouvemens des bras et des jambes augmentèrent visiblement et devinrent enfin semblables aux efforts désespérés d'une personne qui est en danger de perdre la vie. Le pouls commença à se faire sentir, un œil s'ouvrit et se referma et les mâchoires n'étaient plus si raides. Ah! ah! ah! fut enfin la première voix que nous eûmes le plaisir d'entendre. On parla à haute voix à la petite fille; elle ne reconnut personne; elle se croyait encore dans l'eau et criait : *D'ja pratte! D'ja pratte!* (je suis perdue! je suis perdue!), et se défendait contre les bûches de bois dans l'eau. On lui mit une chemise et un bonnet, mais avec beaucoup de peine. Un homme la tint sur ses bras, sa mère lui parla, mais elle ne la connut pas. Elle continua toujours à se défendre. Enfin, sentant le cou du grand homme, elle s'y accrocha avec précipitation et avec une force extrême, et ne voulut plus s'en détacher. On la mit dans son lit où elle se tint tranquille. Je me retirai après y avoir été environ deux heures et demie. L'enfant était tombée dans l'eau en voulant y jeter une bûche; elle glissa et le poids de la bûche l'entraîna, le torrent l'emporta et elle se trouva confondue avec une énorme quantité de bois. Heureusement on la vit disparaître et on courut aussitôt à sa recherche. Tout le monde la crut irrévocablement morte, excepté le père qui insista à ce qu'on cherchât le ministre. Le lendemain l'enfant se connut, mais elle ne sut rien de tout ce qui s'était passé; tout ce dont elle put se rappeler était: qu'elle était tombée dans l'eau, que sentant sa jupe se lever par l'eau, elle avait tâché de la descendre et de s'en couvrir; que l'eau voulant entrer dans sa bouche, elle serra les dents pour l'en empêcher; qu'elle tâcha de crier dans le même temps qu'elle se vit passer devant le moulin; qu'elle aperçut une fois des broussailles sur le bord de l'eau;

qu'étendant son bras pour s'y accrocher, elle manqua son coup (les broussailles étaient à plus de six pieds de distance); qu'elle voulut se tenir au bois, mais que toutes les bûches lui échappèrent; qu'elle y heurta même souvent de son visage, qu'enfin , elle désespéra de sa vie et perdit connaissance.

« Dès le lendemain, Sébastien ordonna qu'on lui lavât le corps avec du vinaigre; alors il y parut des taches bleues et rouges, qui se perdirent peu-à-peu; le visage devint extrêmement enflé. »

3ᵉ *Observation*. — « En 1789 le 25 mars, *Louis* fils de *Jean Georges Schanzlin* de Belle-fosse, fut trouvé vers dix heures du matin dans l'auge d'une fontaine, la tête au fond de l'auge et les pieds au-dessus de l'eau. J'étais (c'est M. *Scheidecker* qui parle) à Waldersbach à un quart de lieue de Bellefosse. On m'en avertit; j'y allai en toute diligence. En arrivant, je trouvai l'enfant déshabillé et déjà entouré de sachets de cendres chaudes par quelques filles de mes écolières. L'enfant était froid comme un mort, il avait le visage bleu, les dents serrées, la mâchoire inférieure immobile. Je n'avais plus qu'à frotter la peau avec des flanelles; j'y employai autant de ces filles que le local le permit. En attendant, je préparai un lavement de fumée de tabac que je lui administrai. Un moment après, je lui introduisis de la fumée dans les narines et dans la bouche autant que je pus. Je lui comprimai de temps en temps le bas-ventre, en réitérant la fumée de tabac dans le nez. Il sortit de la bouche quelques bulles d'air, et il fit un soupir qui ne fut pas très sensible. Je fis alors quelques efforts pour desserrer les dents, mais sans succès. Cependant un second soupir se fit entendre, et bientôt après un cri perçant le suivit. Nous continuâmes encore un peu les frictions. L'enfant commença à respirer fort régulièrement, s'endormit, se réveilla une demi-heure après bien portant et recommença à courir avec ses camarades. »

Malgré l'insufflation de la fumée de tabac dans les narines et la bouche, moyen que nous ne pouvons approuver, l'asphyxie a cédé à l'emploi de la chaleur et des frictions. Cependant nous croyons aussi que la promptitude du succès dans le cas dont il s'agit a pu en partie dépendre de la compression exercée de temps en temps sur le bas-ventre, compression qui en refoulant par intervalles le diaphragme vers le thorax a pu contribuer à solliciter la respiration.

4ᵉ *Observation.* —« Au mois de mai 1793, (c'est encore M. S. qui parle), *Louis Désiré,* fils de *Michel Scheidecker* de Frouchi, âgé de 18 mois, fut oublié par quelques enfans un peu plus âgés que lui, qui devaient le garder; le ruisseau l'emporta et le poussa dans un canal qui conduisait l'eau sur les prés. Après bien des recherches, on le trouva enfin retenu par quelques piquets, qui servaient à conduire l'eau sur les prés; il flottait au-dessus de l'eau. On m'avertit sur-le-champ; je m'y rendis en quelques minutes et je trouvai l'enfant nu dans des plumons sur la table. Je fis chauffer des cendres pour les mettre autour du corps, je commençai à le faire frotter avec des flanelles, en attendant que j'eusse préparé de la fumée de tabac. La première gorgée que je lui soufflai dans les narines le fit respirer et de suite il commença à crier. Je le laissai tranquille, couvert de sachets de cendres chaudes; peu-à-peu il revint à lui, tourna les yeux et regarda les assistans. Tout le traitement ne dura pas un quart-d'heure.

« Les personnes qui font le sujet de ces observations sont encore existantes et jouissent d'une bonne santé. »

CHAPITRE V.

Des stimulans qui tendent à réveiller l'action nerveuse.

Des stimulans qui tendent à réveiller l'irritabilité et la sensibilité
de la surface du corps.

Le système cutané est éminemment doué de nerfs ; il jouit par conséquent d'une sensibilité exquise ; de sorte qu'en stimulant les extrémités nerveuses qui s'épanouissent dans son tissu, on peut agir sympathiquement sur les centres nerveux et rappeler ainsi leur énergie vitale.

Frictions sèches.

Parmi les moyens qui peuvent conduire à ce résultat, les frictions sèches méritent d'occuper un premier rang, non-seulement par la facilité qu'offre leur exécution, mais encore par les effets salutaires qu'elles ont produits dans une infinité d'occasions. Que l'on consulte l'histoire des nombreuses résurrections opérées sur des asphyxiés, et l'on reconnaîtra qu'il en est peu auxquelles les frictions sèches n'aient eu une part plus ou moins directe. Il existe en effet un grand nombre d'observations où employées promptement, elles ont suffi pour ranimer la vie avant qu'on eût eu le temps ou le besoin de recourir à d'autres moyens : c'est surtout ce qui a été remarqué pendant les secours administrés dans la ville de Paris. Toutefois les résultats qu'on y a obtenus sous ce rapport, sembleraient n'être pas tout-à-fait d'accord avec ce qui a été observé à Hambourg ; car voici comment s'exprime à ce sujet le rapport déjà cité :

« Lorsqu'on réussit à exciter la respiration, les frictions achevèrent de stimuler la circulation. Mais, dans le cas contraire, elles parurent contribuer à faire refluer le sang liquide contenu dans les membres vers le cœur antérieur déjà engorgé et vers les poumons non encore viables. Or cette manière d'agir, loin d'être utile, devient d'autant plus nuisible que les frictions ont été pratiquées avec moins de ménagement, avec des liqueurs stimulantes ou avec des brosses très rudes. Nous avons vu dans un cas la vie qui commençait déjà à reparaître, s'éteindre à la suite de frictions faites avec tant de violence qu'elles avaient entamé la peau. »

Mais, que conclure de ce passage ? sinon que les frictions faites sans précaution et outre mesure peuvent devenir nuisibles. Or c'est ce que nous avons toujours pensé, et nous avons fondé notre opinion sur ce principe général que, lorsque les fonctions d'un organe ou d'un système organique sont tombées dans l'inertie, il ne faut procéder que graduellement à l'emploi des excitans qui ont pour but de rétablir leur activité. Il n'y a pas plus de raison pour ranimer par une excitation extrême la sensibilité de la peau et l'irritabilité fibrillaire presque éteintes, que pour surcharger d'alimens un estomac presque paralysé par l'abstinence ou par l'influence d'un poison sédatif.

Nous sommes donc d'accord sur l'utilité d'une action progressive des frictions, et, à cet effet, nous regardons comme rationnel de ne les commencer qu'avec des pièces de flanelle, de n'employer les brosses que plus tard, et de manière encore à ne produire qu'un frottement modéré, mais long-temps continué, surtout à la plante des pieds.

Frictions avec des substances stimulantes.

On a ajouté beaucoup de confiance en l'action de substances irritantes, propres à stimuler la peau. Quelques médecins ont même attribué principalement aux substances salines, contenues dans les cendres, les heureux effets dont nous avons exposé plus haut quelques exemples, et qui cependant paraissaient dus plutôt à l'action de la chaleur libre. Partant de cette idée, ils ont conseillé de saupoudrer les flanelles de sel marin ou de sel ammoniac réduits en poudre très fine, ou encore d'exposer les frottoirs à la fumée de substances aromatiques.

Nous ne pensons pas que ces moyens, que les derniers surtout, puissent être nuisibles ; mais nous ne croyons pas non plus qu'on en obtienne des avantages réels ; du moins aucun fait ne le prouve, de sorte qu'ils ne forment qu'une complication de plus.

Frictions ammoniacées et spiritueuses.

On a attaché long-temps beaucoup d'importance aux frictions faites avec de l'ammoniaque liquide, avec de l'alcool camphré, aromatisé, etc. Mais, outre l'inconvénient spécial de l'ammoniaque d'être très incommode aux personnes qui administrent les secours, et de pouvoir même par ses émanations gêner le retour de la respiration, il a de commun avec toutes les substances volatiles, par conséquent avec celles que nous venons de nommer, de combiner une grande quantité de calorique pendant sa volatilisation, et de donner lieu ainsi à un refroidissement considérable. En conséquence, nous regardons les frictions ammoniacées et alcooliques comme peu utiles et plutôt même comme nuisibles.

Urtication, flagellation.

Nous ne parlerons de l'urtication et de la flagellation que pour les placer, sous le rapport historique seulement, dans le cadre des secours contre les asphyxies. Il est possible que ces moyens aient pu ranimer la vie dans quelques cas, comme celui, entre autres, dont parle *Rhasès*, mais ces cas étaient plutôt de véritables apoplexies que des asphyxies, et nous n'avons à nous occuper que de celles-ci.

Ustion.

La cautérisation ou la brûlure a été rangée parmi les moyens de rappeler les asphyxiés à la vie. On a proposé, à cet effet, la cautérisation avec le fer rouge ou l'eau bouillante, l'instillation de cire d'Espagne ardente, l'application d'amadou, de moxas, etc. Le creux de l'estomac et la plante des pieds ont été considérés comme les lieux d'élection pour obtenir des effets énergiques.

Sans parler des suites que ces opérations cruelles peuvent laisser après elles, lorsqu'on a brûlé trop profondément, ce qui n'est pas toujours facile à éviter, l'expérience est loin de confirmer leur utilité contre l'asphyxie. Les exemples en leur faveur, dont *Lancisi* et autres font mention, sont plutôt relatifs à l'apoplexie, à la léthargie et à la syncope qu'à l'asphyxie proprement dite, parce que quel que puisse être l'ébranlement nerveux capable d'être produit par la brûlure, le siège du mal résidant moins ici dans les fonctions nerveuses que dans l'absence de la propriété stimulante du sang, on aura beau surexciter brusquement tel ou tel réseau nerveux, on n'obtiendra jamais que quelques effets passagers; on observera peut-être quelques légers mouvemens convulsifs, qui s'éteindront avec le faible reste de vie dont jouissait encore l'asphyxié. Nous ne saurions trop le répéter, tout ce qui excite trop vivement et trop brusquement devra être exclu du traitement des asphyxies.

18.

Ventouses.

Dans une des meilleures intructions que nous possédions, destinée aux chirurgiens militaires, sur la manière d'administrer des secours aux noyés, M. le baron *Larrey* (1) conseille, dès que la chaleur latente s'est développée, lorsque les lèvres se colorent, qu'elles s'entrouvrent spontanément, et qu'on sent par l'application de l'oreille sur la région du cœur des battemens à cet organe, d'appliquer promptement des ventouses mouchetées sur les régions dorsales, à l'épigastre et aux hypochondres. Je regarde ce moyen comme fort utile, alors même que les signes du retour de la vie ne seraient pas aussi sensibles que le dit l'illustre chirurgien militaire; car la petite quantité de sang qu'on soutirerait par les ventouses ne serait pas suffisante pour être préjudiciable à l'asphyxié, et elle pourrait néanmoins, outre la stimulation de la peau, provoquer un afflux vers la circulation capillaire périphérique, propre à diminuer la congestion qui a lieu du côté du centre circulatoire. Ce moyen, cependant, ne doit être mis en usage que par une personne de l'art, et

(1) Clinique chirurgicale , tom. IV, pag. 92.

ne peut l'être convenablement que lorsque le système des secours publics est assez bien organisé, pour permettre d'établir et de conserver, dans les dépôts de secours, les instrumens qu'exige cette opération.

Errhins stimulans et particulièrement de l'ammoniaque.

L'opinion que nous avons émise à l'égard de l'ustion peut aussi s'appliquer aux errhins stimulans. Séduits par les rapports presque immédiats qui existent entre le cerveau et la membrane muqueuse des fosses nasales, au moyen de la première paire de nerfs et d'une branche de la cinquième, plusieurs médecins ont conseillé de porter sur cette membrane une irritation assez vive pour ranimer les fonctions du cerveau. Parmi les moyens les plus vantés pour produire cet effet, on recommande surtout l'ammoniaque. *Fine* dit d'après *Sage* (*Expér. sur l'alcali volatil fluor dans les asphyxies*), qu'un homme ivre fut entraîné par le courant de la Seine et disparut; ce ne fut que quelques minutes après qu'on vit ses pieds à la surface de l'eau et il disparut de nouveau ; il y avait plus de vingt minutes qu'il était submergé, quand un batelier le tira de l'eau, sans mouvement, sans pouls, les yeux ouverts et immobiles. On lui introduisit de l'alcali volatil dans les narines, et on en versa quatre ou cinq gouttes dans la bouche ; aussitôt cet homme fit une grande inspiration, rejeta une eau écumeuse et dit en se redressant : *Je me porte bien.* Enfin, *Sage* a noyé des lapins, en les plongeant dans l'eau jusqu'à ce qu'il ne donnassent aucun signe de vie, et les ressuscita par le même moyen. Il croit devoir en conclure que l'alcali volatil est le spécifique par excellence, en ce qu'il neutralise l'acide carbonique, dont les poumons des asphyxiés sont remplis.

Outre que cette dernière opinion n'est pas soutenable, ainsi que l'a fort bien démontré *Buquet* (1), puisqu'on a obtenu le même effet de substances acides, telles que le vinaigre radical, l'acide hydrochlorique, etc., il y a dans le cas fort extraordinaire dont il vient d'être question, et qui, du reste, est fort mal décrit, une circonstance à remarquer. C'est l'état d'ivresse qui a précédé l'immersion. Or, il a bien pu se faire qu'une syncope, due à cet état et survenue au moment de l'accident, ait modifié les conditions de l'asphyxie,

(1) *Mém. de l'Acad. roy. de Méd.* 1776.

et lorsqu'on se rappelle la puissante action de l'ammoniaque sur l'ivresse, la promptitude avec laquelle il la dissipe, on ne peut tirer aucune induction générale de ce fait.

Nous ne contestons pas d'ailleurs que l'ammoniaque ou tout autre stimulant énergique ne puisse, dans quelques cas, imprimer une excitation assez vive pour rappeler la vie; mais pour produire cet effet, il faut qu'il rencontre des circonstances individuelles, qu'aucun raisonnement ne peut apprécier *à priori*. Qui peut en effet évaluer chez un asphyxié la somme de sensibilité restante? Qui peut, d'après cette évaluation, calculer le degré de stimulation strictement nécessaire pour rappeler la vie, sans risquer de l'éteindre par une surexcitation? Il faudra donc, ici encore, respecter le principe que nous avions établi plus haut, et qui consiste à agir que progressivement, en évitant toute stimulation trop forte, surtout lors du début des secours médicaux. *Fodéré* a si bien senti la vérité de ce précepte, qu'en parlant, dans son article *Noyés* (1), de l'emploi de l'ammoniaque, il s'exprime ainsi :

« Il faut faire attention qu'une fois qu'on

____

(1) *Dict. des Sciences médicales*, tom. XXXVI.

est parvenu à obtenir les premiers indices d'une respiration qui veut s'établir, on doit craindre d'épuiser la vie par une irritation trop forte et de rendre à la mort une victime qu'on était sur le point de lui arracher. Aussi a-t-on des exemples d'asphyxiés qui, ayant été rappelés à l'existence par quelques gouttes d'ammoniaque ou d'une liqueur aromatique, ont fini par la perdre par les soins trop officieux de personnes qui ont voulu doubler la dose ou ajouter quelque autre genre d'excitation ; ainsi nous apprenons de *Troja* (1), ce savant chirurgien que nous avons déjà cité, que tandis que des chiens soumis à ses expériences sur les effets de la vapeur de charbon, revenaient d'eux-mêmes et sans secours, au bout de 25 minutes, par la seule exposition à l'air frais et libre, ils périssaient sur-le-champ sans aucun espoir, si on leur versait dans la bouche ou dans le nez une ou deux gouttes de vinaigre radical ou d'alcali fluor, tant on doit être attentif à proportionner les secours à la faible étincelle de vie et à prendre garde à ne pas l'étouffer par des soins mal entendus. On doit donc se borner, ce me semble, aux excitans

(1) *Mém. de la Soc. roy. de Méd.*, 1777 et 1778.

appliqués à l'extérieur, tels que les frictions et une douce chaleur, dès que la respiration et la circulation commencent à se manifester.»

Des stimulans tendant à rétablir la sensibilité
et l'irritabilité de l'estomac.

Nous aurons peu de chose à dire sur l'emploi de cet ordre de stimulans, parce que les principes que nous venons d'exposer leur sont entièrement applicables.

Les sympathies directes, qui existent entre l'estomac et les autres organes, notamment le diaphragme et la poitrine, font aisément concevoir la raison qui a fait attacher une haute importance aux moyens qui, introduits par ingestion ou par injection, peuvent le stimuler ou déterminer en lui des mouvemens de contraction de nature à produire le vomissement. Aussi a-t-on proposé de faire avaler aux asphyxiés, ou d'injecter dans leur estomac au moyen d'une sonde œsophagienne, soit des liqueurs stimulantes, telles que l'alcool camphré, l'eau de cologne, etc., étendus d'eau, soit, pour exciter le vomissement, une solution de tartre stibié.

Quelle que soit l'opinion qu'on puisse avoir

de la valeur de ces moyens, il faudra toujours poser en principe, que dans aucun cas ils ne doivent être mis en usage, avant que la respiration et la déglutition ne soient entièrement rétablies. Une conduite contraire exposerait l'asphyxié aux dangers qui résultent de l'engouement des voies aériennes, par l'effet d'un corps étranger introduit dans le larynx, surtout si ce corps est irritant. Or, comme chez les asphyxiés et particulièrement chez les asphyxiés par submersion, l'épiglotte est dressée, il est presque impossible que les liquides qu'on introduit par la bouche, ne fassent pas fausse route, c'est-à-dire, n'arrivent pas dans les organes de la respiration, au lieu de pénétrer dans l'œsophage.

Sonde œsophagienne et injection de substances
liquides médicamenteuses.

Il est vrai qu'au moyen de la sonde œsophagienne on pourrait éviter cet inconvénient; mais la difficulté d'introduire cette sonde, surtout lorsque les mâchoires sont serrées l'une contre l'autre, comme cela arrive très souvent (1), le temps qu'il faudrait employer pour

(1) Ce que dit *Fine* à ce sujet (O. C.) confirme cette difficulté:

injecter les liquides, l'effet très problématique qu'il resterait à en attendre, l'ensemble de ces circonstances, disons-nous, entraînerait une perte de temps qui peut être utilisé par des secours bien moins incertains.

L'extraction mécanique, au moyen de cette

« Si l'on ne pouvait parvenir à écarter les mâchoires, ou que le défaut de quelques dents ne permît pas le passage de la sonde, on chercherait à l'introduire par les fosses nasales ; alors on l'introduirait seule, ou encore armée d'un stylet un peu moins recourbé que les algalies pour sonder les hommes ; on tiendra la tête de l'asphyxié un peu renversée en arrière. Si l'on se sert de la sonde armée, il faut que sa courbure soit tournée en bas : on la conduit à travers une des narines jusque dans le pharynx ; lorsqu'elle y est parvenue, on retire le stylet d'une main, tandis que, par un mouvement opposé, on pousse avec l'autre la sonde plus bas, de manière à la faire pénétrer dans l'extrémité supérieure de l'œsophage, et même presque dans l'estomac. Mais il faut être prévenu que, par cette méthode, à moins qu'on ne soit très exercé, on pénètre beaucoup plus souvent dans les voies aériennes que dans l'œsophage ; que cette fausse route ne peut se reconnaître, comme chez une personne non asphyxiée par la toux, une espèce de sifflement, ou le mouvement de la flamme d'une chandelle que l'on approche de l'ouverture de la sonde supposée introduite dans l'œsophage, que le seul signe indicatif de la pénétration de cette sonde dans l'œsophage consiste dans la profondeur à laquelle elle est parvenue, car, lorsqu'elle est placée dans les voies aériennes, elle ne pénètre pas au-delà de la division des bronches. On sent combien il est important de s'assurer de la place qu'occupe cette sonde ; car si elle avait été introduite dans la trachée-artère, on s'exposerait, lors de l'injection, à voir naître des accidens plus ou moins graves, en raison de la quantité et de la nature du liquide injecté. »

sonde adaptée à une pompe aspirante, de l'eau et de la vase dont l'estomac des noyés est quelquefois surchargé, extraction qui devrait nécessairement précéder l'injection de substances stimulantes ou vomitives, est encore moins indiquée; car, de deux choses l'une; ou l'asphyxié a recouvré l'usage de la respiration et de la déglutition, ou bien ces facultés n'existent pas. Dans ce dernier cas, la tentative d'extraire l'eau de l'estomac au moyen de la sonde œsophagienne serait téméraire, en ce qu'elle pourrait gêner le retour de la respiration, si elle tendait à se rétablir pendant l'opération; dans le premier cas, au contraire, elle serait inutile, parce que les efforts pour vomir s'opéreraient naturellement, et qu'il serait d'ailleurs facile de les favoriser en chatouillant le pharynx avec la barbe d'une plume, ainsi qu'il sera dit plus bas.

Vomitifs.

Il n'est aucun praticien qui n'ait eu l'occasion d'observer l'effet que produit le vomitif, avant que son action émétique ne se manifeste. Que ce soit le tartre stibié ou l'ipécacuanha qu'on ait employé, on remarque d'abord un malaise, une pâleur de la face, une petitesse, une concentration du pouls, une sueur froide; en un mot un état plus ou moins voisin de la syncope. Or, ce trouble, cette dépression manifeste de l'action nerveuse ne peut-elle pas devenir très dangereuse chez un individu dont la vie est si faible qu'elle est encore un problème? Cette réflexion bien simple suffit pour proscrire, presque toujours, l'emploi des vomitifs dans l'asphyxie.

Dans ses considérations sur les asphixies (1), M. *Delormel* cite un exemple fort remarquable des mauvais effets du vomitif dans l'asphyxie par le froid. Le même résultat funeste peut aussi avoir lieu dans les autres asphyxies, lorsque ce moyen est appliqué sans discernement.

« Le 15 nivose an XIII, le N..., soldat au 5ᵉ de ligne, sorti la veille de l'hôpital militaire de Moncullier (Piémont), fut trouvé sur la route de Turin à sept heures du matin, étendu sur la neige. Il fut apporté de nouveau à l'hôpital, où l'on reconnut son état d'asphyxie. Le thermomètre était entre 10 et 11 degrés R. au dessous de zéro; l'homme était convalescent; il fut mis dans un lit chaud, et on lui fit des frictions

____

(1) Thèse soutenue à la Faculté de Médecine de Paris, 1821.

sur la peau. Avant de le conduire à l'hôpital, on lui avait déjà ingéré quelques cuillerées de rosolio ; il donna quelques signes de vie. Le chirurgien de garde, plus présomptueux qu'instruit, voulut qu'il lui fût sur-le-champ administré une potion émétisée, jugeant que le N... était dans un état d'ivresse. Malgré quelques oppositions, elle fut prise. On continua également les frictions. Les membres avaient à peine exercé quelques mouvemens d'inquiétude, que les vomissemens commencèrent. L'état de vacuité de l'estomac ne surprit pas peu l'émétiseur. Des convulsions survinrent ; les vomissemens ne purent céder. On administra le quinquina en potion et en lavemens ; mais tout fut vain, le coup de mort était porté, et N.... fut victime de l'émétique.»

Il est une circonstance pourtant, où l'usage des vomitifs pourrait être utile, c'est lorsque dans l'asphyxie par submersion, la respiration, la circulation, la chaleur et la déglutition étant parfaitement rétablies, la région de l'estomac resterait encore tuméfiée, que le chatouillement du pharynx avec la barbe d'une plume n'aurait pas suffi pour convertir les nausées ou les vomituritions en un véritable vomissement, et qu'on aurait la certitude que l'estomac était rempli d'alimens ou de boissons plus ou moins immédiatement avant la submersion.

Chatouillement du pharynx avec la barbe d'une plume.

Nous avons parlé du chatouillement du pharynx avec la barbe d'une plume. C'est un moyen dont l'action sympathique sur l'estomac est ordinairement prompte, et qu'il est permis d'employer chez les asphyxiés, dès que la moindre envie de vomir se manifeste, quand même la déglutition ne serait pas encore libre; car ce procédé n'expose pas au danger d'engouer les poumons, ou d'exercer sur le système nerveux une action déprimante, comme lorsqu'on introduit le vomitif dans l'estomac.

Nous ne terminerons pas ce sujet, sans citer deux passages que nous avons extraits et traduits du rapport sur les secours administrés dans la ville de Hambourg. Dans le premier de ces passages, le docteur *Holst* dit :

« Quelquefois, lorsque au début des secours, on avait incliné modérément la partie supérieure du corps du noyé, en même temps qu'on avait exercé une légère pression sur la région supérieure du bas-ventre, afin de déterminer l'expiration de l'air qui avait été insufflé, il sortit une grande quantité d'eau et de vase par la bouche. Dans ces cas, la région de l'estomac était ordinairement tuméfiée et tendue. Dès le retour de la vie, il se manifestait des vomituritions infructueuses qui ne cessaient pas. La respiration, dès le commencement de ce retour, restait excessivement gênée et stertoreuse, pendant que la chaleur revenait et que le pouls, bien qu'irrégulier, se développait. Alors **un** léger chatouillement de l'arrière-bouche avec la barbe d'une plume trempée dans de l'huile a très souvent suffi pour produire un vomissement suivi de soulagement. D'autres fois, lorsque ce chatouillement n'avait qu'augmenté les envies de vomir, un vomitif, composé de tartre stibié et d'ipécacuanha, fut donné. Nous vîmes alors fréquemment, pendant les efforts pour vomir, la chaleur disparaître durant un court espace de temps, et un état syncopal survenir ; mais, aussitôt après l'action du vomitif, la chaleur se rétablir, les yeux reprendre un nouvel éclat, le pouls devenir plus régulier et plus développé, la respiration s'exécuter avec plus de liberté et sans râlement. Quelques stimulans appropriés à la situation achevèrent alors la guérison. Il est évident que, dans ces circonstances, la respiration encore languissante fut délivrée d'un grand obstacle dû à la plénitude de l'estomac, ainsi qu'au refoulement du diaphragme, comme aussi, peut-être, à la présence de l'eau dans la trachée - artère. Autant qu'il m'a été permis d'observer des faits de cette nature, j'ai toujours remarqué qu'ils avaient eu lieu chez des individus qui, à plusieurs reprises, avaient plongé sous l'eau et avaient reparu à sa surface. Le besoin de respirer avait vraisemblablement fait entrer de l'eau en même temps que de l'air dans la trachée-artère. Dans les cas où une grande quantité d'eau et de vase avait été avalée, le vomitif fut insuffisant pour débarrasser complètement la respiration, qui ne tarda pas à redevenir difficile. Nous avons vu quelquefois la guérison survenir après une diarrhée copieuse, de sorte que nous avons considéré ce symptôme comme un indice, en pareil cas, de l'utilité de lavemens et même de purgatifs donnés avec précaution. Il est entendu, qu'en employant ces derniers moyens, nous avions pour unique but de faire cesser un obstacle essentiel, et, qu'à cette considération près, la méthode excitante, qui si souvent suffit pour rendre la respiration libre, n'en est pas moins restée indiquée par la cause et les phénomènes de la maladie. »

Dans un autre endroit de l'ouvrage d'où nous venons d'extraire ce qu'on vient de lire, le docteur *Moldenhawer*, directeur actuel des secours et successeur du docteur *Holst*, s'exprime ainsi :

« Lorsque, entraîné par des succès obtenus au moyen du vomitif dans l'asphyxie avec engouement des bronches, on voulut étendre cette méthode à des asphyxies où aucun caractère de cet engouement ne se manifestait, où il n'existait aucune matière qui pût être éliminée par le vomissement, la faiblesse qui succède à l'action du vomitif le contr'indiquait déjà par cette seule raison. Les doses ordinaires de ce remède restaient sans effet, et, lorsque ne se croyant pas averti par cette circonstance on voulut insister, il en résulta de violentes vomituritions suivies de convulsions mortelles. Cette mauvaise médication détruisit bien plus promptement encore le dernier reste de vie, lorsque poussé par l'idée qu'il importait de débarrasser sans retard les organes engoués, on n'attendait même pas, pour administrer le vomitif, que la déglutition fût rétablie.

Il est en général bien dangereux d'introduire une substance liquide quelconque dans la bouche, tant que l'inertie de l'œsophage subsiste, surtout lorsque la langue saillit hors des mâchoires spasmodiquement contractées, et que, par conséquent, l'épiglotte est dressée en avant. De la teinture vineuse d'ipécacuanha fut introduite en quantité, à l'aide d'un tuyau de plume et par la brèche d'une dent, dans la bouche d'un noyé chez lequel une chaleur bien entretenue avait déjà commencé à rétablir la respiration. Il succomba et l'on trouva, après la mort, que presque la totalité du médicament avait pénétré dans la trachée-artère. »

Concluons de ce qui précède :

Qu'aucune substance stimulante, cordiale ou autre, ne devra être introduite dans l'estomac d'un asphyxié, que lorsqu'il pourra avaler facilement, et que d'ailleurs la respiration, la chaleur et la circulation auront été rétablies;

Que les vomitifs ne sont applicables que sous les mêmes conditions et dans les cas seulement où de continuelles nausées, ainsi que des vomituritions infructueuses tourmenteraient le malade, dont la région de l'estomac tuméfiée et distendue indiquerait d'ailleurs que cet organe contient de l'eau; ou encore lorsqu'on aurait appris qu'il était rempli d'alimens ou de boissons au moment de l'immersion.

Des stimulans tendant à rétablir l'irritabilité
et la sensibilité des intestins.

L'irritabilité et la sensibilité se conservent beaucoup plus long-temps dans le canal intestinal qu'à la surface du corps et même que dans les autres cavités. C'est un fait sur lequel tous les physiologistes sont aujourd'hui d'accord, et c'est sur lui principalement qu'on a fondé l'utilité des lavemens excitans comme étant propres à stimuler ces propriétés vitales, et à les réveiller au profit de l'organisme entier.

On a, à cet effet, eu recours aux lavemens sous forme liquide et plus particulièrement sous forme de fumée obtenue par la combustion du tabac.

Lavemens de fumée de tabac.

Nous abordons un sujet d'un très haut intérêt, et qu'il est indispensable de traiter avec beaucoup de détail; car, pendant plus d'un demi-siècle, les lavemens de fumée de tabac ont été considérés partout comme le moyen le plus efficace, comme le moyen presque exclusif de rappeler les noyés à la vie, sans qu'on eût songé à porter la moindre atteinte à l'extrême confiance que, jusque-là, ils avaient inspirée. Cependant, à une époque plus récente, plusieurs médecins, se fondant plutôt sur des opinions théoriques que pratiques, ont non-seulement contesté leur utilité, mais les ont même signalés comme nuisibles, et ont en conséquence conclu à ce qu'on les écartât du nombre des moyens à employer pour ranimer les aspbyxiés.

L'usage médical des lavemens de fumée de tabac a été introduit en Europe, peu de temps après l'importation de la plante dont on se sert à cet effet, et certains peuples d'Amérique paraissent nous en avoir fourni les premiers exemples. Ils administraient ces lavemens contre plusieurs maladies, à l'aide de deux pipes dont l'une vide et l'autre chargée, placées la première au-dessus de la seconde, ou par le moyen d'une vessie remplie de fumée. *Thomas Bartholin* (1) et, après lui, *Jean André Stiffer* (2), furent les premiers médecins qui

(1) *Hist. anat. 66. Centur. vi.*
(2) *De machinis fumi-ductoriis curiosis, sive fumum impellendi*

écrivirent sur les lavemens de fumée de tabac et décrivirent des appareils pour les administrer. Toutefois ces lavemens, ainsi qu'il résulte des ouvrages de *L. Heister* (1) et de *Jean Gottlieb Schaeffer* (2), ne furent employés que dans les constipations opiniâtres, la colique iliaque et autres affections analogues; mais aucun de ces auteurs ne mentionne l'injection de la fumée de tabac dans les intestins, comme moyen de ranimer les noyés. Aussi n'est-il pas facile de préciser l'époque à laquelle on commença à faire cette application. Il paraît néanmoins que ce fut en Suisse; car dans son avis sur les secours à donner à ceux qui se sont noyés, publié par ordre du roi en 1740, le célèbre *Réaumur* recommande expressément de souffler de l'air dans les intestins et mieux encore d'y souffler de la fumée de tabac, recommandation fondée sur le traitement helvétique déjà consigné dans différentes années du Mercure suisse (3). Depuis

intra corpus instrumentis eorumque in praxi medica adhibendi ratione et usu, Epistolæ ad illustriss. viros magne societatis regiæ Anglicanæ. Hamburg, 1686.

(1) Chirurgie.

(2) Ueber den Nuzen, etc., c. a. d., *sur l'utilité des lavemens de fumée de tabac.* Ratisbonne, 1766.

(3) *Fodéré,* art. cit.

la publication de l'avis de *Réaumur*, les instructions de tous les pays sur les secours à
donner aux noyés et asphyxiés recommandèrent généralement l'insufflation d'air dans les
intestins et de préférence encore les lavemens
de fumée de tabac.

Lorsqu'on examine avec attention les nombreuses observations que renferme l'ouvrage
publié en français par la Société d'Amsterdam (1), on est frappé de la quantité de succès
obtenus soit par l'insufflation d'air dans le foudement, soit par les lavemens de fumée de tabac.
D'après ces faits, il semblerait qu'un des principaux reproches adressés, ainsi que nous le verrons bientôt, à ces manœuvres, celui de dilater
les intestins, de refouler le diaphragme et de
gêner ainsi le retour de la respiration, serait
sans force. Il paraîtrait en effet que cette dilatation pourrait, dans beaucoup de cas, provo-

___

(1) *Histoire et mémoires de la société* formée à Amsterdam en faveur des noyés, année 1767, 1re partie, publiée à Amsterdam, 1768.

Il résulte d'un relevé que nous avons fait avec beaucoup d'exactitude, que sur 149 cas de succès obtenus par cette société,

Il y a : simple insufflation d'air dans le fondement

sur . . . . 30 individus

Insufflation de fumée de tabac dans le fondement sur 57 »

Insufflation d'air et de tabac sur . . . . . 3 »

Dans les 59 autres cas, il n'y a eu aucune insufflation.

quer au contraire la contractilité intestinale et par ce moyen, sympathiquement, le réveil de l'irritabilité et de la sensibilité générales. Ces observations ont au surplus un cachet de candeur et de sincérité qui inspirent de la confiance. Nous allons en fournir la preuve en en citant textuellement quelques-unes.

Observation I. — « A Amsterdam, le 24 août 1767, le nommé *Nicolas*, travaillant au moulin de céruse de M. *Matthes*, tomba de son bateau près du plantage, son croc ayant glissé. Il alla d'abord à fond et il se passa du temps avant qu'on pût le tirer de l'eau. *Jean Tersteeg* le jeune lui ayant soufflé assez longtemps dans le fondement par la gaîne de son couteau dont il avait coupé la pointe, il rendit enfin de l'eau après avoir poussé quelques soupirs, il fit un hurlement et, moyennant une saignée, il a été entièrement rétabli. Ce cas décrit plus amplement dans le Philosophe, n° 88, est d'autant plus remarquable qu'il n'arriva que peu d'heures après qu'eut paru le n° 86 du même ouvrage, où la Société annonça pour la première fois son dessein : ce qu'elle a regardé comme un signe propice de l'approbation que l'arbitre suprême des évènemens daignait accorder à ce dessein et un heureux présage de la bénédiction dont il l'accompagnerait à l'avenir.»

Observation II.— « A Amsterdam, le 17 septembre 1767, une vieille femme demeurant dans l'*Elant-Straat*, tombée dans le canal du *Rokin* en fut tirée, après avoir été assez long-temps sous l'eau, en sorte qu'on voulait déjà la transporter à l'hôpital. Cependant, *Sybrant Ysermann*, batelier pour *Tergau*, lui introduisit dans le fondement le bout d'une pipe de tabac allumée; prenant dans la bouche la tête de cette pipe, il la souffla tout entière sans que cela produisît aucun effet. Mais ayant réitéré l'opération , la femme commença à se mouvoir, et bientôt fut en état d'être transportée dans son logis.»

Observation V. — « A Amsterdam , le 2 mars 1768, la femme d'*Abraham van Emden,* courtier en change, juif, tombée dans l'eau au plantage, en fut tirée et rappelée à la vie par le commandeur *Jean Storm* et ses gens. Le même moyen fut employé que dans le cas II.»

Observation IX.— « A Rotterdam , la nuit du 10 au 11 février 1768, la femme d'*Arnoux van Dyl,* garçon teinturier, s'étant levée sans faire aucun bruit, se jeta jusqu'à trois fois dans le canal. Les deux premières fois elle en fut retirée ayant encore connaissance, mais la troisième elle y demeura trois quarts d'heure. Après plus d'une heure de travail, elle fut rappelée à la vie par Me *Gerard van Maaswinkel,* principalement par le moyen de la fumigation et en la couchant dans un lit chaud avec son mari, etc. » (Les autres détails sont relatifs aux causes de ces tentatives de suicide.)

Les lavemens de fumée de tabac conservèrent pendant plusieurs années le rang qu'une longue expérience paraissait leur avoir assigné parmi les moyens de secours et furent recommandés, sans restriction, par les médecins les plus célèbres, lorsque *Portal* en France (1) et *Colmann* (2) en Angleterre se déclarèrent contre leur usage.

Laissons parler *Fodéré* (3), qui s'est chargé de combattre le premier de ces médecins :

« Quand on veut, dit-il avec *Pia,* prévenir le public contre un moyen dont l'utilité est

____

(1) *Mém. de l'Acad. des Sciences,* ann. 1775 et 1777.

(2) Diss. sur la cessation de la respiration par l'effet de la submersion.

(3) Art. cité.

attestée par tant de faits et par de sages praticiens qui respectent jusqu'au scrupule la vie
des hommes, il faut autre chose que des probabilités et des raisonnemens théoriques (*Pia*
part. IV, p. 39 de l'introduction). Ce n'est cependant que par des probabilités et des raisonnemens qu'on est parvenu enfin à faire proscrire presque généralement les lavemens de
fumée de tabac du traitement des noyés :
M. *Portal* leur a porté les premiers coups. Ce
médecin, s'étayant sur une observation faite
le 3 août 1774, sur les cadavres d'un sieur
Lemaire et de sa femme, marchands de modes
à la *Corbeille galante*, à Paris, qui avaient péri
suffoqués par la vapeur du charbon, et qu'il
visita douze heures après leur mort, *lesquels,*
dit-il, *avaient le ventre distendu comme une*
outre par la fumée de tabac qu'on avait intro-
duite, M. Portal, dis-je, en conclut dans un
rapport fait à l'Académie en 1775, que ces fumigations ne conviennent pas dans l'asphyxie
par le charbon, parce qu'elles refoulent le diaphragme vers les poumons et qu'elles s'opposent à l'inspiration ; il étendit la même impro-
bation pour l'asphyxie par submersion, sur la
supposition d'une apoplexie concomitante de
cet état (*Voy.* ses *Observations sur les ef-*

fets des vapeurs méphytiques, etc., 1784). Sans
avoir rapporté d'autres faits à l'appui, l'histoire de l'évènement arrivé à la *Corbeille galante*, il y a quarante-quatre ans, a été répétée
depuis jusqu'à satiété par cet auteur, et a servi
de base à ses reproches éternellement théoriques faits à la fumée de tabac donnée en
lavemens , reproches qu'on trouve encore
dans ses mélanges publiés en 1800. L'autorité
de ce praticien, dont les instructions ont été
substituées dans les boîtes de secours de Paris
à celles de *Pia* (1), eut bientôt ébranlé la
confiance des médecins de province, qui
croyaient sans doute que M. *Portal* ne s'occupait à Paris qu'à secourir les noyés ; et les
machines fumigatoires furent entièrement
négligées, proscrites même, comme elles le
sont à Strasbourg depuis 1807. Les huit mémoires de *Pia*, homme obscur aux yeux des
savans et seulement connu par son zèle et son
amour pour l'humanité, ont été oubliés et les
gens de l'art ignorèrent que, donnant des
détails de l'évènement ci-dessus (part. IV,
pag. 10, l. 1), il rapporte qu'il avait assisté lui-

(1) *Fodéré* est dans l'erreur. Depuis la création du Conseil de
salubrité, on ne s'est servi que de l'instruction rédigée par le Conseil, et l'appareil fumigatoire y a été maintenu.

même à l'opération de la fumigation, qu'elle n'avait été employée que sur la femme dont le ventre n'était point du tout tendu, lorsqu'il s'est retiré, et que *Portal* n'avait visité les cadavres que plus de sept heures après l'emploi de la fumée. Faute d'exemples assez familiers, les praticiens ne firent pas non plus attention que la météorisation du bas-ventre est assez naturelle dans les morts subites et imprévues, surtout à la suite de l'asphyxie, principalement de celle par le charbon, ainsi que Harmant, médecin à Nancy, en avait déjà fourni des exemples dans son mémoire sur les funestes effets du charbon allumé, à l'occasion d'une femme étouffée par cette moffette en janvier 1745. Du reste, en regardant comme inutile et dangereuse la fumée de tabac, M. *Portal* recommande fortement la décoction de cette plante donnée en lavement; puis, dans une brochure réimprimée en 1805 et où il a un peu abandonné ses premiers principes, on lit, page 18, que la fumée de tabac introduite dans le fondement est inférieure au lavement le moins irritant, qu'elle est plus difficile et plus longue à mettre en usage; puis il ajoute par une contradiction insigne, que les lavemens de tabac n'étant pas contraires, on pourra y recourir comme dernier moyen, même les prolonger long-temps, ces irritations continuées pouvant enfin opérer un heureux effet (p. 23 et 24). De même l'auteur du mot *asphyxie* redoute que les fumigations ne fassent enfler le ventre, et il donne pourtant la figure de la machine fumigatoire.

« Ceux qui savent qu'il ne s'agit que de placer dans le fondement la canule qui est au bout du tuyau de la machine fumigatoire, comprendront aisément (ainsi que l'expérience le prouve) que ce procédé est bien moins embarrassant et plus expéditif que les lavemens faits par décoction; et ceux qui ont eu recours à ces derniers pour les noyés ne sauraient ignorer avec quelle peine on parvient à les introduire, et avec quelle promptitude ils s'échappent comme du corps d'un cadavre, quelque adresse qu'on ait à placer sur-le-champ un tampon, difficulté qu'on n'éprouve pas avec les fumigations; et l'on sera étonné au surplus qu'on recommande pour la fin une médication qu'on a trouvée sans vertu pour le commencement, et c'est bien alors que les fumigations seront sans efficacité. Il est vraisemblable qu'on n'a pas pensé à ces difficultés et qu'on n'a été entraîné que par la crainte de voir enfler le ventre et refouler le diaphragme. Le tabac n'était redouté que dans l'état de fluidité élastique, mais en décoction il avait conservé parmi les irritans cette suprématie que *Bontekoe* lui a donnée il y a près de deux siècles dans un ouvrage pompeux. L'instruction de Strasbourg qui en proscrit la fumée, veut (art. VIII) qu'on en prenne une poignée pour en faire, avec du sel de cuisine, un lavement qu'on réitère deux ou trois fois à demi-heure d'intervalle ; enfin, et tel est le sort de toutes choses, de nouveaux scrupules bien autrement puissans, nés avec le siècle où nous écrivons, viennent de donner à cette plante de nouveaux torts, dont il est juste aussi que nous fassions l'examen. »

« Parmi les expériences fort curieuses faites par M. *B. C. Brodie* avec différens poisons très actifs, dont les détails sont insérés dans des recherches physiologiques lues à la Société royale de Londres en décembre 1810 et février 1811 (Voyez-les dans les *Transactions philosophiques de cette dernière année*), on voit que l'huile essentielle d'amandes amères et l'huile empyreumatique de tabac, placées à la dose de quelques gouttes, sur la langue, dans le rectum, le vagin ou sur les plaies, donnent la mort en trois ou quatre minutes, et que l'infusion de tabac, injectée dans les intestins, a la faculté de rendre le cœur insensible au stimulus du sang, d'arrêter la circulation et de causer la syncope. Ces expériences ont été faites sur des chats et des lapins, et MM. *Brodie*, *Curry* et *Emmert* en tirent occasion pour faire bannir le tabac, sous quelque forme qu'on l'emploie, de l'usage de la médecine. Ces expériences, répétées sur les animaux par M. *Orfila*, lui ont donné les mêmes résultats (*Toxicologie, tom.* III, p. 243 et suiv.) Aussi cet auteur rejette-t-il sévèrement les lavemens de fumée de tabac, ou préparés avec sa décoction, comme pouvant augmenter les accidens et n'offrant aucun avantage sur ceux qu'il indique et qui sont: des lavemens préparés avec de l'eau et quatre onces de sel qu'on y fait fondre, ou avec trois parties d'eau et une de vinaigre, lesquels il regarde comme très stimulans et capables d'irriter vivement les parties qui en sont arrosées (*Manuel sur les secours à donner aux personnes empoisonnées ou asphyxiées*, p. 175 et suiv.) Je lis pareillement, dans l'*Epitome de Frank* (7ᵉ vol. édit. de *Vienne, ann.* 1805, *p.* 270), lequel d'ailleurs avoue n'avoir pas secouru de noyés, que les lavemens ne doivent pas être injectés en trop grande quantité, pour ne pas empêcher le diaphragme de descendre; ce qui diminue sa confiance en la fumée de tabac. Observant en outre que cette plante employée soit en infusion, soit en fumée peut agir comme narcotique, ou déterminer des convulsions, à cause de son âcreté, chez les personnes très irritables, du moins si elle est employée tout d'abord, il rapporte l'exemple d'un vieillard qui fut jeté dans un état soporeux après un lavement composé de deux drachmes de tabac; c'est pourquoi il donne la préférence au vinaigre, au vin, à des liqueurs aromatiques plus ou moins chaudes, suivant le degré de température de l'asphyxié.

« Pareillement, M. *Chaussier fils*, dans l'ouvrage populaire **Contre-poison**, etc., s'exprime comme il suit, contre les fumigations, mais sans rapporter aucun fait : « On a toujours recommandé comme un excellent moyen l'introduction de la fumée de tabac dans le fondement; mais le tabac est un poison narcotico-âcre, dont la fumée stupéfiante n'a pas l'efficacité qu'on lui attribue. Il vaut beaucoup mieux administrer des lavemens d'eau salée, d'eau de savon, et de préférence d'eau dans laquelle on a fait dissoudre du chlorate de potasse, à la dose de trois gros, pour un lavement, qu'on ne devra pas répéter ; s'il convient de donner encore des lavemens, on emploiera l'eau salée. » (page 146.)

« En nous faisant connaître les maladies des râpeurs et écôteurs de tabac, *Ramazzini* nous avait déjà appris de quoi est capable cette plante, dont on fait un si grand abus ; et le docteur *Hill* l'avait fort bien comparée à un corps que l'art peut imiter jusqu'à un certain point, en combinant l'opium à l'euphorbe. Elle a la vertu narcotique et assoupissante du premier, et l'action drastique et stimulante du second (*note de Fourcroy dans sa traduction des maladies des artisans*, page 201). Mais c'est précisément parmi les poisons de cette classe que se trouvent les plus grands médicamens, lorsque le médecin sait en user avec prudence. Du reste, il n'y a pas parité entre l'huile essentielle de la plante, retirée par l'art chimique, et la plante entière, où les principes sont divisés et combinés intimement ; entre les effets de l'acide prussique ou de ses savonules, et ceux des noyaux de pêches, de cerises, d'amandes amères, etc., dont on fait usage chaque jour, en substance, sans aucun danger du moins lorsqu'on n'en abuse pas) entre l'huile animale de *Dippel* qui est un violent poison, et les substances animales dont on la retire et qui nous servent de nourriture. Il n'y a pas parité entre les petits animaux, sujets éternels des expériences des théoriciens, et les grands animaux, et moins encore avec l'homme. Quant à l'accident mentionné par *Frank*, un cas seul peut-il faire règle? Quel est le médicament, même le plus innocent, qui n'en a pas occasioné quelquefois, et devons-nous abandonner l'opium, la ciguë, le sublimé corrosif, l'émétique, etc., parce qu'il est des occasions où ils ont été nuisibles? Il y a d'ailleurs une grande différence entre la décoction de tabac et sa fumée, la première conservant tous les principes de la plante, et la seconde les offrant altérés par la combustion.

« Peut-être, à dire vrai, la combustion du tabac dans la pipe est-elle une espèce de distillation, où l'huile narcotique est conservée et réduite en vapeurs, comme j'en ai fait l'expérience avec la stramoine; les tuyaux sont ordinairement gras. On connaît la stupidité des grands fumeurs dans l'Orient, dans nos tavernes et brasseries, et pour moi une seule gorgée de fumée de tabac suffit pour m'enivrer, ce qui ne m'arrive pas avec la sauge, la marjolaine, etc.; d'une autre part, j'ai souvent admiré comment un homme colère, qui avait de grands chagrins, ou qui était livré à l'ennui, était calmé et rendu heureux par cette vapeur; de sorte qu'effectivement je ne puis méconnaître qu'elle ne renferme un peu de ce qu'il y a de *divin* dans l'opium. Eh! bien, c'est précisément par là, plutôt que par les qualités âcres que la combustion a pu détruire, que je pense que la fumée de tabac, introduite par le fondement, peut être utile dans l'asphyxie; elle agit comme un puissant antispasmodique, éparpillée avec le calorique dans tout le tube intestinal; et dans l'asphyxie par submersion, je la crois des plus utiles, précisément par cette disposition qu'elle occasionne et qu'on redoute, pourvu qu'elle ait de justes bornes, ainsi que je le dirai.

« Non-seulement, un grand nombre de médecins, en traitant de la mort apparente des noyés, recommandent les lavemens de fumée de tabac; mais il en est plusieurs aussi d'une grande autorité, tels que *Tissot,* dans son avis au peuple; M. *Desgranges,* dans son mémoire supplémentaire et autres écrits; *Pia* et les auteurs de l'Instruction de la Société humaine de Londres, qui prescrivent de présenter de temps en temps la canule de la machine fumigatoire à la bouche et aux narines du noyé, et de donner quelques coups de soufflet pour faire arriver la fumée dans l'intérieur et sur les membranes muqueuses de ces parties. *Stoll* redoutait si peu cette fumée, qu'il recommande de la souffler à l'égal de l'air dans les poumons, même par la bronchotomie; *Inflare aërem vel fumum nicotianœ in pulmones ope follis, ore humano, fistulâ et bronchotomiâ* (*Rat. medend.* 1790, sect. III, *med. in cas. improvis.*). On cite même quelques exemples favorables à cette pratique, mais qui ne me paraissent pas suffisans pour l'autoriser. Les apparences d'utilité qu'on leur a reconnues, peuvent être les résultats des autres moyens employés en même temps; il est aisé de concevoir que la proximité du cerveau peut rendre cette fumée nuisible, étant introduite par les narines, et que, par l'excitation qu'on s'en promet, on a dans la classe des stimulans diffusibles un grand nombre de substances tout aussi actives et d'une propriété moins suspecte.»

Nous avons dit qu'en Angleterre, *Colemann* s'éleva le premier contre l'usage des lavemens de fumée de tabac; ce fut le docteur

W. Hawes(1), fondateur de la Société humaine de Londres, qui se chargea de le réfuter.

Cet illustre philanthrope, après avoir blâmé, avec raison, les invectives dont *Colemann* accable les médecins attachés aux Sociétés humaines d'Angleterre (*medical assistants of human Society*), parce qu'ils ont recommandé les lavemens de tabac, ajoute : *ils ont suivi en cela l'avis d'un de nos plus célèbres médecins, celui de* CULLEN.

Dans sa lettre à lord *Cathcart*, *Cullen* s'exprime ainsi : « Rien n'excite mieux l'activité du canal intestinal que son excitant habituel, la distension. Pour obtenir cet effet, il n'est pas de meilleur moyen que l'insufflation d'une certaine quantité d'air par le rectum. L'introduction même de l'air froid paraît n'avoir pas été sans utilité; mais il vaudra mieux encore imprégner d'air chaud une substance stimulante. La fumée de tabac est le plus ordinairement employée à cet effet, et son utilité s'est confirmée dans un grand nombre d'occasions. Lorsque le corps a séjourné peu de temps dans l'eau, et qu'il a peu perdu de sa chaleur ainsi

____

(1) Transactions of the royal human Society, by W. *Hawes* M. D.

que de son irritabilité, quelques stimulans suffisent pour le ranimer; mais lorsqu'il y est resté long-temps, et que sa chaleur a presque entièrement disparu, tout stimulant autre que la fumée de tabac ne produira que très peu d'effet. »

Pour mieux décider la question relative à l'utilité des fumigations, *Hawes* a recours non-seulement aux rapports qui lui sont parvenus sur cet objet, mais encore aux assertions de la Société hollandaise (1), ainsi qu'à celles de l'échevin *Pia*. Quant aux rapports parvenus à *Hawes,* par les médecins avec lesquels il était en correspondance, ils offrent beaucoup d'intérêt, et comme ils sont peu connus et que nous voulons traiter avec bonne foi et impartialité la question qui nous occupe, nous pensons qu'il sera utile de les exposer ici, en en supprimant néanmoins les longueurs étrangères au sujet.

Extrait des Transactions du docteur Coppen
sur les fumigations.

L'insufflation de la fumée de tabac dans le canal intestinal a été considérée comme un des

(1) O. c.

moyens les plus efficaces, et pour peu que nous portions notre attention sur la manière dont il agit, nous reconnaîtrons que ce n'est pas à tort qu'il a acquis la réputation dont il jouit :

1° Il répand dans l'intérieur une douce chaleur, favorable dans tous les cas ;

2° L'irritation, produite par la fumée de tabac, unie à la chaleur, est très propre à exciter l'irritabilité du canal intestinal, et à rétablir le mouvement péristaltique ;

3° Il est reconnu que, lorsqu'on parvient à mettre en mouvement l'action vitale d'une partie, l'organisme entier prend presque toujours sympathiquement part aux bons effets partiels qu'on a obtenus.

Le docteur *Ward* et le chirurgien *Lasrelles* à *Gainsborough* disent : la machine fumigatoire produisit des effets prompts et très remarquables. Les signes du retour de la vie se manifestèrent d'abord par des spasmes dans les parties extérieures ; ces spasmes furent suivis de fortes convulsions.

A dater du moment où les fumigations furent administrées à un jeune homme, il se rétablit très promptement. L'insufflation de fumée de tabac dans la bouche occasiona des éructations et des nausées qui attestèrent le réveil de la vie. On lui donna des cordiaux, on le coucha dans un lit chaud, où peu d'heures de sommeil le rétablirent complètement. Il y avait déjà une demi-heure qu'il était tombé dans la Kent, lorsque les secours furent commencés, et il fallut les lui continuer pendant une heure avant que la vie ne reparût.

Lettre du docteur Josua Dixon au docteur Hawes.

. . . . Parmi les faits parvenus depuis dix-neuf ans à la connaissance de la Société humaine, il n'en est pas un seul qui puisse prouver que les fumigations aient produit de mauvais effets.

Si j'étais disposé à examiner ce sujet sous le rapport théorique, je ferais observer que tous les stimulans, sous forme de vapeur, sont très volatils, et que leur action s'étend au loin, de manière que si un semblable moyen est mis en contact avec toute l'étendue du canal intestinal, lorsque la vitalité y est suspendue, il peut exercer sur lui des effets propres à la rappeler. Quelques médecins célèbres soutiennent que le tabac possède au plus haut degré cette vertu, et le préfèrent sous ce rap-

port à tout autre médicament. Je conviens
néanmoins que ses propriétés sont aussi très
sédatives. Mais comme il est impossible de
nier que l'action des sédatifs est toujours primitivement irritante, et que, dans les cas dont
il est question, il s'agit surtout de ranimer,
de relever la force vitale déprimée, il reste
toujours à savoir, à quel point la fumée de tabac
pourra servir avec succès pour remplir ce but.
L'expérience est seule capable de décider
cette question.

Cependant on pourrait déjà alléguer en faveur de la fumée de tabac, qu'on ne connaît
pas un seul exemple où la force vitale une fois
ranimée aurait été anéantie de nouveau par
l'usage copieux des fumigations. Dans un cas
de secours fructueux, consigné dans les rapports de la Société humaine (*Rapp. de* 1787
à 1789), les premiers signes du retour de la vie
non-seulement se manifestèrent sous l'influence des fumigations, mais celles-ci sou-
tinrent évidemment la vitalité, et la rétablirent
en entier, après que tous les autres moyens
avaient été vainement mis en usage. *White-
haven, le 8 janvier* 1794.

Extrait d'une lettre du chirurgien Scherwen au docteur Hawes.

. . . . . Malgré les objections théoriques de *Colemann*, il ne faudra pas renoncer aux fumigations. Lorsqu'on examine les propriétés particulières du tabac, on se sent disposé à accueillir les objections de ce médecin et à partager l'opinion que cette plante peut devenir nuisible lorsque les forces vitales sont presque entièrement épuisées. Mais pour l'adopter dans toute l'étendue que semble lui donner l'ouvrage de *Colemann*, il faudrait qu'aucun des individus chez lesquels les fumigations auraient été employées sans restriction, n'eût recouvré l'existence; or le contraire est bien prouvé.

Si je voulais tenter de concilier ou d'approfondir des opinions si contradictoires, je ferais remarquer que la fumée de tabac exerce deux modes d'action sur le corps humain. D'après le premier mode, elle produit l'action spécifique d'une plante vénéneuse dont la fumée est nuisible, narcotique, et déprime la force vitale ; mais d'après l'autre mode, on peut considérer cette fumée comme un véhicule de la chaleur qu'il conduit dans les parties internes du corps.

Sous le rapport de la première de ces manières d'agir, il est possible que dans l'asphyxie les propriétés vitales, presque éteintes, des intestins soient insensibles aux effets vénéneux et nuisibles du tabac, mais qu'elles ne le soient pas à la stimulation produite par la dilatation et l'action bienfaisante de la chaleur. En conséquence de cette dernière idée, ce serait peut-être un perfectionnement des secours que de se servir de plantes aromatiques, telles que l'absinthe, le romarin, au lieu de tabac dont on conteste aujourd'hui l'utilité avec quelque raison. Je propose cette modification avec d'autant plus de confiance, qu'en lisant les objections de *Colemann*, je trouve qu'elle avait déjà été proposée par un praticien très judicieux, par *Kite*.

Suivant moi, toute proposition de changement dans la méthode d'administrer les secours ne doit être faite qu'avec méfiance et n'être appliquée qu'avec prudence. Quel que puisse être le résultat que donnera l'expérience, vous n'en avez pas moins acquis un droit réel à la reconnaissance publique, pour avoir provoqué des recherches sur cet objet. Il est toutefois à remarquer que nos voisins les Français ont prétendu obtenir plus de succès que nous dans le traitement des noyés. Cependant ils emploient beaucoup plus largement que nous la fumée de tabac, et leurs instructions prescrivent de l'insuffler pendant un quart d'heure dans le tube intestinal, d'en faire pénétrer quelques gorgées par le nez dans la bouche, de continuer ensuite les fumigations, et d'humecter le tabac pour qu'il donne une fumée plus abondante et plus efficace. *Infield, le 27 juillet* 1793.

Le chirurgien Beaumont au docteur Hawes.

Dans votre rapport annuel de l'année 1793, vous avez invité les médecins attachés à la Société humaine à vous communiquer publiquement leur opinion sur les fumigations de tabac dans le traitement des asphyxies. Depuis que j'ai l'honneur de faire partie de ces médecins et depuis l'origine de la Société, j'ai eu le bonheur de rappeler à la vie plusieurs de mes semblables.

L'expérience et le succès fortifient en moi la bonne opinion que j'ai des fumigations de fumée de tabac. Dans aucun cas, l'usage de ce moyen n'a été accompagné d'effets fâcheux; mais, bien au contraire, l'irritation produite

par la fumée ranima l'irritabilité, là où les autres moyens avaient échoué, sollicita le mouvement péristaltique et rappela la vie.

Je recommande en conséquence très sérieusement et avec une entière conviction, la
prompte application de la fumée de tabac.
York Buildings, *le* 26 *avril* 1794.

———

Le chirurgien Sanders au docteur Hawes.

.... Personne ne nie, je pense, que les fumigations de tabac n'aient, du moins en apparence, sauvé la vie à plusieurs personnes; mais
on doute qu'elles aient eu dans tous les cas
l'utilité qu'on leur suppose. Ce n'est que d'aujourd'hui, autant que je sais, qu'on les croit
nuisibles et qu'on les regarde comme ayant
mal-à-propos empêché l'emploi d'autres
moyens. La question qui résulte de cet état de
choses forme, dans le système des secours, un
point dont la haute importance exige des recherches approfondies et qu'on est en droit
d'attendre des savans et des protecteurs qui
font partie de notre institution philanthropique.

Les médecins savent que le tabac possède
deux propriétés, qui bien qu'opposées, se trou-

vent merveilleusement réunies sans cependant se neutraliser et semblent, au contraire s'exalter mutuellement, de sorte que le végétal dont il s'agit se trouve rangé dans la classe des poisons. Le tabac possède peut-être plus que toute autre plante, à l'exception de l'hellébore, la propriété d'être très irritant et échauffant, en même temps qu'il est éminemment narcotique et débilitant. Chacune de ces propriétés produit sur le lieu et pendant le temps de son action un combat violent. L'une détermine un degré très dangereux d'irritation, l'autre un narcotisme des plus prononcés.

Ainsi l'on doit redouter d'une part, une vive inflammation comme suite de l'irritation, et d'une autre part, la production de nausées, ainsi que d'une syncope profonde. D'après ces données, il est important de rechercher à quel point ces propriétés énergiques réunies ont effectivement nui, à quel point on doit les craindre, à quel degré elles ont été efficaces et pourront à l'avenir être rendues utiles.

Je n'oserai jamais prononcer d'une manière décisive sur une question aussi grave et dont la solution exige tant de talent; mais je suis satisfait de pouvoir dire : *Lis sub judicibus est*, et je me borne à exposer une opinion qui pourra peut-être exciter des confrères et des amis plus habiles que moi à suivre le sujet et à le résoudre.

Il est bien établi que le tabac appliqué au système nerveux, sous quelque forme que ce soit, produit des nausées ; mais ce qui n'est pas démontré, c'est que dans l'application dont il s'agit, il soit nuisible.

M. *Sanders* rappelant ici les principes de l'école de *Brown* sur l'action de l'opium, qui agit comme excitant ou comme affaiblissant selon les doses auxquelles on l'administre ; rappelant encore l'action du tartre stibié qui, donné à de très petites doses, agit comme altérant et comme anti-phlogistique, tandis qu'il opère comme évacuant et comme irritant lorsqu'on l'administre à de fortes doses ; M. *Sanders* applique ces données à l'action du tabac. Peut-être, dit-il, une forte décoction de cette herbe administrée en lavement agit-elle seulement comme irritant. Quant aux lavemens de fumée de tabac, il ne saurait affirmer si leur action est seulement irritante et si les nausées qu'ils peuvent produire sont réellement nuisibles. Il est même disposé à croire que dans l'iléus, où l'intestin éprouve une faiblesse paralytique ou un état spasmodique, la fumée de tabac est évidemment utile et il assure avoir, par ce moyen, sauvé la vie à plusieurs malades. Il pense en conséquence que l'action de cette fumée dans les asphyxies a besoin d'être constatée par l'expérience, et qu'il faudrait en même temps examiner si d'autres substances médicamenteuses telles, par exemple, que l'hellébore, l'aloës et la coloquinte, ne pourraient pas remplacer le tabac.

Lettre du chirurgien Copland au docteur Hawes.

Après quelques remarques générales sur l'action du tabac, mais qui ne présentent rien de neuf ; après avoir parlé d'autres substances douées d'un principe irritant et narcotique, il ajoute :

Or, si l'on a remarqué une propriété irritante à la jusquiame noire, propriété qui y est beaucoup plus caractérisée que dans l'opium, on peut aussi croire, d'après les effets généraux du tabac, qu'il possède une propriété irritante beaucoup plus active que celle des autres plantes qui ont été nommées, et qu'il a en outre une propriété sédative beaucoup plus restreinte qu'elles. Cette opinion acquiert de la valeur, lorsqu'on considère d'ailleurs qu'on n'a pas encore observé un seul exemple où l'usage illimité du tabac aurait entraîné des conséquences mortelles.

M. *Copland* rapporte trois expériences qu'il a faites, et qui consistaient à faire fumer du tabac à des personnes qui n'en avaient pas l'habitude. Il en résulte, que l'effet immédiat du tabac consiste en une augmentation de l'activité du cœur, ainsi que du système artériel, et qu'en ne l'employant pas assez long-temps pour qu'il détermine le vomissement, il agit comme stimulant.

De ces expériences, termine-t-il, et d'autres semblables, on peut tirer la conséquence, que ce n'est probablement pas à tort que, dans les secours aux noyés, le tabac a été employé comme excitant général. C'est ainsi que le docteur *Dixon* (Voy. plus haut), dans ses réflexions sur un succès qu'il a obtenu, assure, que non-seulement les premiers signes de vie se sont manifestés sous l'influence des fumigations, mais que la vie est même devenue plus complète sous cette influence. Le docteur *Hunter*, à Dublin, rapporte une observation semblable. Le nommé, *W. Shmith*, était resté

plus d'une heure dans la mer ; on avait frotté
en vain les tempes et l'intérieur des narines avec
des liqueurs spiritueuses ; on avait fait des frictions avec de la moutarde, lorsqu'on eut recours
aux fumigations : alors quelques mouvemens
convulsifs eurent lieu et la vie revint.

———

*Résultat des cas nombreux de secours efficaces administrés
par M. Church, l'un des médecins de la Société humaine à Islington.*

Le docteur *Hawes* pense que ceux qui s'occupent de l'étude et de l'exercice de l'art de
guérir, conviendront avec lui que la meilleure
manière de résoudre une question de médecine pratique, c'est de prendre l'expérience
pour guide.

Convaincu de l'importance d'un semblable
appui, il ne craint pas de recourir en cette
occasion aux observations de M. *Church*, qui
occupent une place très étendue dans les rapports de la Société humaine. Il suffira de dire
ici, que sur soixante-dix cas de secours, cinquante ont réussi à ce chirurgien. Dans un si
grand nombre de faits, M. *Church* a dû employer tous les moyens recommandés contre
l'asphyxie, et avoir eu affaire aux constitutions

les plus diverses. Or, les observations de ce praticien désintéressé établissent qu'il n'a pas rencontré un seul cas, où la fumée de tabac aurait porté obstacle au retour de la vie, ou aurait eu tout autre effet nuisible. *Hawes* croit devoir faire remarquer, qu'ayant lui-même étudié les nombreuses observations de secours si heureux, il n'y a pas trouvé le moindre indice qui pût être interprété en défaveur des fumigations.

Hawes termine cette espèce d'enquête par les réflexions générales qui suivent :

1° La base principale sur laquelle se fonde la méthode de ranimer les asphyxiés, consiste en ce principe, que tous les moyens, toutes les substances qui exercent une action stimulante, ont aussi la propriété de réveiller la vie latente. Comme la fumée de tabac administrée en lavemens est éminemment stimulante, elle possède, par conséquent, la propriété dont il s'agit.

2° Quant à ce qui concerne les argumens qui ont été produits contre ce moyen, argumens fondés sur les effets que, pendant le retour de la vie, il détermine sur les premières voies, tels que des nausées, des évacuations alvines, il ne faut pas les craindre ; car tout médecin attentif et doué de jugement pourra facilement les combattre.

3° Il est injuste et contraire aux règles d'une saine logique, de tirer de l'action du tabac sur un corps sain ou affecté d'autres maladies, des inductions tendant à établir qu'il doit être nuisible dans l'asphyxie.

4° La méthode de secours adoptée depuis vingt ans avec le meilleur succès en Angleterre, en Ecosse, en Irlande, en Amérique, etc., n'a pas donné lieu à un seul cas duquel on puisse conclure que la fumée de tabac ait été nuisible. Cette raison serait de peu de valeur, si l'application de la méthode de la Société humaine avait été livrée aux mains de la classe la moins instruite des hommes de l'art; mais tout le monde sait que les médecins les plus instruits et les plus judicieux se sont occupés de cet objet, et que tous ont approuvé les lavemens de fumée de tabac. Un semblable concours de témoignages de la part d'hommes très éclairés ne saurait être attribué qu'à une conviction unanime, fondée sur leur expérience acquise de l'efficacité et des succès réitérés de ce moyen.

5° Si cette unanimité ne suffisait pas pour établir l'utilité des lavemens de fumée de tabac, elle deviendrait du moins un motif pour n'accueillir qu'avec une extrême réserve les objections qui ont été élevées contre ce moyen, surtout si l'on compare les succès qui ont été observés en Angleterre avec ceux qu'on a obtenus à Amsterdam et à Paris.

Le sujet qui nous occupe est d'une trop grande importance, pour que nous ne tâchions pas de saisir tous les faits et raisonnemens qu'on a fait valoir pour ou contre lui, d'autant plus que *Fodéré* est le seul en France qui l'ait traité avec quelque attention (1). Aussi, regardons-nous comme un devoir, au risque d'encourir le reproche de prolixité, de faire connaître tout ce qui se rattache à lui, et c'est dans cette intention que nous nous croyons obligés de traduire les réflexions que l'enquête de *Hawes* a suggérées à l'un des médecins allemands qui a le plus mérité de l'hygiène publique.

Le chirurgien anglais *Colemann*, dit le docteur *J. C. F. Scherf* (2), n'est pas, comme on sait, le premier et le seul qui ait écrit contre les lavemens de fumée de tabac. *Portal* (o. c.) et quelques autres avec lui redoutent leur

(1) Art. cité.

(2) Matériaux pour les archives d'hygiène publique et de médecine populaire. Tom. VI. Collect. II.

usage, comme pouvant déterminer une trop forte distension des intestins, par conséquent un refoulement du diaphragme, et une compression des poumons, plus ou moins contraires au rétablissement de la respiration. Le célèbre *Hunter (Proposals for the recovery of people of apparently drowned. Lond.*, 1776) se déclare également contre les lavemens de fumée de tabac, parce qu'ils peuvent donner lieu à des déjections alvines, et que de semblables excrétions doivent nécessairement affaiblir les forces vitales. *Testa (della morte apparente degli annegati. Flor.*, 1781) est probablement le premier qui se soit élevé contre ces lavemens, parce que, bien qu'agissant d'abord comme stimulant, leur action narcotique subséquente détruit l'avantage qu'ils ont pu produire, et peut même éteindre l'étincelle de vie qui existait avant qu'ils ne fussent administrés. *Goodwyn* aussi, dans son mémoire couronné, proscrit les lavemens de fumée de tabac, parce qu'il range la plante avec laquelle on les prépare parmi les remèdes proposés ou employés par ignorance des autres moyens efficaces pour ranimer la vie. Il est évident, que toutes les objections élevées jusqu'à présent contre l'efficacité de ces lavemens, ne sont que spéculatives et puisées dans telle ou telle théorie ; car, aucun des auteurs qui viennent d'être cités, n'a fourni des preuves de son opinion ; tandis que l'expérience semble se prononcer en faveur de ceux qui assignent aux lavemens de fumée de tabac un premier rang parmi les moyens de ranimer les asphyxiés. Les renseignemens tirés de Paris, d'Amsterdam et de Londres, nous fournissent un grand nombre d'observations de noyés, auxquels on a administré les fumigations de tabac et qui ont recouvré l'existence. L'enquête faite par le docteur *Hawes* nous dispense de citer plusieurs de ces cas. *Gardanne (Journ. de physique de* ROZIER. *Ann.*, 1778) va même jusqu'à dire qu'il a vu des asphyxiés retomber dans l'état d'asphyxie, lorsqu'on cessait d'insuffler la fumée de tabac. Je dois toutefois convenir que les argumens théoriques contre la fumée de tabac méritent toute attention, et que pendant quelque temps ils m'avaient prévenu contre ce moyen. Mais lorsqu'on lit la grande quantité de cas heureux dans lesquels il a été employé, on éprouve de la méfiance envers ces argumens, et l'on se sent disposé à les placer dans ce nombre de spéculations théoriques, que l'expérience dément de la manière la plus positive. Le sujet est important, il faut l'examiner sous toutes ses faces et y apporter la plus sérieuse réflexion. Voici les idées qu'il m'a suggérées.

Il est hors de doute que des asphyxiés en grand nombre, chez lesquels les lavemens de fumée de tabac avaient été employés concurremment avec d'autres moyens, ont été rappelés à la vie. Cette assertion, exprimée ainsi, est une vérité pratique incontestable; mais il n'en résulte pas rigoureusement que les lavemens de fumée de tabac aient beaucoup ou peu contribué à ces résurrections, ou encore qu'ils aient fait partie des moyens auxquels a été dû le retour de la vie. On a aussi vu se ranimer des noyés qu'on avait renversés la tête en bas, qu'on avait roulés sur des tonneaux, etc; or, ces cas ne démontrent pas pour cela l'utilité de semblables manœuvres. On a pareillement vu des asphyxiés, auxquels, contre toute indication, on avait tiré du sang, recouvrer l'existence; cependant la saignée ne doit être employée chez les asphyxiés que sous certaines conditions et avec une extrême réserve. La proposition émise plus haut, entièrement fondée sur l'expérience, ne peut donc pas prouver sans restriction l'efficacité des lavemens de fumée de tabac; mais elle suffit, ce me semble, pour établir que les raisonnemens théoriques tendant à établir leur *nocuité*, n'ont pas encore été suffisamment sanctionnés par l'expérience, et que du moins ces lavemens ne sont pas nuisibles dans toutes les circonstances. Au reste, il existe une grande différence entre les sentences de l'expérience sur l'adoption des lavemens de tabac et la proscription d'autres moyens que la théorie rejette également; comme, par exemple, le renversement du noyé, la tête en bas, et la saignée; car, parmi toutes les observations de secours fructueux qui sont parvenues à ma connaissance, je n'en trouve pas une qui puisse prouver que les lavemens de fumée de tabac ont nui. Même les objections théoriques contre eux et contre le renversement des noyés, ainsi que la saignée, présentent une différence essentielle. Celles-ci sont fondées sur la structure du corps humain et sur les lois qui régissent ses fonctions vitales, tandis que les autres sont basées sur le mode d'action du moyen employé. Or, nous savons que la physiologie de l'homme nous est mieux connue que la manière d'agir des médicamens, et lors même que nous la connaîtrions parfaitement, entre autres celle de la fumée de tabac sur un corps plein de vie, il ne s'ensuivrait pas que nous serions en état d'apprécier cette manière d'agir sur la vie latente d'un asphyxié. Il y aurait certainement faiblesse de la part des praticiens à répudier par des considérations théoriques un remède duquel ils n'auraient jamais vu dans leur pratique résulter d'inconvénient. L'expérience n'a pas encore prononcé contre l'efficacité des lavemens de fumée de tabac, et si les objections théoriques à cet égard ne peuvent pas être complètement détruites, elles peuvent du moins être considérablement affaiblies, pour peu qu'on les examine sérieusement et sous toutes leurs faces. *Portal* assure qu'en distendant les intestins, l'insufflation de la fumée de tabac s'oppose au retour de la respiration ; or cette objection est par trop mécanique. Je pense que chez un asphyxié, dont les intestins peuvent être distendus au point de refouler mécaniquement le diaphragme jusqu'à empêcher les poumons de respirer, tout autre moyen de secours serait inutile ; car, dans les cas où le tube intestinal n'oppose plus aucune réaction vitale à l'insufflation, et peut, par conséquent, être dilaté outre mesure, on ne peut guère compter non plus sur un reste de vie. Or, une dilatation moindre est sans danger, ainsi qu'on l'observe dans la tympanite, où l'on voit à quel point le bas-ventre peut être ballonné, sans que pour cela la respiration soit arrêtée. La crainte de *Hunter*, que les évacuations alvines provoquées par la fumée de tabac, n'affaiblissent la force vitale, est, sinon mal fondée, du moins très exagérée; car ces évacuations produites par la propriété irritante de cette fumée, ne sont-elles pas un signe de l'excitation vitale et du retour de la vie? Or il me paraît peu vraisemblable que la force vitale se rétablissant sympathiquement dans tout l'organisme, elle puisse être anéantie par le relâchement qui succède à l'irritation dont les évacuations sont le résultat.

Le vomitif devrait amener la même conséquence, et cependant on l'a donné dans beaucoup de cas avec succès, dès les premiers signes de vie, ou immédiatement après. Il peut en outre arriver dans certaines circonstances, que les évacuations alvines contribuent à faciliter la réapparition de la vie, en vidant les intestins remplis de matières fécales. Combien de fois n'a-t-on pas vu dans la pratique quelques évacuations remonter l'action nerveuse ou même l'action musculaire opprimée, et le

malade sortir tout-à-coup de l'état d'affaissement
et de stupeur dans lequel il était plongé? Je
crois, et plusieurs cas d'asphyxie, suivis du retour de la vie, le prouvent, que quelques selles
sont plutôt utiles que nuisibles, et si le médecin remarquait qu'elles fussent trop abondantes, et qu'elles tendissent à déprimer de nouveau les forces vitales déjà revenues, il ne
manquerait pas de moyens de contrebalancer
cet effet, en appliquant sur le bas-ventre des
fomentations spiritueuses, aromatiques, et en
donnant des cordiaux à l'intérieur. Ainsi, les
considérations qui portent *Hunter* à exclure
les lavemens de fumée de tabac, sont trop faibles pour qu'on doive les accueillir. *Testa,*
Kite, peut-être aussi *Godwyn,* mais surtout
Colemann, désapprouvent les lavemens de fumée de tabac à cause de leur action narcotique, et prétendent que ce moyen entraîne un
degré de faiblesse que les forces vitales ne
sont pas en état de supporter. J'avoue que la
théorie, d'après laquelle on explique l'action
des plantes vénéneuses, à-la-fois âcres et nar-
cotiques, telles que le tabac, ne m'a pas pleinement satisfait. On leur reconnaît deux propriétés principales, dont l'une excitante, et
l'autre narcotique ou déprimante. La propriété

excitante agirait sur la faculté vitale de la fibre musculaire, ou sur l'irritabilité, l'autre sur la faculté nerveuse, sur la sensibilité. Cette théorie suppose que les symptômes nuisibles qui résultent du principe irritant, tels que les vomissemens, les évacuations alvines, l'accélération du pouls, ne dépendent que de l'atteinte portée à la force fibrillaire de l'irritabilité, et que les effets attribués au principe narcotique sévissent sur la force nerveuse. Or, suivant mon opinion, le vomissement, les excrétions alvines, l'accélération du pouls, etc., peuvent également être les conséquences du trouble de la force nerveuse ou de la sensibilité; car ils résultent de l'usage interne et externe du tabac, de la pipe chez ceux qui n'y sont pas habitués, et des lavemens de fumée du tabac, comme aussi de l'application de cette irritation sur des parties éloignées, qui ne peuvent agir que sympathiquement sur les organes qui, pendant le vomissement, les évacuations alvines et l'accélération du pouls, sont mis en activité. L'irritabilité n'est affectée que localement sur le lieu auquel on applique l'irritation; mais c'est une loi de la sensibilité de propager l'irritation. Aussi, là où l'irritation agit d'un point déterminé sur un autre point éloigné, ce n'est pas seulement la force vitale fibrillaire, mais c'est aussi la sensibilité ou l'action nerveuse qui a reçu l'irritation et a réagi sur elle. D'après cette doctrine, je suis d'avis, que les lavemens de fumée de tabac n'irritent pas seulement la force fibrillaire, mais qu'ils irritent aussi la force nerveuse, qu'ils ne la dépriment pas et qu'ils excitent l'une et l'autre. De ce que, outre les symptômes mentionnés, la fumée de tabac détermine des vertiges, de la syncope, de la stupeur, il ne résulte pas pour moi la preuve, que son action sur la force nerveuse soit déprimante, ou qu'agissant comme un poison narcotique, elle affaiblisse la sensibilité; car je puis m'expliquer cet effet tout aussi naturellement par ce principe fondé sur l'expérience savoir, qu'une irritation trop énergique ou trop long-temps soutenue finit par épuiser la force vitale, et qu'une irritation semblable, qui d'abord avait excité et en quelque sorte exalté cette force, entraîne après elle un état de faiblesse accompagné de symptômes pareils à ceux que produirait un agent déprimant. L'expérience d'ailleurs établit encore cet axiome, que deux irritations ne peuvent pas avoir lieu en même temps dans un nerf, et que l'une fait cesser l'autre. Ainsi la fumée de tabac ne peut pas agir en même temps comme excitant et déprimant l'action nerveuse, ainsi que sont obligés de l'admettre ceux qui reconnaissent au tabac une propriété stimulante et une autre déprimante. Cette explication sauverait donc les lavemens de fumée de tabac des reproches de *Testa*, de *Kite* et de *Colemann*, qui prétendent que ces lavemens agissent comme un poison narcotique; reproches qu'on pourrait aussi adresser, d'après ce qui vient d'être dit, à d'autres excitans trop énergiques ou trop long-temps continués. Le résultat de tout ce raisonnement serait donc, que les lavemens de fumée de tabac irritent et excitent d'abord l'excitabilité, et que sous ce point de vue ils sont placés à juste titre au nombre des moyens propres à ranimer les asphyxiés; mais que leur application trop large et trop soutenue peut, par l'irritation trop forte et trop continuée qu'ils produisent, épuiser la force vitale. Qu'on me permette enfin les réflexions suivantes :

Les lavemens de fumée de tabac distendent les intestins. Cette distension est locale et tout-à-fait mécanique, mais elle agit sur l'irritabilité et la sensibilité. *Cullen* la regarde comme le meilleur moyen de réveiller l'action intestinale, attendu que c'est là son stimulant habituel. On ne peut mettre en doute que la dilatation des intestins n'agisse comme stimulant , puisque l'expérience journalière le prouve et que même la seule insufflation d'air froid a produit d'heureux effets. J'ai déjà combattu plus haut les craintes que cette insufflation inspire à *Portal.* Le premier effet, l'effet mécanique des lavemens de fumée de tabac, comme ceux de toute autre fumée, a aussi la propriété de réchauffer. Or la chaleur est bien certainement un des plus puissans moyens de faire revivre les asphyxiés, et il est évident qu'on agit plus efficacement en réchauffant les parties internes que les parties externes, sur lesquelles l'action de la chaleur s'exerce avec beaucoup plus de lenteur. Tout excitant reste sans effet, tant qu'il ne peut être perçu par la faculté de le recevoir, l'excitabilité, et rien ne la réveille mieux que la chaleur. C'est donc un avantage réel des lavemens de fumée de tabac, que celui d'agir non-seulement par leur propriété irritante, mais encore par celle de réveiller l'excitabilité. Les lavemens chauds et sous forme liquide ne me paraissent pas à beaucoup près offrir les mêmes chances de succès. Le liquide chaud injecté dans le rectum ne pénètre pas si avant que la fumée chaude, se refroidit bientôt, et peut, par cela seul, devenir nuisible. La fumée de tabac, au contraire, s'insinue partout, s'étend beaucoup plus loin ; son action réchauffante devient par cela même beaucoup plus générale, plus permanente et n'a pas l'inconvénient de laisser une quantité assez considérable de liquide qui se refroidit. Sous ces divers rapports, il me semble que les lavemens de fumée de tabac devront être préférés aux lavemens ordinaires, quelle que puisse être leur composition aromatique ou excitante. Mais outre les motifs de cette préférence à accorder aux lavemens de fumée de tabac, ils ont encore un troisième mode d'action, qui est celui de stimuler par leur principe irritant la force vitale, lorsqu'elle n'est pas entièrement éteinte. C'est sur la manière dont agit la fumée de tabac dans cette circonstance, que la théorie et la pratique ne sont pas d'accord. Ayant déjà examiné plus haut la théorie adoptée de nos jours relativement à l'action qu'exerce la fumée de tabac sur la force vitale, je ne reviendrai pas sur ce point, dont le résultat est, que la fumée de tabac agit seulement en irritant ou en excitant, et que son action narcotique ou déprimante n'est qu'une abstraction théorique, dans laquelle certains symptômes, qui résultent parfois de l'usage du tabac, avaient été mal interprétés. *Colemann,* qui est un des auteurs de la théorie du narcotisme, a cru en prouver la justesse par ce qui arrive dans les hernies étranglées, contre lesquelles les lavemens de tabac sont mis en usage. Mais ici encore *Colemann* se trompe, et j'ai reconnu que les lavemens de tabac déterminaient la rentrée de la hernie sans avoir produit une ou plusieurs évacuations alvines brusques et copieuses que, dans tous les cas, on ne pourrait pas considérer comme étant l'effet d'un narcotisme ou d'une paralysie de la force vitale des intestins. Il est constant que, lorsqu'on veut obtenir de l'emploi des lavemens de tabac de bons effets contre l'étranglement intestinal, il faut se servir du tabac le plus fort et les continuer long-temps. J'ai vu l'étranglement ne cesser qu'après le sixième lavement et qu'après avoir employé la fumée d'une once et demie de tabac. *Pott* en a souvent consumé deux onces, avant d'avoir obtenu le résultat desiré. Or quel effet fâcheux n'aurait pas dû être produit sur la vie du malade, si l'hypothèse d'un principe narcotique déprimant attribué à cette plante était fondée ? d'autant plus que, dans les cas dont il s'agit, l'action du tabac ne se trouvait pas affaiblie par l'absence de la respiration, absence qui sert à *Colemann* pour expliquer, comment des noyés ont pu être rappelés à la vie malgré les lavemens de fumée de tabac. Même dans la guérison des hernies étranglées, il survient après l'application des lavemens de fumée de tabac, surtout chez ceux qui ne sont pas habitués à cette fumée, des sueurs froides, des vertiges, une disposition à la syncope, etc.; mais l'expérience prouve que ces symptômes sont exempts de tout danger, et qu'ils ne doivent pas empêcher le médecin de les continuer; car de forts purgatifs produisent de semblables effets, qui ne sont pourtant pas le résultat du narcotisme ni de la faiblesse, mais qui sont dus à une forte irritation. Enfin, lorsqu'on se rappelle que les lavemens de fumée de tabac réussissent surtout dans l'étranglement intestinal qui est la suite d'une accumulation de matières fécales, et qu'ils nuisent lorsqu'il y a un état inflammatoire, en ce qu'ils augmentent l'inflammation et la fièvre, il devient certain qu'ils n'agissent pas comme narcotique, mais que leur action est irritante. Ainsi je ne puis considérer les lavemens de fumée de tabac que comme un puissant excitant, et, sous ce rapport, ils me paraissent pouvoir devenir un auxiliaire des plus efficaces pour la résurrection des asphyxiés. *Colemann* n'est pas, en général, partisan des lavemens; mais j'avoue ne pas partager son avis. L'irritabilité très grande du tube intestinal et son intime consensus nerveux avec les autres organes sont hors de doute : la pathologie démontre ces propriétés de la manière la plus évidente, et l'effet des évacuans est si étendu et si connu, qu'il faut s'étonner qu'un homme aussi instruit et aussi judicieux que *Colemann* ait pu contester l'importance des irritations portées sur le bas-ventre, dans les secours à donner aux asphyxiés. Les lavemens de fumée de tabac agissant localement sur l'irritabilité du tube intestinal, il en résulte un mouvement oscillatoire dans les muscles et les vaisseaux, mouvement qui s'étend aussi sur les liquides que ces parties contiennent et les fait circuler; et comme la force d'absorption du canal intestinal est très grande, ne se pourrait-il pas que quelques particules irritantes de la fumée de tabac fussent absorbées et poussées dans le torrent de la circulation ? Or, le sang étant considéré comme le premier degré de l'organisation et comme doué de force vitale; il est permis de concevoir qu'une stimulation exercée sur lui puisse se propager plus loin et contribuer ainsi, d'une manière quelconque, à la résurrection des asphyxiés. Ainsi, il est très probable que la fumée de tabac donne, en excitant le tube intestinal, une impulsion à la circulation sanguine. Les lavemens de fumée de tabac agissent aussi, comme il a été dit plus haut, en excitant la sensibilité ou la force nerveuse du canal intestinal, dont le consensus général avec les autres organes ne peut avoir que des conséquences favorables. Je crois donc, d'après tout ce qui précède, avoir suffisamment établi l'utilité des lavemens de fumée de tabac dans le traitement de l'asphyxie. La seule objection qu'il resterait à faire, serait que l'irritation forte et soutenue de ces lavemens pourrait avoir des suites fâcheuses; mais cette objection peut être facilement combattue. *Colemann* lui-même convient que lorsque la respiration est arrêtée, ou lorsqu'il y a asphyxie, les médicamens ou les substances irritantes agissent plus faiblement que dans l'état normal. En effet, il ne peut être mis en doute qu'alors la force vitale étant affaiblie, le canal intestinal ainsi que les autres organes, n'aient perdu une

grande partie de leur excitabilité, et qu'en conséquence ils ne puissent supporter des stimulans
plus énergiques que lorsque la vie existe dans
toute son intégrité. Enfin, il n'est pas encore
décidé si les intestins sont moins excitables
par la fumée de tabac que d'autres parties,
par exemple les poumons et l'estomac. L'accumulation dans les intestins, de matière fé-
cale, ordinairement très âcre, permet de présumer qu'ils sont doués d'une irritabilité spécifique, qui supporte mieux l'action de la
fumée de tabac, que ne la supportent d'autres organes dans leur état normal. Enfin,
la somme d'irritation produite par cette fumée
diminue d'elle-même, avec le retour de la vie,
dans le tube intestinal; car on sait que lorsque
la force vitale jouit de son activité, le rectum,
dès que la fumée irritante est insufflée, se con-
tracte spasmodiquement, repousse une partie
de cette fumée et en diminue ainsi la masse.
D'ailleurs le médecin est libre d'appliquer ce
stimulant avec prudence et de ne le continuer
qu'autant qu'il pense qu'une forte stimulation
est indiquée.

Quoique l'ensemble des raisonnemens de
Scherf combatte avec force une partie des
objections théoriques élevées contre les

fumigations, il ne les détruit pas toutes. Nous croyons, avec lui, qu'une dilatation modérée des intestins, que la chaleur libre et l'action stimulante d'une substance médicamenteuse portées sur eux, peuvent exercer une action d'autant plus utile sur l'asphyxie, que c'est précisément dans le tube intestinal que l'irritabilité se conserve le plus long-temps, et qu'en agissant sur elle, on peut espérer de propager consensuellement la stimulation sur d'autres organes. Mais nous ne pouvons admettre ni avec *Scherf,* ni avec **Colemann,** que dans l'asphyxie on puisse hasarder dès le début des stimulans, que supporterait difficilement un individu qui jouirait de la plénitude de la vie. Nous l'avons déjà dit, et nous ne saurions trop le répéter, l'excitation, de quelque nature qu'elle soit, est toujours, quant à son degré, relative à la faculté qui la reçoit, et plus celle-ci est faible, latente, plus elle est en danger de s'épuiser, si on la met en jeu par une irritation portée au-delà de ce qu'elle peut supporter. Une foule de faits pratiques confirment cette vérité, et les précautions qu'on est obligé de prendre à l'égard des convalescens, lorsqu'on veut les soumettre aux excitations auxquelles ils étaient habitués dans l'état de santé, en sont entre autres une preuve. Enfin, la nécessité de pareilles précautions peut encore se démontrer par la manière d'être de chaque organe malade. Ainsi, oserait-on exposer tout-à-coup à l'action d'une lumière vive, l'œil qui pendant plus ou moins de temps aurait été frappé de cécité ?

Nous ne pouvons non plus adopter ce que dit *Scherf* de l'*impressionabilité*, comparativement moindre des intestins que des poumons et de l'estomac, à l'influence de la fumée de tabac ; car en admettant même cette *impressionabilité* locale moindre, il reste toujours reconnu que la force d'absorption des intestins est tellement active, que souvent, à des doses égales, certaines substances médicamenteuses agissent plus promptement et avec plus d'énergie, administrées en lavemens, que prises par ingestion. L'action de l'opium en offre un exemple d'autant plus remarquable qu'il y a entre sa manière d'opérer et celle du tabac plus d'un point d'analogie. Enfin, selon *Scherf*, le tabac ne renfermerait pas de principe narcotique, et ce qu'on prend pour du narcotisme ne serait dû qu'à un excès de stimulation. Non-seulement cette assertion ne nous paraît rien moins que prouvée, mais une multitude de faits sembleraient plutôt établir le contraire. Nous nous bornerons à rapporter ce que dit à ce sujet M. *Lestrolian*. (1)

« Quelques partisans du tabac ont effectivement reconnu qu'il agissait comme narcotique, soit qu'on en introduise dans l'estomac, soit qu'on en respire long-temps la vapeur ; mais ils ont décidé qu'il ne pouvait avoir la même propriété sur le tube intestinal. Sur quoi ont-ils fondé cette assertion ? Ce ne pouvait être que sur le mode de sensibilité particulière des intestins.

« Il me semble cependant que l'analogie de structure, l'analogie des membranes entre les parties supérieures et inférieures du tube digestif, eussent dû leur faire craindre le même effet ; et s'ils se fussent éclairés par l'observation, ils auraient, je crois, aperçu que la voie de l'expérience ne démentait pas toujours celle du raisonnement.

« D'autres auteurs soutiennent que le tabac a deux propriétés, une irritante, une autre stupéfiante ; mais, comme ces deux idées emportent contradiction, ils attribuent ces deux propriétés à des molécules différentes ; l'irrita-

(1) De l'asphyxie par submersion.

tion, disent-ils, est instantanée, le narcotisme n'est que secondaire. Adoptant pour un moment cette manière de voir, examinons quelles en seront les conséquences. Si l'irritation est assez vive pour faire disparaître tout-à-coup tous les symptômes de l'asphyxie, le résultat n'en peut être que salutaire. L'effet secondaire des molécules stupéfiantes n'aura alors pas plus d'action que sur un homme en état de santé parfaite, ce qui ne serait qu'un léger inconvénient; mais si l'irritation ne produit que peu ou point d'effet appréciable, la partie narcotique conservera toujours la même propriété délétère, aggravera infailliblement l'état de l'asphyxié, et rendra par conséquent les organes moins sensibles à l'action sympathique d'une seconde irritation portée sur le **tube** digestif.

« Qu'on lise avec une scrupuleuse attention les recueils nombreux des observations publiées sur le traitement qu'on a fait subir aux noyés, soit en France, soit à l'étranger, et l'on verra :

« 1° Que chez la plupart des noyés qui ont été rendus au jour, on n'a fait usage ni **des** fumigations, ni des lavemens de tabac ;

« 2° Que dans le nombre de ceux qui ont reçu

des fumigations par le fondement, la plupart revenaient à la vie quand on y a recouru ; que jamais les fumigations n'ont été employées seules, et qu'on insistait en même temps sur l'emploi de tous les autres moyens ;

« 3° Que l'on a administré les fumigations et les lavemens de tabac à beaucoup de noyés qu'on n'a pas rappelés à la vie.

« La manière dont on administre les fumigations peut avoir aussi, ce me semble, de graves inconvéniens. Sans avoir égard à l'âge, à la constitution, on prescrit de faire entrer de la fumée de tabac, pendant un quart d'heure, par l'intestin rectum. Je ne fais aucun doute, qu'en suivant ce conseil à la lettre, on ne parvienne souvent à rompre les bandelettes longitudinales des gros intestins. M. *Fine* en a déjà fait l'observation, et l'expérience m'en a démontré la vérité. D'un autre côté, une trop forte distension du canal intestinal refoule le diaphragme, et doit s'opposer au retour de la respiration. Tous ces motifs me portent à penser que les lavemens et les fumigations de tabac peuvent être très dangereux dans le traitement de l'asphyxie par submersion. Je conseillerai donc d'y substituer des lavemens faits, soit avec de l'eau de mer, soit avec de l'eau de savon, ou mieux encore avec de l'eau simple, à laquelle on ajoutera quatre à cinq cuillerées de vinaigre. Ces médicamens, dont l'usage repose sur l'observation, portent sur le tube intestinal une irritation très vive, et peuvent, comme le tabac, se trouver en tout temps et en tout lieu. »

Nous adoptons en grande partie les conclusions de M. *Lestrohan* ; cependant quelques-unes d'entre elles nous paraissant trop absolues, exigent que nous les examinions de plus près.

La première conclusion est au moins d'une vérité relative. Ainsi, pour ce qui concerne les secours donnés dans la ville de Paris du temps de *Pia*, nous trouvons que sur 293 succès, les relations ne parlent que de 16 où les lavemens de fumée de tabac aient été positivement mis en usage. Treize autres cas sont trop vaguement exposés pour qu'on puisse savoir si on y a eu recours ou non. Mais il reste toujours hors de doute que les lavemens de fumée de tabac n'ont eu aucune part à 264 succès sur 293. Il est vrai, que dans ces 264 cas, il en est un très grand nombre où les submergés ont recouvré la vie en très peu de temps, et où l'asphyxie était encore incomplète, ou à peine commençante. Cependant, ce qui est vrai pour Paris ne l'est pas pour d'autres lieux. Ainsi la correspondance de *Pia* avec les provinces, expose un assez grand nombre de cas où il est presque toujours question de la machine fumigatoire, à laquelle on attribue avec plus ou moins de raison une bonne part dans les succès obtenus. Ce rôle que jouent les fumigations, comme aussi la dilatation des intestins par l'insufflation d'air dans l'anus, est bien plus marqué encore, lorsqu'on lit avec attention les mémoires de la Société formée à Amsterdam en faveur des noyés. On y trouve, en effet, ainsi que nous l'avons dit plus haut, que sur 149 cas de succès, les fumigations de tabac ou l'insufflation d'air dans les intestins, ont été pratiquées 90 fois.

S'il est généralement vrai, suivant la seconde conclusion de M. *Lestrohan, que dans le nombre de ceux qui ont reçu des fumigations par le fondement, la plupart revenaient à la vie quand on y a recouru, et que jamais les fumigations n'ont été employées seules ;* il est constant néanmoins, que plus d'un exemple semble combattre cette conclusion formulée, ainsi que la première, d'une manière trop absolue.

Les mémoires de la Société d'Amsterdam

contiennent plusieurs faits, où le retour de la vie semble avoir été dû, au moins en grande partie, soit à l'insufflation d'air dans les intestins, soit à l'insufflation d'air et de fumée de tabac dans le tube intestinal. Les quatre exemples, les trois premiers surtout, que nous avons empruntés plus haut (p. 296) aux mémoires qui viennent d'être cités, nous paraissent très propres à établir ce fait.

Nous avons lu et médité, avec l'attention qu'il mérite, le recueil des faits publiées par *Pia*, et nous y avons remarqué particulièrement les cas suivans, comme prouvant le plus en faveur des fumigations et de la dilatation intestinale.

Nantes le 10 mars 1775. « Le 25 du mois dernier, la nommée Elisabeth, veuve *Lebreton*, âgée d'environ 60 ans, etc. » (suivent les détails de l'accident, desquels il résulte, que la veuve *Lebreton* était demeurée 9 à 10 minutes dans l'eau)... » On la transporta aussitôt chez M. *Bournave*, maître en chirurgie. Après l'avoir déshabillée et bien essuyée, on la revêtit de hardes sèches et on la coucha dans un lit. Elle était sans connaissance, le visage plombé et livide; on remarqua seulement que le pouls se sentait à peine. M. *Bonami*, qu'on avait envoyé chercher, se rendit à l'instant, muni d'un fumigatoire de Hollande ; il fit aussitôt introduire avec cet instrument de la fumée de tabac dans l'anus pendant une heure et demie, ce qui la fit revenir parfaitement.» (*Pia*, 1776.)

Exemple de l'utilité de la fumigation dans deux cas d'asphyxie par le gaz acide carbonique.

« Trois plombiers travaillant dans le fond d'un puits furent asphyxiés par la vapeur du charbon qu'on y avait allumé. Ils en furent retirés avec beaucoup de peine, on les dépouilla de leurs vêtemens et on les exposa nus à l'air. » Un d'eux revint assez promptement, après qu'on lui eut fait avaler quelques gouttes d'eau de Luce et qu'on lui en eut injecté dans le nez. Il fallut employer pour les deux autres les lavages d'eau, les frictions avec de la flanelle, et après une demi-heure de soins, ils n'avaient encore donné aucun signe de vie. On préparait un bain de cendres, et, en attendant qu'il fût prêt, on fit usage de la machine fumigatoire. Aux premières injections de tabac, la connaissance et les mouvemens revinrent aux deux patiens. Enfin, à sept heures du soir, ils furent en état de se retirer chez eux sans vouloir être saignés, et le 17, au matin, on les trouva en parfaite santé. Il faut observer, qu'il se passa plus de trois quarts d'heure, depuis le moment que M. *De la Tourelle* descendit, jusqu'à celui où ils furent tirés hors du puits, à cause de la difficulté de manœuvrer par une si petite ouverture. » *Pia,* 1776. *Journ. de physique, tom.* VIII, nov. 1776.

Exemple de l'utilité de l'insufflation d'air dans le rectum.

Ce fait, extrait du *Gentlemen's magazine,* nous semble être concluant en faveur de la dilatation des intestins, comme moyen de secours.

« Voyageant la semaine dernière entre *Farnham,* dans le comté de *Surry* et *Oldham,* dans celui de *Hants,* je vins à un endroit appelé le moulin de Dipley ; là mon oreille fut frappée d'une voix de femme qui jetait les cris les plus perçans. Elle tenait dans ses bras son enfant qui s'était noyé ; je croyais d'autant moins le rappeler à la vie, que la congélation du sang lui rendait les mains aussi noires qu'un soulier, ou à-peu-près de cette teinte ; les yeux étaient fixes, la langue en partie hors de la bouche. Cependant j'ordonnai de tenir l'enfant suspendu par les talons, afin de donner à l'eau qu'il avait avalée, la facilité de s'écouler (comme j'avais entendu dire qu'on le pratiquait en pareil cas); mais ce moyen n'eut aucun effet qui pût donner de l'espérance, quelques gouttes seulement coulèrent lentement des ouvertures de la tête. Je me ressouvins alors de ce que j'avais lu, il y a quelques années, concernant les noyés, et ordonnai de chercher un soufflet et de l'appliquer au derrière de l'enfant; au bout d'une dizaine de coups de soufflet, l'enfant commença à soupirer, et bientôt après remua la bouche et les yeux; le soufflet fut tenu continuellement en mouvement, jusqu'à ce que l'enfant eût commencé à crier fortement et eût recouvré pleinement la vie; j'ordonnai alors à la mère de le dépouiller de ses vêtemens humides, et de le mettre dans un lit chaud, etc. »

La 38ᵉ observation des succès obtenus dans la ville de Paris, en 1780, est ainsi conçue :

« *Jean Baptiste Quidet,* âgé de huit ans, fils d'un bas officier de l'Ecole royale militaire, était tombé dans l'abreuvoir de l'hôtel, où il y avait six à sept pieds d'eau. Repêché après environ un quart d'heure de submersion par le nommé Picard, palefrenier, qui s'était servi pour cela d'une fourche d'écurie, on le porta

dans l'infirmerie de l'hôtel, il était sans signe
de vie : le sieur *Dufour*, chirurgien de l'Ecole,
appelé, en prend soin; on envoie quérir la
boîte-entrepôt de l'Ile des Cygnes, on lui administre successivement tous les secours qu'elle
renferme, ils paraissent n'avoir aucun effet;
enfin on fait agir la machine fumigatoire qui
lui rappelle ses sens, on lui fait avaler une
seconde cuillerée d'eau-de-vie camphrée-ani-
mée, il a des soulèvemens d'estomac, il vomit
beaucoup d'eau teinte de sang, et cette évacuation est suivie d'une autre peu considérable, mais bilieuse par en bas; et après environ une heure de traitement, sa connaissance
étant bien revenue, on remporte la boîte, et
le sieur *Dufour* se charge de le soigner ulté-
rieurement. »

Le même volume de l'ouvrage de *Pia* contient, à la page 206, l'observation suivante,
rapportée par *Faissole*, directeur des secours
pour les noyés à Lyon.

« *De Lyon, le* 20 *juillet* 1779. Le 3 du présent mois de juillet 1779, à deux heures de
l'après midi, un jeune garçon de 10 ans, en
voulant retirer du Rhône un de ses sabots qui
venait de lui échapper, tombe dans ce fleuve
et disparaît au même instant; ses mouvemens

joints au courant le portèrent lentement au milieu du lit du Rhône. Personne ne l'ayant vu tomber, il fut entraîné à une distance d'environ 400 pas dans un courant rapide et profond. Deux pêcheurs occupés à-peu-près en cet endroit, l'avaient aperçu avant même qu'il eût passé sous le pont de la Guillotière : distinguant à peine l'objet et ne soupçonnant pas ce qu'il pouvait être, ils n'y firent pas beaucoup d'attention ; mais le même objet avançant toujours et devenant à la portée de leur vue, ils reconnaissent que ce qui surnage est une portion d'un vêtement, qui leur fait soupçonner qu'il peut y avoir un corps dessous ; alors ils se jettent tout habillés dans l'eau, nagent à travers les courans, s'approchent de l'objet qui les occupait, le saisissent, l'entraînent avec eux, et voyant que c'était un enfant qu'ils avaient repêché, ils le portent à la Charité pour lui faire donner les secours nécessaires, s'il en était encore temps ; il était alors trois heures moins un quart. M. *Grandchamp*, chirurgien-major de la maison, s'empresse aussitôt de le secourir ; il était sans connaissance, il avait les jeux fixes, ouverts, saillans et enflammés, le visage gonflé et violet. Les vêtemens enlevés et en partie déchirés à l'instant, il a été séché et enveloppé de flanelles chaudes, tandis que d'une part on lui ouvrait la veine jugulaire, et que de l'autre on lui faisait, sur toute l'habitude du corps, des frictions avec des flanelles imbibées d'esprit de vin chaud. L'insufflation de l'air par la bouche a été pratiquée; on lui a fait avaler deux cuillerées de vin émétique trouble; on lui a introduit dans les narines des mèches de papier mouillées d'esprit volatil de sel ammoniac; tous ces moyens employés successivement et presque en même temps, ne paraissant pas faire un effet sensible, M. *Grandchamp* fit agir la machine fumigatoire par le fondement; ce moyen ne tarda pas à opérer, l'enfant eut un mouvement de respiration précipitée et gênée, qui fut bientôt suivi d'un vomissement abondant et facile, d'une matière grisâtre, écumeuse. Encouragé par ce succès, les mêmes moyens ont été repris et ralentis par degrés, de sorte, qu'au bout d'environ une demi-heure, le malade a été en état d'être transporté aux infirmeries, où il a été placé dans un lit bassiné, et soigné conformément à sa situation, et deux jours après il a été rendu en bonne santé à ses parens. »

Le traitement employé chez cet enfant a

été vicieux sous plusieurs rapports. L'ingestion de vin trouble émétique, avant que la déglutition fût complètement rétablie, était surtout très dangereuse. Quoi qu'il en soit, le fait qu'on vient de lire prouve toujours que l'insufflation de la fumée de tabac dans les intestins, loin d'avoir nui, a été plutôt utile.

Depuis *Pia* jusqu'à nos jours, les lavemens de fumée de tabac ont fait partie des moyens de secours donnés aux noyés dans la capitale; mais il s'en faut qu'ils aient été constamment mis en usage dans les cas graves, et la raison qui les a fait négliger est la même que celle dont parle *Pia* (ann. 1776. *Introduct.*) et qu'il expose ainsi qu'il suit : « Tout ce que nous venons de dire des machines fumigatoires, ne nous empêchera pas de convenir que leur secours n'a pas toujours été employé dans toutes les occasions qui se sont présentées depuis l'établissement adopté par la ville de Paris. La machine fumigatoire se trouvant réunie dans la même boîte avec des secours d'une autre espèce, on commence par employer ceux qui paraissent exiger moins d'apprêts; lorsque ceux-ci ont le succès qu'on en attend, ce qui arrive assez fréquemment, la machine fumigatoire reste sans action. Il ne faut pas pour cela, regarder la fumigation comme inutile, encore moins comme préjudiciable. Dans les succès que nous avons précédemment rapportés et dans ceux dont nous allons présenter le détail, il en est un grand nombre qui sont une preuve incontestable de son utilité. »

Voici comment s'exprime sur les fumigations de tabac, le rapport de la Société de Hambourg, qui les range parmi les moyens douteux :

« L'utilité des lavemens de tabac n'est pas suffisamment établie. Il est donc convenable de ne pas les employer avant que la vie ne soit revenue et même de n'en faire usage, que lorsqu'on veut obtenir une prompte évacuation alvine.

Dans un supplément plus moderne, il est dit :

« Nous avons supprimé le tabac des moyens de secours, parce que son utilité ne nous a été démontrée dans aucun cas.»

La Société humaine de Londres adopte aujourd'hui la même opinion ; car elle supprime aussi les lavemens de fumée de tabac et les range au nombre des moyens proscrits (*rejected means*).

Si nous avons exposé avec beaucoup de détails les opinions qui ont été émises pour ou contre l'utilité des lavemens de fumée de tabac, c'est que nous avons desiré qu'arrivant aux conséquences que nous sommes obligés d'en tirer, nos lecteurs fussent en état d'en apprécier la valeur. En effet, les pièces du procès se trouvant sous leurs yeux, ils pourront les juger et rester libres d'adopter, de modifier ou de rejeter notre avis. (1)

(1) Nous eussions souhaité, à l'occasion d'un sujet si important, et à l'égard duquel il règne encore de l'incertitude, pouvoir présenter des faits puisés dans notre propre expérience et qui eussent pu trancher la question. Mais dans l'état actuel d'organisation des secours dans la capitale, ce desir ne pouvait être réalisé. Tant que ces derniers ne seront pas administrés par un personnel spécial, comme du temps de *Pia*, et dirigés exclusivement par des médecins instruits et de bonne volonté, il nous sera impossible de nous procurer des documens exacts et instructifs sur les circonstances spéciales de chaque traitement. Un pareil avantage ne pourrait être obtenu que par la formation, dans Paris, d'une Société humaine comme il en existe une à Londres, ainsi que dans d'autres villes, et dont nous proposerons le plan à la fin de cet ouvrage. Encore l'expérimentation à laquelle il faudrait se livrer présenterait-elle toujours des difficultés réelles ; car, lorsqu'on est appelé pour donner des secours à un asphyxié, il ne peut être permis d'opérer sur lui dans le principal but de faire des essais. Il faut, avant tout, chercher à le sauver, et comme les moyens à mettre en usage dans cette intention sont complexes, ainsi que nous l'avons déjà dit, il en résulte, qu'il restera fort difficile de déterminer avec précision dans chaque cas, le remède qui aura le plus contribué au retour de la vie.

Il résulte pour nous en définitive de tout ce qui précède :

1° Que l'insufflation d'air dans le rectum, d'air chaud surtout, détermine une dilatation des intestins qui, si elle n'excède pas les bornes convenables, peut devenir très utile pour provoquer leur contractilité et agir ainsi sympathiquement sur la sensibilité générale.

2° Qu'on peut augmenter cet effet favorable en imprégnant l'air insufflé de vapeurs chaudes et stimulantes.

3° Que les cas où l'air imprégné de fumée de tabac paraît avoir eu du succès, ne sont pas assez concluans en faveur de cette fumée, pour qu'on ne doive employer qu'elle exclusivement.

4° Que, parmi les raisonnemens théoriques et pratiques élevés contre l'usage du tabac, celui qui attribue à cette plante une propriété narcotico-âcre, capable de déprimer l'action vitale, est d'une assez grande valeur pour faire redouter cet effet, au moins dans certains cas. (1)

(1) Il ne faut peut-être pas perdre de vue, que le très grand nombre de cas où le tabac n'a pas produit cet effet, a été observé dans des pays, comme la Hollande surtout, où l'usage de la pipe est général, et sur des classes d'individus, tels que des bateliers, des

5° Que tout porte à croire qu'on peut remplacer le tabac par une plante aromatique contenant beaucoup d'huile essentielle, comme la sauge, la lavande, etc., et dont on pourrait augmenter l'action en y ajoutant une résine quelconque, surtout la résine de benjoin (à cause de l'acide benzoïque qui se forme pendant sa combustion): que cette substitution n'entraînerait pas à sa suite, comme cela peut arriver quelquefois avec la fumée de tabac, des selles trop copieuses et par cela même affaiblissantes, et que, dans tous les cas, il n'y aurait pas de narcotisme à redouter.

6° Que l'on doit procéder à plusieurs reprises à l'insufflation par le rectum; qu'elle ne doit jamais être portée jusqu'à un commencement de ballonnement du bas-ventre, et qu'après chaque opération de quelques minutes il faut exercer sur cette partie du corps, ainsi qu'il sera dit ailleurs, une compression intermittente, et même au moyen d'une seringue vide, une aspiration, afin de faire sortir une partie de l'air et de la vapeur insufflés.

marins habitués à l'action de la fumée de tabac, chez lesquels par conséquent cette fumée a pu exercer sur les intestins une stimulation, sans que l'effet narcotique ait pu se produire sur d'autres organes éloignés.

7° Que l'insufflation par le fondement d'une fumée chaude quelconque ne doit être pratiquée, ainsi qu'il sera dit lorsque nous examinerons l'ordre d'emploi des secours, qu'après qu'on aura déjà exercé quelques tentatives directes pour rétablir la respiration et la chaleur.

8° Que le tabac ne doit cependant pas être retiré de l'appareil des secours et qu'il restera loisible au médecin de l'employer, s'il le juge convenable, surtout dans les cas où tous les autres moyens auraient échoué. (1)

9° Enfin, que les lavemens purgatifs ordinaires ne doivent être mis en usage que lorsque le retour de la vie n'est plus douteux et qu'il s'agit de vider les intestins des matières qu'ils contiennent, sans quoi le refroidissement du liquide injecté, s'il ne pouvait être expulsé ou

(1) On a vu plus haut que cette conduite est désapprouvée par M. *Fodéré*, lorsqu'il dit que si on n'emploie pas les fumigations de tabac pendant qu'il en est encore temps, on aura tort de compter sur leur efficacité après avoir en vain épuisé les autres secours. Cependant, si les fumigations de tabac produisent réellement les effets énergiques que plusieurs observations leur attribuent, il n'est pas de meilleur moyen de constater leur vertu que de s'y prendre de cette manière. Un très petit nombre de succès obtenus sous la condition que nous venons de déterminer, suffirait alors pour rétablir l'ancienne réputation des lavemens de fumée de tabac.

absorbé, pourrait occasioner un effet très préjudiciable.

Nous terminerons ce sujet par la description du meilleur des appareils nombreux qui ont été inventés pour pousser la fumée de tabac ou toute autre fumée dans les intestins. Cet appareil est celui de *Pia* et se compose des pièces suivantes que la fig. 37 pl. 16 représente en position.

A   Fourneau dans lequel on introduit le tabac ou toute autre substance à brûler.

B   Douille à laquelle s'adapte le soufflet C.

D   Chapiteau.

E   Douille du chapiteau qui entre dans le tuyau élastique,

F   auquel on adapte une canule.

Il est utile d'être muni d'une aiguille à dégorger, dans le cas où les matières contenues dans le rectum auraient bouché la canule. En l'introduisant de nouveau, il faudrait la pousser moins avant, et si l'intestin était trop rempli de matière stercorale pour que cette seconde tentative réussît, il faudrait employer la curette pour l'en extraire.

On conseille aussi de passer la canule à travers une éponge trouée et mouillée, qu'on appuie contre l'anus, afin d'empêcher la fumée de sortir, dans le cas où il existerait un relâchement de cette partie.

De l'électricité et du galvanisme.

Nous avons déjà parlé de l'électricité et du galvanisme considérés comme moyens de rétablir la respiration. Il nous reste à examiner ici ces agens comme des stimulans proposés pour réveiller la sensibilité et l'irritabilité générales, en les appliquant, soit aux centres nerveux, soit à la peau, soit enfin au canal intestinal.

Lorsqu'on prend connaissance des observations nombreuses qui ont été faites sur l'efficacité de l'électricité dans des maladies où il existait une atonie ou même une absence partielle des fonctions nerveuses; lorsqu'on consulte quelques expériences qui ont été entreprises sur des animaux qu'on avait noyés et qu'on a rappelés à la vie par cet agent (1), on s'explique pourquoi il a été si fortement recommandé comme moyen de rappeler les asphyxiés à la vie.

« Une fille de trois ans, tombée de la hau-

(1) *Voy.* Bernoulli, *journal de physique.* Mars, 1779.

teur de douze pieds sur un pavé, parut morte. Un apothicaire déclara qu'il n'y avait plus de ressource ; mais un voisin desirant faire l'essai de l'électricité, demanda et obtint qu'on lui confiât cet enfant. Il n'y avait aucun vestige de respiration et de circulation, et il s'était écoulé vingt minutes depuis l'accident, lorsqu'il commença à l'électriser. Il donna d'abord de petites commotions aux doigts et aux bras, et les dirigea ensuite sur les épaules et les pieds. Après les avoir continuées quelque temps sans succès, il crut qu'il fallait rendre ce moyen plus énergique et donna à la poitrine dix fortes commotions qu'il dirigea d'un côté à l'autre vers la région du cœur. Ces essais ayant duré vingt à vingt-cinq minutes, l'enfant fit entendre un léger son ressemblant à un soupir ; le pouls commença à se faire apercevoir, mais d'une manière obscure et sans aucun indice de respiration. Trois nouvelles commotions produisirent le vomissement. Un chirurgien ayant fait une saignée au bras et à la jugulaire, il ne sortit pas de sang, quoiqu'il eût fait frapper fortement le corps de l'enfant pour le faire crier et par là faciliter la sortie du sang. Non-seulement on n'obtint aucun de ces effets, mais la jeune fille parut retomber dans son premier état. On lui donna de nouveau trois ou quatre commotions, mais plus faibles, sur la poitrine. Le matin suivant, on découvrit une large tache noirâtre sur le côté de la tête, qui fit soupçonner une dépression. On la transporta dans un hôpital où elle fut guérie au bout de 14 jours, à l'exception d'un strabisme à l'œil du même côté. Cette observation est tirée des mémoires de la Société humaine de Londres, dans lesquels on trouve aussi la suivante : Après avoir employé inutilement tous les secours sur un corps submergé, quoiqu'il y eût quatre heures qu'il eût été retiré de l'eau, on employa les commotions électriques. Les effets en furent si grands, qu'il fut facile de voir combien aurait été efficace ce remède, si on l'eût employé dans une circonstance plus favorable. La première commotion excita la pulsation de l'artère temporale ; à la seconde, le visage se colora et le sang coula abondamment de la veine jugulaire, qui avait été ouverte dans le commencement du traitement sans qu'alors il en sortît une seule goutte de sang. Les commotions suivantes ne produisirent rien d'avantageux, et tous les symptômes qui avaient donné de l'espérance s'évanouirent (*Hufeland*

diss. sistens usum vis electricæ in asphyxiâ.
1788, *p.* 44). Ces différentes observations,
ajoute *Fine* (1), d'après lequel nous rapportons
ces faits, annoncent les bons effets que pourrait avoir l'électricité dans tous les cas de mort
apparente ; et quoique les expériences sur les
hommes asphyxiés par submersion ne soient
ni bien fréquentes, ni bien concluantes, on
peut croire que cela vient de ce qu'on n'a pas
fait assez souvent et assez tôt l'essai de ce
moyen.

Nous ne croyons pas devoir tirer les mêmes
conclusions de ce qui vient d'être exposé. En
effet, nous pensons que, dans le premier cas,
il y avait plutôt un état syncopal qu'une asphyxie proprement dite, et nous croyons
que l'enfant aurait recouvré la conaissannce
sans l'emploi de l'électricité, qui ici a été au
moins dangereux, puisqu'il y a eu évidemment
une commotion cérébrale, comme le prouve
le strabisme, qui est resté après la guérison.
Quant au second fait, nous ne mettons pas
en doute que les commotions électriques
ayant agi trop vivement sur la vie organique
ne l'aient surexcitée, épuisée et n'aient ainsi
empêché le retour de la vie de relation.

(1) Ouv. cit.

Si l'on voulait employer l'électricité comme stimulant chez les asphyxiés, il faudrait dans tous les cas éviter les commotions, n'agir que très graduellement et ne commencer que par les frictions électriques. Or cette action graduée est non-seulement très difficile à bien diriger, mais il faudrait aussi la proportionner à l'âge, à la constitution de l'individu et, ce qui est moins facile encore, au degré d'excitabilité latente. D'ailleurs combien ne faudrait-il pas de soins pour maintenir les appareils électriques en état de fonctionner, surtout pendant les temps froids et humides? La ville de Hambourg, dont les établissemens de secours sont si parfaits, a néanmoins fait placer dans chacun d'eux une machine électrique; mais elle n'a pas eu à s'en louer. Voici ce qui est dit dans son dernier rapport:

« C'est en vain que nous avons tenté de ranimer nos asphyxiés par l'action puissante de l'électricité et du galvanisme. Quoique le cœur, particulièrement le sinus de la veine-cave, ainsi que l'oreillette droite, conservent ordinairement, même après l'extinction de la chaleur vitale, de l'excitabilité par l'effet de l'irritation métallique, tandis que le contraire a lieu dans les muscles soumis à la volonté; il nous a été plus facile de produire des mouvemens dans ceux-ci que dans les autres. Même l'irritation électrique ou galvanique appliquée à travers le creux de l'estomac vers l'épine dorsale a paru plutôt paralyser qu'exciter l'activité déjà renaissante du cœur. Dans deux cas dirigés par le docteur *Holst* en personne, on a voulu stimuler par l'électricité la respiration encore faible, mais régulière, ainsi que les mouvemens encore lents du cœur; mais tout-à-coup ces fonctions cessèrent irrévocablement, comme si elles eussent été frappées de la foudre. Quoique nous ne pensions pas devoir attribuer ce manque de succès à une action trop disproportionnée de l'agent dont nous avons fait usage, il n'est pas moins vrai que ce qui est arrivé doit nous servir d'avertissement, afin d'empêcher qu'on ne livre les appareils électriques au premier venu, et pour qu'on ne les confie qu'à des hommes d'une instruction reconnue. Quant à la pile de *Volta*, elle nous paraît devoir être exclue de l'appareil des secours; car le temps qu'exige sa mise en activité est si long, que souvent elle ne commence à fonctionner que lorsque l'asphyxié ne conserve plus aucun reste de vie.

« Nous avons encore essayé plusieurs autres

remèdes qui avaient été recommandés par des personnes dignes de foi; mais ils ne nous ont pas réussi et ont prouvé, la plupart, que c'est moins la multiplicité des agens que leur application par des mains exercées, qui décide du succès. Ici, comme dans tant d'autres spécialités de la médecine pratique, une longue expérience sanctionne ce vieil adage, qu'on réussit avec peu de moyens, pourvu qu'on sache les bien employer. »

Nous adoptons entièrement ce qui vient d'être dit de l'électrisation par la machine électrique, mais nous nous croyons en droit de ne pas consentir à l'exclusion trop absolue du galvanisme. D'abord, ce qui concerne la perte de temps qu'entraîne la mise en action de la pile verticale de Volta, ne s'applique pas aux appareils plus modernes, tels que l'auge galvanique, le chapelet galvanique d'*Aldini* ou même le galvanodesme de *Struve* (1). Il ne faut pas en effet plus de 3 à 4 minutes pour les faire fonctionner, et, pendant ce temps rien

(1) Nous n'avons pas cru devoir donner la description de ces appareils, parce qu'ils sont connus de ceux qui se sont occupés d'électricité galvanique, et qu'il n'y a qu'eux qui doivent l'appliquer, jusqu'à ce qu'un jour, peut-être, l'expérience en ayant prouvé l'utilité dans certains cas, on puisse en généraliser l'emploi.

n'empêche de prodiguer les autres moyens de secours.

Nous insistons sur cette circonstance, parce que nous chercherons tout-à-l'heure à établir que le galvanisme mérite d'occuper une place dans un système complet de secours.

Cet agent est, en effet, ainsi que nous l'avons constaté nous-même, un moyen très énergique de solliciter la contractilité intestinale. Cette vérité a été confirmée par un grand nombre d'expériences, parmi lesquelles nous citerons les deux suivantes, qui appartiennent à M. *Lestrohan.* (1)

Un chat ayant été plongé dans l'eau, jusqu'à ce qu'il ne donnât aucun signe de vie, fut soumis à l'action galvanique d'un pile horizontale de vingt élémens de deux pouces carrés. Après avoir chargé la pile avec de l'eau aiguisée d'acide nitrique, un des pôles fut introduit dans le rectum et l'autre dans le pharynx. A l'instant le mouvement anti-péristaltique du tube intestinal s'est manifesté, le diaphragme s'est successivement abaissé et relevé; l'animal a dès-lors commencé à faire entendre des cris et en moins de trois minutes

____

(1) Diss. citée.

il avait entièrement repris l'usage de ses sens.

Le même chat a été replongé dans l'eau et y a été laissé beaucoup plus long-temps que la première fois. On désespérait du succès de l'expérience, et M. *Lestrohan* crut aussi que la vie était totalement éteinte ; mais cependant, dès que l'animal fut exposé à l'action galvanique, les mêmes phénomènes se présentèrent, et au bout de six à sept minutes, il était à-peu-près dans le même état qu'avant la submersion.

Ainsi le galvanisme pourrait en quelque sorte suppléer aux lavemens de vapeurs stimulantes, ou pour mieux dire, il pourrait leur être substitué dans les cas où ni eux, ni d'autres moyens n'auraient produit d'effet. Seulement, il faudrait, en supposant qu'on puisse disposer d'une auge de trente élémens de deux pouces et demi de côtés, n'en employer que la moitié en commençant, et n'augmenter que successivement la force de l'appareil. Ici les expériences sur l'espèce humaine restent encore à faire et il n'y a pas de raison pour qu'on n'ose le tenter dans des cas désespérés d'abord, puis, si les circonstances le permettent, dans des cas moins défavorables.

Enfin, il est un point de vue sous lequel le galvanisme doit être regardé comme pré-

sentant une utilité incontestable. C'est lorsqu'on le considère comme moyen infaillible
de s'assurer de la réalité de la mort. Nous
nous sommes déjà expliqué sur ce point, au
mot *Inhumation* du Dictionnaire de médecine
en 21 volumes, et voici en partie ce que nous
en avons dit :

« Quoique le professeur *Klein*, à Mayen-
ce (1), ait proposé, le premier, le galvanisme,
ou, ainsi qu'on le disait alors, l'irritation métallique, comme moyen de constater la réalité
de la mort, c'est véritablement aux recherches
d'un médecin français qu'on doit l'appréciation rigoureuse des résultats de cet agent dans
l'application dont il s'agit. En effet, les expériences nombreuses entreprises par feu *Nysten*, établissent incontestablement que, si le
galvanisme n'est pas un moyen certain de prononcer sur la réalité de la vie ou de la mort,
dans ce sens que par la pile de *Volta*, on peut
produire des contractions quoique la vie n'existe
plus, il est néanmoins, lorsque la pile ne produit plus d'effet sur la contractilité fibrillaire,
un indice certain que la vie est éteinte. Nous

(1) *De metallorum irritamento ad explorandam veram mortem*
Mogunt, 1794.

ne pouvons donc adopter l'opinion émise dans une thèse, soutenue à la faculté de Paris par M. *Pierret* (1), lequel s'exprime ainsi : « La perte totale des mouvemens n'est pas un signe plus certain de la mort, puisqu'on l'observe dans les paralysies, l'hystérie, la syncope, l'asphyxie, etc., et que long-temps avant de périr, la contractilité n'existe plus chez les individus exposés à l'influence délétère de certains gaz, ou frappés d'une affection gangreneuse ou adynamique. La pile galvanique proposée dans ces cas pour connaître la vie de l'homme, serait donc un moyen tout-à-fait illusoire. » Ce moyen serait effectivement illusoire pour constater la vie, mais non pour constater la mort ; car cette perte de contractilité dans l'état de mort apparente, et dont parle M. *Pierret*, ne consiste que dans l'abolition des mouvemens sensibles, capables d'être excités par les agens ordinaires ; mais cette abolition ne s'étend dans aucun cas sur la contractilité fibrillaire, que la pile de *Volta* réveille toutes les fois qu'il subsiste encore quelque reste de vie organique. Or,

(1) Essai sur les signes qui distinguent la mort réelle de la mort apparente, et sur les moyens de combattre cette dernière. Paris, 1807.

comme l'extinction complète de celle-ci implique aussi l'extinction absolue de la vie de relation, il en résulte que, toutes les fois que le galvanisme ne déterminera plus de contraction, on pourra affirmer que la mort est réelle. Ainsi tout bien considéré, le galvanisme serait un moyen que l'on devrait adopter généralement, et les corps ne devraient être portés en terre, qu'après que la pile de *Volta* n'aurait plus produit d'effet sur eux.

« Ce serait généralement, disent *Hallé* et *Nysten*, une précaution au moins inutile, d'attendre l'extinction de toute contractilité pour prononcer que la mort est arrivée. On pourrait cependant employer le galvanisme, lorsqu'au bout de sept à huit heures, depuis la cessation des phénomènes vitaux, on aurait encore des motifs de croire que la mort n'est qu'apparente. Mais ce cas ne peut se rencontrer que très rarement. »

Nous pensons au contraire que ces cas peuvent se rencontrer toutes les fois que les phénomènes vitaux ont cessé par une cause asphyxiante, et nous sommes d'avis qu'avant de considérer un asphyxié comme frappé de mort absolue, il ne faut l'abandonner qu'après s'être assuré qu'il n'existe plus en lui de contractilité galvanique. A cet effet, il faut se borner à l'examen des muscles superficiels, surtout des muscles des membres, en pratiquant sur un de ceux-ci de petites incisions, et en prenant les précautions nécessaires pour ménager les vaisseaux sanguins. On introduit dans une de ces incisions le conducteur d'un des pôles de la pile, et dans l'autre située soit supérieurement, soit inférieurement, le conducteur du pôle opposé. L'expérience ne devra pas non plus être entreprise avec une pile trop forte, dès le début, et s'il s'est écoulé moins de quatre heures depuis la mort présumée, dans les cas où en général l'on soupçonne encore un reste de vie; parce qu'une excitation trop énergique pourrait éteindre ce reste, au lieu de le ranimer. Les auges galvaniques, ainsi que nous les avons indiquées plus haut, pourraient servir à cet effet, ou mieux encore la pile d'*Aldini*, telle que nous l'avons fait établir par les frères *Jecker*, artistes très habiles de la capitale, avec quelques changemens qui la rendent plus portative. On n'augmenterait la force de la pile qu'autant que les premiers essais auraient été infructueux.

Du magnétisme animal.

Nous ne pouvons terminer l'examen des stimulans, sans dire quelques mots du magnétisme animal proposé par le docteur *Wolfart*, comme moyen de rappeler les asphyxiés à la vie (1). M. *Wolfart* étaie son opinion d'un fait qu'il a observé à *Hanau,* et publié avec beaucoup de détail dans les Annales de Médecine politique de *Kopp* (2). Il s'agissait d'un garçon de neuf ans, qui fut retiré de l'eau sans donner le moindre signe de vie. L'enfant avait été déposé sur la berge, et soumis très probablement à la suspension par les pieds, lorsque M. *Wolfart* arriva. Ce médecin fit promptement dépouiller le noyé de ses vêtemens, et lui fit frotter le creux des mains ainsi que la plante des pieds avec des brosses. Pendant cette opération, M. *Wolfart*, après avoir réuni les doigts de chacune de ses mains en **un** seul pôle, fit des passes rapides, alternative-

(1) Peut-être aurions-nous dû ranger le magnétisme parmi les stimulans qui agissent sur la surface du corps; mais comme beaucoup de magnétiseurs accordent au fluide magnétique une action directe sur les nerfs de l'intérieur, nous avons cru devoir le placer immédiatement après l'électricité et le galvanisme.

(2) Vol. I, pag. 412.

ment de la tête à la poitrine, ainsi qu'au cœur, et de la tête à la colonne vertébrale, en la suivant dans toute sa longueur ; d'autres fois, de la poitrine jusqu'aux extrémités inférieures, ou le long de la face interne des bras jusqu'à la face palmaire des mains et aux extrémités des pouces, en suivant toujours le cours des nerfs et en faisant bien attention que les passes fussent toujours descendantes et jamais remontantes. Il suffira de dire que la vie reparut ; mais nous ne pensons pas qu'on puisse conclure de ce fait pour ou contre l'efficacité du magnétisme ; car le traitement a été complexe, puisque outre le magnétisme, les frictions sèches, la chaleur, et les liqueurs stimulantes ont concouru au rétablissement du submergé.

M. *Wolfart* a fait connaître une autre observation, dans laquelle il assure avoir, par le magnétisme, rendu la vie à une femme, qui dans un accès de mélancolie, s'était pendue, et n'avait été détachée qu'après un quart d'heure de suspension. Comme nous n'avons pu nous procurer le journal dans lequel le fait est rapporté (1), il ne nous est pas possible de le juger. Quoi qu'il en soit, l'action du magnétisme

(1) *Asklaepicion*, 1811, n° 35.

offre jusqu'à présent, tant de mystérieux, de problématique et d'irrégulier, que messieurs les magnétiseurs voudront bien nous pardonner, si nous ne plaçons pas cet agent au nombre des moyens à employer contre l'asphyxie. Libre d'ailleurs à chacun d'y recourir, pourvu que son application n'empêche, ou même n'entrave pas celle des autres secours reconnus utiles.

CHAPITRE VI.

De quelques moyens spéciaux applicables à certains genres
d'asphyxie.

Les moyens que nous venons d'examiner, quoique concernant plus particulièrement l'asphyxie par submersion, la plus fréquente de toutes, sont néanmoins applicables, en grande partie, aux autres genres d'asphyxie.

Dans aucune mort apparente ou réelle, la chaleur animale ne s'éteint plus promptement que dans l'asphyxie qui a été produite par la submersion et par la congélation, tandis que dans les autres asphyxies, elle se conserve beaucoup plus long-temps. On a des exemples d'asphyxies par le gaz acide carbonique, où la chaleur a été encore sensible vingt heures après la mort.

Il résulte de ce qui précède, que, dans les asphyxies autres que celles par submersion et par congélation, le rétablissement de la chaleur n'est point une condition essentielle dont il faille s'occuper, à moins de circonstances particulières dont il sera parlé, lorsque nous traiterons de l'ordre d'emploi de secours; ici nous n'avons à fixer notre attention, que sur quelques procédés spéciaux recommandés dans certains genres d'asphyxies.

De l'emploi des affusions d'eau froide contre l'asphyxie par des gaz irrespirables et notamment par le gaz acide carbonique.

Peu de personnes ignorent qu'il existe près de Naples un grotte appelée la grotte du Chien, *grotta del Cani*. Il s'élève de son fond du gaz acide carbonique en assez grande quantité pour former une couche de dix à douze pouces de hauteur. La pesanteur de ce gaz, plus grande que celle de l'air atmosphérique, l'empêche de monter assez haut pour atteindre les organes de la respiration de l'homme qui, par cette raison, peut séjourner impunément dans la grotte, tandis qu'elle devient mortelle pour tout animal dont la tête plus rapprochée du sol se trouve par cela même exposée à l'action de la couche de gaz délétère. Pour démontrer ce fait, on prend ordinairement des chiens; mais il est rare qu'ils deviennent victimes de l'expérience, parce que, dès qu'ils sont asphyxiés, on les plonge dans un lac voisin, le lac *Agnano*, qui les rend à la vie, et aux eaux duquel on attribue par

cette raison, bien qu'à tort, une vertu particulière.

Il paraît toutefois que c'est ce fait principalement, peut-être aussi quelques indications
contenues dans plusieurs auteurs anciens, et
notamment dans *Hippocrate,* qui ont suggéré
à *Harmant,* médecin de *Stanislas,* roi de Pologne, à Nancy, l'idée d'employer les affusions
d'eau froide contre l'asphyxie par le gaz acide
carbonique, idée heureuse dont de nombreux
succès attestent la justesse. (1)

On a longuement disserté sur la manière
d'agir de ces affusions, mais il est hors de mon
plan de rapporter les opinions émises à ce
sujet. Je pense toutefois que ceux qui attribuent les bons effets des affusions et en général
de l'eau fraîche, à ce que celle-ci absorbe
l'acide carbonique, sont dans une erreur
complète, par la raison toute simple que l'eau
ainsi projetée ne pourrait absorber qu'une
très faible partie de cet acide, en supposant
qu'il en existât encore chez l'asphyxié éloigné
du milieu asphyxiant. Ceux, au contraire,
qui expliquent l'action bienfaisante des affu-

(1) *Voy.* son Mémoire sur les funestes effets du charbon allumé
Pia, année 1775, pag. 182.

sions d'eau froide par l'ébranlement nerveux qu'elles déterminent et par la manière dont elles agissent sur la vie périphérique, me semblent plus près de la vérité, surtout lorsqu'on établit un rapprochement entre les effets obtenus des affusions froides dans l'asphyxie par des gaz irrespirables et dans le choléra asphyctique, avec lequel elle offre plus d'un point d'analogie. (1)

Quoi qu'il en soit, et sans chercher à expliquer de quelle manière l'eau froide agit dans l'asphyxie produite par le gaz acide carbonique, il est constant que les affusions d'eau fraîche ont opéré, je dirai presque des merveilles dans ce genre de mort apparente, ainsi que l'attestent les faits nombreux rapportés par *Harmant* et parmi lesquels je me bornerai à exposer celui où il employa ce moyen pour la première fois :

« Le 3 décembre 1763, on trouva à Nancy, rue des Prémontrés, vers une heure après midi, deux jeunes personnes couchées dans le même lit, avec tous les signes d'une mort subite qui

---

(1) *Voy.* sur ce dernier sujet, l'ouvrage extrêmement remarquable du professeur *Jean-Louis Casper*, intitulé : *sur le Traitement du choléra asiatique par l'application du froid. Berlin,* 1832.

les avait frappées, l'une était fille d'un fondeur de cuivre, et l'autre sa parente.

« On s'était inutilement présenté à la porte de leur chambre le matin, elles n'avaient fait aucune réponse; cependant on remarqua que la clef de la serrure était en dedans; cette observation ayant causé de justes alarmes dans la maison comme dans le voisinage, on prit le parti d'enfoncer leur porte, et la surprise fut extrême, lorsqu'on les aperçut étendues dans leur lit sans mouvement et sans aucun signe de vie.

« Prié de me rendre en hâte au lieu de cette scène, j'y accourus. Les deux jeunes filles, l'une à côté de l'autre dans un lit, sans sentiment et sans mouvement, avaient les yeux à demi ouverts, vifs et saillans, les joues gonflées et colorées d'un rouge pourpre, les lèvres livides, la bouche fermée, les dents extraordinairement serrées, le ventre gros et le reste du corps dans un état naturel. Je ne leur trouvai ni pouls ni respiration; elles ne ternirent pas une glace que je fis approcher de leur bouche, et un verre d'eau comble que je plaçai successivement sur la poitrine, ne reçut aucun mouvement.

« J'avais remarqué en entrant dans leur

chambre un brasier de charbon moitié consumé, moitié éteint ; je ne doutai pas ce ne fût là le principe de l'évènement, au spectacle duquel j'étais appelé.

« J'ordonnai d'abord que l'on tirât ces deux personnes de leur lit, et qu'on les exposât au froid de deux fenêtres ouvertes dans cette chambre.

« Ne connaissant alors d'autre conduite à tenir dans ce cas, que celle qu'une pratique peu éclairée indique, j'ordonnai la saignée ; et en attendant l'arrivée du chirurgien, je fis fondre dans trois ou quatre cuillerées d'eau chaude, une assez grande dose d'émétique, que je mêlai avec autant d'eau de cologne ; je voulus faire prendre ce remède aux malades, mais il ne fut jamais possible de leur desserrer les dents.

« Ne pouvant faire usage de ce premier remède, je me déterminai à prescrire un lavement composé de six onces de vin émétique trouble, que je fis mettre dans une dissolution d'hiéra-picra ; on eut bien de la peine à leur faire recevoir ce lavement, et l'on remarqua bientôt qu'il sortit de leur corps comme de celui d'un cadavre.

« Le défaut de succès de ce second essai

m'engagea dans un troisième, que je crus propre à procurer quelques signes de vie; je fis
jeter sur une pelle à feu rougie du plus fort
vinaigre, pour en insinuer la vapeur dans leurs
narines, dans les yeux et dans la bouche;
mais cette tentative ne me réussit pas mieux
que les deux premières; quelques gouttes de
vinaigre se répandirent sur la gorge de l'une
des deux malades qui en fut brûlée en plusieurs endroits, sans néanmoins montrer le
moindre sentiment; une personne tint assez
long-temps sous leur nez un flacon d'esprit de
sel ammoniac sans aucun effet.

« Le chirurgien ayant paru à ce moment, je
fis saigner ces personnes à la jugulaire, et la
saignée, qui fournit du sang en abondance, fut
encore sans succès; me rappelant dans ce moment le conseil que quelques auteurs donnent,
d'user en cas pareil d'eau froide, j'en fis arroser les malades que je venais de faire mettre
nues, et, malgré l'emploi de cette eau, elles
continuèrent de rester dans l'état de la plus
parfaite insensibilité.

« Tout cela s'était fait en présence d'une
foule de spectateurs, qui jugèrent que ces
deux filles étaient mortes, et qu'il serait inutile
de tenter davantage de les rendre à la vie;

mais ce jugement que je crus être précipité, me fit aviser à une entreprise nouvelle; je saisis un gobelet que je rencontrai par hasard, je le remplis d'une eau très froide, et je la jetai avec force au visage de l'une des deux malades, ainsi qu'on en use à l'égard d'une personne évanouie par l'effet d'une saignée.

« Au moment de l'administration de cette eau, je crus avoir remarqué sur le visage un léger saisissement; je fis part de mon observation à l'assemblée qui me témoigna avoir fait la même remarque; j'en agis de même à l'égard de la seconde, et le même effet fut encore remarqué.

« Alors j'occupai quelques spectateurs à projeter ainsi par verrées (seulement au visage des malades) de l'eau froide : cet exercice dura pendant une demi-heure, sans que les deux personnes cessassent de rester immobiles; déjà je travaillais depuis près de trois heures à les ramener à la vie; et tout ce travail semblait être perdu, lorsque je m'avisai de remplir un gobelet d'une eau glacée, et de la jeter avec plus de force encore au visage de l'une des deux; cette nouvelle administration lui fit faire un hoquet, et j'avoue que cet heureux indice me donna pour lors un courage singulier.

« Les assistans, enchantés comme moi de ce

succès, s'empressèrent à m'aider; l'eau glacée fut projetée avec promptitude et force, et les hoquets continuèrent, ils devinrent même insensiblement plus fréquens et plus forts, ils indiquaient un grand effort de la poitrine pour se mouvoir et se dilater; et je remarquai que, avec ces hoquets, les narines qui s'ouvraient et se resserraient alternativement, produisaient un petit sifflement.

« La plus jeune de ces deux personnes, plus agitée que l'autre par les hoquets, rendit par la bouche une assez grande quantité d'humeur écumeuse et gluante; ces matières sortirent sans effort et sans action, comme cela arrive aux personnes attaquées d'un accès d'épilepsie; ce symptôme, plus heureux encore que le premier, m'engagea à redoubler l'exercice de l'eau glacée au visage; je vis bientôt la malade montrer de la sensibilité; un moment après ce signe de vie, elle se souleva et retomba sur sa chaise, la poitrine faisant un nouvel effort pour se mouvoir, elle vomit une abondance de matières noires, qui avaient assez de ressemblance avec une suie de cheminée que l'on aurait détrempée dans une eau glaireuse.

« Pendant et après ce vomissement, les narines étaient dans une action violente, la poitrine, agitée de mouvemens convulsifs, cherchait à s'étendre; cette crise finit par faire jeter à la malade quelques cris de douleur; l'on continuait à jeter de l'eau, et ce fut à cette circonstance que nous fûmes redevables des mouvemens plus marqués d'une sensibilité qui augmenta par degrés.

« Nous remarquâmes alors que la jeune personne souffrait de sa situation, qu'elle s'agitait, que tous ses membres étaient dans une grande convulsion, et ce fut pour ceux qui projetaient l'eau, un motif de la ménager et d'interrompre un moment leur fonction; mais tout le monde s'aperçut avec moi, qu'en cessant de lui jeter de l'eau, les signes de vie disparaissaient, et que la malade retombait dans sa première immobilité, ce qui fit comprendre qu'il fallait redoubler la projection de l'eau, au lieu de la suspendre.

Après environ cinq heures de cet exercice aussi fatigant que singulier, je vis cette fille entrer dans un tremblement universel. Elle articula dans cette nouvelle crise plusieurs mots sans suite et sans rapport, je fis alors cesser et j'ordonnai qu'on lui essuyât le corps avec des linges chauds, et qu'on la mît dans un lit légèrement échauffé.

« Sa compagne était plus fortement attaquée, elle tarda beaucoup plus à donner des signes de vie, quoique soignée avec le même détail et avec autant d'empressement; mais elle revint avec les mêmes gradations que la plus jeune; seulement elle rendit par la bouche beaucoup plus d'écume, et moins ou presque point de matières noires.

« Toutes deux, dans l'accès du mal et dans les grandes secousses de l'agitation qui les tourmentait, avaient rendu involontairement beaucoup d'excrémens noirs, je présumai que cette couleur venait du lavement qui leur avait été d'abord administré.

« Mes deux malades se trouvant au lit de la manière dont je l'avais ordonné, je les quittai à huit heures du soir, en laissant à côté d'elles des personnes et tous les secours dont leur situation pouvait être susceptible.

« Les ayant revues deux heures après, je leur trouvai le pouls élevé et inégal; la plus âgée, à qui la connaissance était revenue plus difficilement, montrait encore du délire, et tressaillait souvent dans son lit; l'autre, rétablie dans une connaissance parfaite, se plaignit d'une violente douleur de tête qui se faisait surtout sentir à l'occiput, et d'une grande peine à distinguer les objets ; je fis donner à celle-ci un lavement purgatif, et comme elle avait une grande soif, je lui fis préparer une légère limonade et de l'eau de veau nitrée dont elle but abondamment toute la nuit ; je remis au lendemain à déterminer les secours ultérieurs dont la plus âgée aurait besoin relativement à son état.

« Elle passa la nuit dans un assoupissement qui ne fut interrompu que par des cris de frayeur qu'elle jetait par intervalles, ainsi qu'une personne épouvantée dans le sommeil ; à mon arrivée, elle se plaignit d'un grand mal de tête, et d'un battement de cœur assez considérable : j'ordonnai pour celle-ci la saignée du pied ; le chirurgien qui la saigna me fit remarquer plusieurs petits grumeaux de sang qu'il fut obligé de tirer de la veine avec la tête d'une épingle : quelques heures après cette saignée, elle reçut un lavement qui lui fit rejeter une quantité étonnante d'humeurs gluantes et écumeuses, et beaucoup de vents qui ne sortirent qu'accompagnés de violentes douleurs dans les entrailles ; elle avait le bas-ventre enflé ; attribuant cette intumescence aux vents qui la tourmentaient, j'ordonnai l'usage en forme de thé, de fleurs d'oranger, de tilleul et de camomille romaine, avec la liqueur anodine minérale d'Hofmann, dont elle fut beaucoup soulagée.

« La plus jeune, déjà plus avancée par les remèdes de la veille, me parut entrer dans un état de santé qui commençait à la réjouir, elle ne ressentait alors qu'une douleur assez piquante à la nuque, mais surtout une grande fatigue dans tout le corps : je la purgeai et je la mis ensuite au régime pendant sept à huit jours, au bout desquels elle fut parfaitement rétablie.

« Quant à sa parente, auprès de qui je me rendis le lendemain, je la trouvai encore travaillée par des vents et de fortes tranchées qui la fatiguaient cruellement; l'enflure du bas-ventre qui subsistait toujours, me décida à prescrire de trois en trois heures des lavemens émolliens carminatifs, des fomentations les plus anodines sur le ventre, et l'usage de l'eau de poulet nitrée.

« Ces nouveaux remèdes firent encore rendre à cette personne des garde-robes très écumeuses et beaucoup de flatuosités; le bas-ventre s'étant singulièrement amolli, je profitai de cette circonstance pour la purger le quatrième jour, après quoi je la remis au régime que j'avais conseillé à la plus jeune, et il eut le même effet.

« C'est ainsi que je rendis à la vie deux personnes, de la mort desquelles on ne doutait pas un moment lorsque j'entrepris leur cure, même pendant les deux premières heures des exercices graduels que je fis succéder à leur égard : la santé, dont elles jouissent et dont elles ont joui depuis leur accident sans interruption, est pour moi la récompense la plus flatteuse des mouvemens que je me suis donnés dans cette circonstance, où j'ai cru devoir me frayer une route nouvelle, et travailler d'après mes propres idées. »

Beaucoup d'autres médecins ont eu l'occasion de se convaincre des bons effets des affusions froides dans l'asphyxie dont il s'agit, et moi-même, je puis produire, en faveur de ce moyen, un fait qui s'est passé presque sous mes yeux :

Une jeune fille, après une violente dispute avec sa mère, conçut le projet de se suicider par la vapeur du charbon. Elle s'enferma dans sa chambre très étroite, située au-dessus de l'appartement que j'occupais, y alluma du charbon dans un réchaud, et attendit la mort. Son absence ayant surpris ses voisins, ils allèrent vers sa chambre, et n'ayant pu en ouvrir la porte, ils l'enfoncèrent et trouvèrent la malheureuse fille à terre sans signe de vie, la face vultueuse, les yeux saillans, la langue prise entre les dents, etc. On vint me chercher; mais comme je n'étais pas chez moi, ma fille aînée crut devoir me remplacer. Guidée par *l'instruction sur les secours à donner aux noyés et aux asphyxiés*, et dont elle avait pris un exemplaire dans ma bibliothèque, elle fit porter l'asphyxiée dans un lieu frais et aéré, la débarrassa des vêtemens qui pouvaient gêner, la fit tenir assise sur une chaise, lui jeta plusieurs verres d'eau froide à la figure, et eut l'inexprimable satisfaction de lui sauver la vie.

Écoutons maintenant *Harmant* sur les détails de la manière d'employer sa méthode:

Après avoir parlé des symptômes occasionés par la vapeur du charbon allumé, il ajoute : « J'ai dit que, dans la violence du mal, les deux mâchoires et les dents étaient tellement rapprochées l'une de l'autre, qu'aucune force ne pouvait les séparer; il y a donc impossibilité de secourir le moribond d'aucun breuvage dans les premiers instans de la cure; ceux qui en proposent ne connaissent ni le mal, ni les remèdes qu'on doit appliquer ; j'ai vu recourir aux lavemens, je m'en suis servi ; mais je dois à mon expérience de m'être assuré que l'enflure et l'atonie des intestins se refusaient encore à ce remède ; le médecin, dans un moment aussi pressant, se trouve donc borné à l'emploi des secours extérieurs.

« Le premier de tous ceux que l'on doit administrer au malade dans cette circonstance, c'est de le tirer promptement de son lit et de l'endroit infecté où il se trouve, de l'exposer au grand air, même au plus grand froid, de le dépouiller de tous ses habits, et de le placer sur un siège, de manière qu'il y soit affermi.

« Mais, en voulant lui prêter ce secours important, il faut se prémunir soi-même contre le danger ; la fin tragique de ceux qui allèrent pour secourir le jeune boulanger de Chartres doit servir de leçon : je conseille donc, en cas que l'on soupçonnerait une semblable malignité des vapeurs, de faire jeter en dedans les portes et fenêtres de l'appartement infecté, et d'y répandre quinze à vingt seaux d'eau la plus froide ; l'air qui affluera par cette précaution, augmentera de ressort, en raison de l'abondance et de la froideur de cette eau, et ce sera, pour le malade lui-même, un premier soulagement. (1)

« Transporté ainsi que je viens de le dire, assujéti de manière que le corps ne vacille pas, le malade recevra au visage, et non ailleurs, l'eau la plus froide qu'on pourra se procurer; on la jettera de loin, par verres, fortement et successivement; il sera bon d'employer à cet exercice plusieurs personnes qui puissent agir sans laisser d'intervalles, car ce remède exige qu'on l'administre sans interruption, jusqu'au moment où le malade donnera des preuves qu'il commence à respirer, même jusqu'à celui où il reviendra à sa connaissance : peut-être cet exercice durera-t-il plusieurs heures de suite, sans donner aucun espoir; mais l'expérience m'a convaincu qu'il ne fallait pas le perdre, et qu'on devait s'armer d'une patience à l'épreuve de tout découragement.

« Ce premier secours, que personne n'a connu ni mis en usage avant moi, peut méri-

---

(1) L'évènement, arrivé à Chartres dont il est question ici, est le suivant : un jeune boulanger, étant descendu dans une cave méphytisée par du gaz acide carbonique, y trouva la mort. Cinq personnes, descendues successivement dans cette cave pour le secourir, y subirent le même sort; il vaudrait beaucoup mieux substituer à l'eau simple que propose *Harmant*, l'eau chargée de chaux décarbonatée. *Voy.* le 1er chapitre de cet ouvrage.

ter, à l'égard de cette maladie, le nom de merveilleux, par son efficacité qui semble tenir du prodige ; il tient uniquement cette vertu du saisissement qu'il excite dans toute la machine et sur toutes ses parties. Le visage étant susceptible de la plus vive irritation, qui se montre à la moindre atteinte d'une goutte d'eau, il suit que l'impression qui s'y fait continuellement par la projection d'une eau très froide, se communique à tout le corps, ce qui en relève avec une puissance incroyable le ton entièrement affaissé, de là le ressort et l'action musculaire de toutes les parties ; ébranlés par cette secousse générale et continuelle, les muscles de la respiration, et surtout le diaphragme, sont forcés d'entrer dans une contraction violente, dont le premier effet est de forcer la poitrine à se dilater, pour introduire un nouvel air dans le poumon.

« Ces deux premières indications, conséquentes l'une de l'autre, se trouvant heureusement remplies, elles annoncent un succès qu'il faut savoir ménager ; elles sont les signes infaillibles d'une vie qui revient, et qu'il faut ensuite rappeler par degré, sans forcer les autres secours qui restent à appliquer.

« J'ai dit que les premiers signes de la résurrection, que le moribond fait paraître dans cet état après le premier travail, s'annonçaient par de petits hoquets ; instruit que cet effet doit arriver, et que ces hoquets pourront faire entr'ouvrir la bouche au malade, le médecin doit avoir préparé de petits cylindres faits de bois de réglisse ou de bois aussi tendre, pour les insinuer entre les dents du malade, dès que ces symptômes le permettront.

« Le cylindre introduit de cette manière, a cet avantage, qu'il hâte singulièrement la cure et facilite admirablement la guérison ; son premier effet est de donner à l'air l'aisance de pénétrer promptement dans la poitrine du malade, objet essentiel dont le médecin a dû s'occuper dès les premiers momens de son travail ; le second, c'est de déterminer, ainsi que je l'ai déjà observé, un vomissement de matières glaireuses, écumeuses, ou quelquefois atrabilaires, dont l'expulsion dégageant la poitrine ou l'estomac, favorise infiniment le retour de la respiration, et accélère d'autant le soulagement qu'il faut apporter. »

Harmant ajoute, que l'éternuement provoqué par un sternutatoire, dans le temps que l'on jetait de l'eau au visage du malade, produisait sur la respiration l'effet le plus heu-

reux; mais que très rarement on obtient l'é-
ternuement, quoi qu'on puisse faire pour l'exciter. Je crois au contraire qu'il est dangereux
de recourir à ce moyen, et l'on sera de mon
avis, si l'on se rappelle ce qui se passe pendant
le spasme qui précède l'acte dont il s'agit, et
où la respiration est souvent suspendue pendant plusieurs secondes avant que l'éternuement s'accomplisse. On pourra d'ailleurs consulter sur ce sujet ce qui a été dit des errhins
(pag. 277). Si dans quelques cas les sternutatoires ont semblé agir pendant qu'on faisait
des affusions, si alors la respiration devenait
plus facile, c'est que le retour de la vie était
déjà assez avancé pour que les sternutatoires
aient pu opérer; mais leur attribuer une part
essentielle dans ce succès, ce serait, ce nous
semble, tomber dans le faux raisonnement du
post hoc, ergo propter hoc.

Harmant conseille d'introduire, lorsque
cela est possible, du sel de cuisine dans la
bouche du malade, pendant l'administration
de l'eau. « L'humidité de la salive, dit-il, dissout
ce sel, l'agacement qui en résulte passe à tout
le système des nerfs, et devient très puissant
pour réveiller la machine et seconder l'effet
de l'eau. »

Je ne pense pas que ce moyen puisse produire un grand effet sur les nerfs ; mais je rappelle à cette occasion ce que j'ai déjà dit du danger qu'il y a à introduire dans l'intérieur de la bouche des substances médicamenteuses, ou autres, avant que la déglutition ne soit complètement rétablie. « J'ai observé, ajoute-t-il, que le tremblement de tout le corps succédait aux hoquets, et au vomissement lorsqu'il avait lieu, et que ce symptôme était l'indice heureux d'une respiration qui allait devenir sensible ; le malade dans cet instant, ressent beaucoup de soulagement de la chaleur qu'on lui procure en l'enveloppant d'abord dans des draps secs et bien chauffés, en l'essuyant ainsi couvert avec des serviettes chaudes, et en le frictionnant avec une flanelle empreinte de la vapeur de baies de genièvre ; j'emploie à cet usage deux personnes, dont l'une frictionne tout le tronc, et l'autre les extrémités ; après quoi, on le place dans un lit peu échauffé, et on lui fait prendre d'une mixture faite avec deux gros d'yeux d'écrevisses bien saturés de suc de limon, sur lesquels on jette quatre onces d'eau vulnéraire simple, et une demi-once de sirop de coquelicot. »

J'adopte cette partie du traitement sans

toutefois ajouter beaucoup de confiance en la potion ; mais je crois devoir passer sous silence ce que dit *Harmant* du traitement ultérieur, surtout de l'emploi des lavemens et des purgatifs; des palpitations de cœur qui se déclarent parfois, et qu'il convient de combattre par des antispasmodiques. Dans l'asphyxie par le gaz acide carbonique, ainsi que dans toutes les autres asphyxies, la vie une fois rétablie, une foule de circonstances individuelles peuvent leur succéder; mais ce serait nous écarter de notre but que de chercher à les préciser et d'enseigner à les combattre, de semblables détails devant être abandonnés à la sagacité du médecin. Cependant, je ne crois pas devoir omettre ce que *Harmant* dit de la saignée, parce que son opinion confirme pleinement les principes que j'ai exposés plus haut, lorsque j'ai parlé de ce moyen.

« Jamais je ne prescris la saignée sur aucune partie du corps pendant la violence du mal : mon expérience m'a appris que ce prétendu secours ne faisait qu'augmenter l'atonie de toutes les parties, et retarder d'autant le merveilleux effet de l'eau projetée, il peut même l'anéantir; je suis d'ailleurs assuré que, lorsque le mal résiste à l'efficacité de l'eau jetée au visage, et non répandue sur le corps, comme on le conseille mal-à-propos et sans fruit, le malade est perdu sans ressource.

« La saignée ne m'a paru salutaire, que lorsque le malade ayant recouvré ses sens et sa chaleur, étant d'ailleurs d'une constitution forte et sanguine, ayant le pouls plein, et d'un battement inégal que la pléthore occasionne, il se plaint d'une pesanteur de tête et d'une pressante envie de dormir ; c'est dans ce moment que, prescrivant les bains de pieds, j'ordonne de suite la saignée du bras, laquelle faite avec cette précaution, a tous les avantages de celle du pied, même de la jugulaire, sans en avoir les inconvéniens ; car, j'ai remarqué que ces deux dernières saignées affaissaient plus le malade qu'elles ne le réveillaient ; l'usage que j'ai à cet égard, m'a instruit que les bains de pieds avec les lavemens de savon, ou autres, un peu stimulans, réunis à la saignée du bras, remplissaient beaucoup mieux cette indication.

« L'on pourra remarquer dans cette maladie, à l'occasion de la saignée du bras, un phénomène qui s'est montré assez souvent à mes yeux : le sang qui sort de la veine fournit presque toujours quelques petits grumeaux ; on les aperçoit, ou dans la palette, ou à l'ouverture de la veine, souvent ils gênent et interceptent le cours de la saignée. »

Des affusions froides contre les asphyxies produites par d'autres gaz irrespirables.

Ce n'est pas dans l'asphyxie par le gaz acide carbonique seulement que les affusions froides réussissent, elles n'ont pas moins de succès dans celles que produisent d'autres gaz irrespirables, et ici encore les exemples ne manquent pas. *Andry* (1) cite un succès qu'il a obtenu sur un vidangeur asphyxié, sur le corps duquel il avait fait jeter plus de quinze seaux d'eau froide; et *Hallé*, dans son beau travail sur le méphytisme des fosses d'aisance (2), recommande spécialement et par expérience les affusions froides.

Affusions et lotions chlorurées dans l'asphyxie par le méphytisme des fosses d'aisance.

L'asphyxie produite par les gaz des fosses d'aisance exige, en outre, des précautions particulières en faveur de ceux qui donnent des

(1) *Pia* 1775, pag. 29.

(2) *Hallé*, recherches sur la nature et les effets du méphytisme des fosses d'aisance, Paris 1785.

secours, depuis qu'il est démontré, que l'atmosphère des asphyxiés par l'action de ces gaz, peut devenir dangereuse aux personnes qui la respirent. Il convient de consulter sur ce sujet le travail de *Hallé*, qui en rapporte un exemple remarquable. Des affusions faites sur le corps de l'asphyxié avec de l'eau chlorurée, particulièrement dans les premiers momens de sa sortie du lieu méphytisé, feront cesser ce danger et seront d'ailleurs utiles à l'asphyxié même.

Boissons vinaigrées ou acidulées.

L'inutilité du vinaigre proposé par *Janin*, comme moyen de désinfecter les fosses d'aisance, a été trop bien démontrée par une commission mixte nommée à cet effet(1), pour que nous ayons dû mentionner cette proposition dans la première partie de cet ouvrage. Mais nous ne pouvons passer sous silence les bons effets qu'il produit, lorsqu'on l'administre à l'intérieur, suffisamment étendu d'eau, aux asphyxiés dont il est question, après qu'ils ont

(1) Détail de ce qui s'est passé dans les expériences faites par M. *Janin*, les 16 et 23 mars, en présence des commissaires réunis de l'Académie royale des sciences et de la Société royale de Médecine. Imprimé par ordre du roi, Paris 1781.

été rappelés à la vie. Dès le premier verre, **on** voit le plus souvent diminuer et même cesser le malaise qu'ils éprouvent dans la région épigastrique. D'autres boissons acidulées produisent, il est vrai, le même effet; mais outre que la plupart d'entre elles sont plus dispendieuses que le vinaigre, celui-ci se trouve partout au moment où l'on en a besoin.

Vomitifs.

Lorsque, malgré l'emploi des boissons acidulées, le malaise dont il vient d'être parlé persiste, que la région épigastrique est tendue, et surtout lorsqu'il y a lieu de croire que le malade a avalé de la matière contenue dans la fosse, un vomitif peut produire de bons effets, si on le donne à propos, c'est-à-dire, après que les forces sont assez revenues pour qu'il puisse être supporté. *Hallé* (mém. cit.) témoigne la plus grande confiance en ce moyen, dont il dit avoir constaté les heureux effets dans les circonstances dont il vient d'être parlé.

De la complication de l'asphyxie par méphytisme avec l'asphyxie par submersion.

On s'est demandé s'il ne pouvait pas se présenter une complication de l'asphyxie par méphytisme et de celle par submersion ? Il peut, en effet, arriver qu'un individu soit asphyxié par le gaz d'une fosse, et submergé dans les matières liquides qu'elle contient. *Hallé* (mém. cit.) pense que la couleur violacée de la face prouve que l'indication principale restera toujours la même en pareil cas, c'est-à-dire qu'il faudra combattre l'asphyxie par méphytisme qui a précédé la submersion ; qu'il est probable que chez l'individu, dont la respiration a été suspendue par l'asphyxie méphytique, le liquide, dans lequel il est tombé, ne peut plus exercer le moindre effet sur les organes de la respiration, et qu'en conséquence il ne doit pas être traité comme un noyé. Mais il est également vraisemblable, ajoute *Hallé*, que l'air frais et les affusions froides, si efficaces dans les asphyxies méphytiques, n'auront plus cette efficacité, lorsque le corps aura refroidi dans un liquide quelconque, et que dans ce cas l'application de la chaleur libre, à l'extérieur, pourra devenir fort utile. Cette circonstance est trop importante pour devoir être perdue de vue par les personnes chargées de diriger les secours.

Asphyxie par la foudre.

L'asphyxie par la foudre exige en général un traitement peu différent de celui de l'asphyxie par des gaz irrespirables. Toutefois quelques moyens spéciaux ont été recommandés pour en combattre les effets. Tels sont :

L'électricité. — Le docteur *Curry* (o. c.) conseille surtout l'électricité, et cette recommandation, selon lui, n'est fondée sur aucune abstraction théorique, elle repose au contraire sur des exemples de succès et sur des expériences faites sur de petits animaux qui, après avoir été complètement privés de leurs sens et de leurs mouvemens par une forte commotion électrique conduite sur la tête et la poitrine, furent complètement rétablis par l'effet de petites commotions produites dans les mêmes parties. Il suspendit par ce procédé et ranima tour-à-tour la vie, pendant un espace de temps assez considérable.

Quelle que puisse être la valeur de ce moyen, il est bien peu d'occasions où l'on puisse le mettre en usage ; car presque toujours l'asphyxie par la foudre arrive sur des lieux où il serait impossible de se procurer un appareil électrique.

Toutefois l'électricité peut encore être utile et sera plus praticable contre les paralysies que laisse quelquefois après elle l'asphyxie dont il s'agit. *Theden* (1) en rapporte un exemple assez remarquable, observé par *Mayer*, sur une fille de dix ans, qui ayant été frappée de la foudre, resta atteinte d'une hémiplégie du côté gauche. Soumise à l'action du bain électrique, pendant lequel on soutira des étincelles et on lui donna de légères commotions, elle fut complètement guérie après un traitement électrique, assez long il est vrai.

L'urtication. — Le docteur *Hubbard* de *Newhaven* (2) rapporte une observation où la flagellation sur tout le corps, avec des orties, rappela la vie au bout d'une heure chez une personne qui avait été frappée de la foudre.

Les bains de terre. — Je n'entreprendrai pas d'expliquer la manière d'agir des bains de terre dans l'asphyxie produite par la foudre, bien qu'on pourrait peut-être hasarder plusieurs théories sur leur mode d'action. Nous n'avons à considérer ici que le fait en lui-même, établi sur

(1) OEuvres chirurgic. Chap. xix.
(2) Memoirs of the medical Society of London. Voy. iv, 1795.

unelongue expérience ; or, ce fait, quelque bizarre qu'il paraisse, atteste l'efficacité incontestable du moyen dont il s'agit. Aussi a-t-il été recommandé dans les états prussiens par un édit spécial daté de Berlin du 19 août 1790. Je vais en donner une traduction littérale :

« Comme l'efficacité des bains de terre pour ranimer les personnes qui tombent frappées de la foudre et paraissent privées de vie, a été constatée par des observations réitérées tant en Pologne, qu'en Silésie, sa majesté le roi de Prusse, notre très gracieux monarque, a, dans sa sollicitude paternelle, demandé au collège supérieur de santé, une instruction claire et précise sur la manière d'appliquer ce moyen ; laquelle instruction est destinée à être publiée comme supplément de celle, sur les secours, en date du 13 janvier 1783. En conséquence, le collège supérieur de santé fait connaître ce qui suit :

« Lorsqu'il arrive qu'un individu a été frappé de la foudre et tombe, du moins en apparence, privé de vie, il faut le dépouiller le plus promptement possible de ses vêtemens, jusqu'à la chemise en commençant par le col, la cravate et tout autre lien. On prépare en même temps et autant que faire se peut, dans

un terrain meuble une fosse horizontale assez
longue pour pouvoir y étendre commodément
le corps. Cette fosse devra avoir six pouces de
profondeur en sus de l'épaisseur du corps de
l'asphyxié. On ôte à celui-ci la chemise et on
l'étend couché sur le dos dans la fosse, de manière cependant que la tête soit plus élevée que
les extrémités inférieures. Dans cette situation
le corps est recouvert d'environ 4 à 5 pouces
de terre qui a été extraite de la fosse, en ayant
soin toutefois de laisser la face parfaitement
libre, et par conséquent de la ménager lorsqu'on recouvre le corps de terre. On le laisse
ainsi pendant quelque temps, en jetant souvent de l'eau froide au visage. L'expérience a
prouvé, que pour peu qu'il existe encore un
reste de vie, l'asphyxié se ranime au bout d'une
à trois heures au plus. Si, après ce temps é-
coulé, il ne se manifeste aucun signe de vie, on
peut en conclure que l'action de la foudre a
été assez violente pour déterminer, dès le principe, une mort absolue.

« On conçoit que dans ce dernier cas, le bain
de terre ne pourra produire aucun effet. Si
l'application de ce moyen éprouvait quelque
retard, par le manque d'ouvriers ou d'ustensiles, il ne faudrait pas laisser passer le temps

sans agir. Il faudrait alors, si l'asphyxié est pléthorique, le saigner (1), faire continuellement des affusions d'eau froide, et employer en général les moyens qui se trouvent indiqués dans la troisième section de l'édit de 1775, sur les secours à donner aux personnes en état de mort apparente, ainsi que dans la publication de 1783.

« S'il se trouve un médecin ou un chirurgien dans le voisinage, il ne faudra pas manquer de l'avertir, afin de suivre ses conseils, soit avant, soit après le retour de la vie, et d'obtenir le rétablissement complet de l'asphyxié. »

La *Gazette médicale* du 31 janvier 1835, contient une observation fort intéressante sur les effets du bain de terre, et qu'elle a tirée d'un journal qui paraît à Pétersbourg, sous le titre de l'*Ami de la santé*. Nous le lui empruntons pour terminer ce qu'il nous reste à dire sur ce moyen :

« Le 5 juillet dernier, pendant un orage épouvantable qui s'était élevé sur le village de *Krasnoé-Selo*, un coup de tonnerre plus violent que tous les précédens, vient éclater au-

---

(1) Nous rappelons ici ce qui a été dit plus haut de la saignée, et combien il est important de ne recourir à ce moyen qu'avec une extrême réserve.

dessus du camp d'avant-garde, et frappa le nommé *Ragosine*, soldat au régiment des grenadiers de S. M. l'empereur d'Autriche. Après lui avoir fait à l'instant même une abondante saignée, on le fit transporter à l'ambulance de *Krasnoé-Selo*. Le visage et le corps du malade étaient devenus livides ; les yeux hagars roulant dans leurs orbites ; la respiration accélérée et en même temps oppressée ; un mouvement convulsif contractait les mâchoires. La voix était faible, et ressemblait plutôt à des gémissemens qu'à une articulation régulière des sons ; le pouls battait fortement et avec vitesse ; l'agitation du malade était telle que six infirmiers pouvaient à peine le retenir en place ; les extrémités, de même que le corps, étaient froides.

« M. *Nagoumovitch*, médecin en chef du corps de la garde, arriva bientôt à l'ambulance, et fit creuser immédiatement dans le jardin y attenant une fosse, de la largeur et de la profondeur d'une demi-sagène, dans laquelle il ordonna d'enterrer le malade jusqu'au cou. L'extrême agitation de ce dernier rendit cette opération assez difficile, quoiqu'il ft entièrement privé de sentiment, et qu'à bien plus forte raison il ne pût apprécier les motifs de cette expérience. On ne l'avait pas encore entièrement entouré de terre, que tous les assistans remarquèrent un changement visible dans ses traits, qui, à l'instant même, commencèrent à se calmer. Au bout de cinq minutes le malade revint entièrement à lui, et son étonnement fut extrême, de se voir transporté du camp presque dans une fosse mortuaire, et entouré de personnes qu'il n'avait jamais vues jusqu'alors. On le retira de la fosse pour le rapporter dans la salle de l'ambulance, où, à l'exception de thé et d'un léger purgatif, on ne lui administra plus aucun médicament. Dès le lendemain, il se trouva en état de se tenir sur ses jambes et de répondre à toutes les questions qui lui furent adressées par S. A. I. M. le grand-duc Michel, et par Sir J. Wylie, inspecteur en chef du service de santé, qui étaient venus visiter l'ambulance. Il était entièrement rétabli.

« Une observation faite simultanément donne beaucoup d'intérêt à la première. Le nommé *Nikitine*, soldat au même régiment, avait été frappé du même coup de tonnerre, et apporté à l'ambulance immédiatement après *Ragosine*. Les symptômes qu'offrait son état, quoique analogues à ceux observés chez le premier malade, ayant beaucoup moins d'intensité, on s'était borné à pratiquer une abondante saignée, sans employer l'immersion dans la terre. Toutefois, malgré la bénignité des symptômes, l'hémiplégie (paralysie de la moitié des membres) fut assez long-temps à guérir, et demanda les soins les plus assidus. »

Asphyxie par le froid.

Quelques auteurs ont hésité à ranger parmi les asphyxies, la mort apparente produite par le froid; telle est entre autres l'opinion du docteur *Freissinet* (1). Les premières, disent-ils, reconnaissent toujours pour cause une lésion primitive de la respiration, tandis que, dans l'autre, cette lésion n'est que consécutive. Peut-être le langage médical rigoureux réclamerait-il en effet une semblable distinction; mais ici elle serait d'autant moins utile, que nous devons placer dans le même cadre les causes diverses qui déterminent le plus ordinairement la mort apparente, soit que la respiration ait été primitivement compromise, soit qu'elle ne l'ait été que secondairement.

(1) Dissert. sur les asphyxies présentée, et soutenue à la Faculté de Méd. de Paris, le 30 avril 1812.

Lorsqu'on examine les effets produits par la chaleur, appliquée trop brusquement aux végétaux congelés, on trouve qu'elle détruit leurs tissus et hâte leur décomposition. Tout le monde connaît l'expérience de la pomme gelée qui, si on la met dans de l'eau tiède, tombe promptement en putrilage , tandis qu'elle peut servir aux usages domestiques, si on la laisse séjourner quelque temps dans l'eau froide. La vie organique des animaux et celle de l'homme plus particulièrement, présentent des phénomènes à-peu-près semblables.

Ainsi, bien que la première indication à remplir, pour faire sortir un individu de l'état d'asphyxie par congélation, consiste à lui rendre sa chaleur naturelle, il faut se garder de procéder à ce résultat autrement que par gradation ; car le corps se pénétrerait tout-à-coup d'une trop grande quantité de calorique libre, et la mort en serait la suite inévitable.

Pour prévenir ce danger, le meilleur moyen, le moyen le plus complètement sanctionné par l'expérience, serait de placer le malade sous de la neige, de manière pourtant que la bouche et les narines restassent libres, et de l'y laisser séjourner jusqu'à la cessation de la raideur du corps (1). Mais comme la neige manque souvent, surtout dans nos contrées, on peut la remplacer par un bain dont la température devra être au degré de glace fondante, au moment de l'immersion. Le lieu où ce bain sera donné, devra, autant que possible, avoir le même degré de température que ce dernier. On entretiendra cette température du bain à l'aide de glace, et, dans le cas où l'on ne pourrait se procurer ni neige, ni baignoire, on envelopperait le corps de couvertures ou de toiles trempées dans de l'eau froide. Quel-

(1) Dans le projet d'instruction sur les secours à donner aux asphyxiés, que j'ai lu devant le conseil de salubrité, projet qui a été adopté et qu'on trouvera placé dans le neuvième chapitre de cet ouvrage, plusieurs membres du conseil ont proscrit ce procédé, et j'ai dû me conformer à la décision de la majorité. On s'est surtout fondé sur ce que, dans les grands froids, la neige peut acquérir une température si basse qu'elle achève la congélation plutôt que d'y remédier. Mais il est à remarquer que, quelque basse que soit la température de la neige, celle du corps congelé l'est davantage encore, et que l'expérience des peuples du Nord qui, dans toutes leurs instructions, recommandent le lit de neige comme un des plus puissans moyens, mérite cependant d'être comptée pour quelque chose. Toutefois, le conseil a fortement approuvé les frictions avec de la neige, lorsqu'on peut s'en procurer. Au reste, dans nos climats du moins, l'emploi de l'eau à la glace, ainsi que nous l'avons indiqué, a jusqu'à présent suffi pour faire obtenir tout l'effet qu'on pouvait desirer. Nous renvoyons en cette occasion à l'exemple qui a été rapporté chap. iv, pag. 260, et qui a eu lieu pendant un froid excessif.

que paradoxal que paraisse au premier abord
ce traitement, l'expérience en a complètement
démontré l'efficacité, parce qu'il communique
à l'asphyxié, dont le corps est plus froid que
l'eau et même que la neige, un premier degré
de chaleur relative. On voit alors s'attacher
autour de lui des croûtes de glace, qu'il faut
avoir soin de détacher au fur et à mesure
qu'elles se forment. Lorsqu'il ne s'en forme
plus et que la raideur du corps diminue, on
élève la température de l'eau, environ de dix
en dix minutes de 3 à 4 degrés, jusqu'à la porter à 28 degrés de Réaumur. On conçoit toutefois que ce réchauffement du bain a besoin
d'être réglé selon la situation de l'asphyxié, et
qu'il faut ralentir ou accélérer l'opération, en
raison des progrès plus ou moins prompts, qui
signalent le retour de la vie. Plus tard, et lorsque la chaleur commence à se manifester extérieurement, on couche l'asphyxié dans un
lit pour l'y soumettre aux frictions et autres
moyens de le ranimer, tels qu'on les emploie
pour les submergés. De cette manière, si on a
le bonheur de lui rendre l'existence, on évite
qu'un ou plusieurs de ses membres ne soient
frappés de gangrène, suite ordinaire d'une
transition brusque du froid au chaud.

Asphyxie des nouveau-nés.

J'ai hésité de parler de l'asphyxie des nouveau‑nés, parce qu'elle a presque toujours lieu en présence de gens de l'art, et que sous ce rapport elle sort du cadre des accidens qui rentrent dans le domaine des secours publics. Cependant, comme il peut arriver, qu'un enfant naisse sans donner signe de vie, et sans qu'il se trouve près de lui une personne pourvue des connaissances nécessaires pour le secourir ; enfin, comme le traitement de cette asphyxie offre d'ailleurs matière à quelques considérations spéciales, j'ai cru devoir exposer, en peu de mots, les moyens de ranimer la vie des enfans qui naissent dans un état de mort apparente.

Distinguer l'apoplexie des nouveau-nés, d'avec l'asphyxie.

Il est très important, lorsqu'un enfant naît dans un état de mort apparente, de distinguer l'apoplexie d'avec l'asphyxie, puisque la partie la plus essentielle du traitement qui convient à l'une est nuisible à l'autre (1). L'apoplexie des nouveau-nés est ordinairement précédée d'un

(1) *Orfila*, secours à donner aux personnes empoisonnées et asphyxiées.

accouchement laborieux, pendant lequel la tête a été fortement comprimée. Elle peut encore avoir lieu quand le cordon ombilical serre le cou par un ou par plusieurs tours, et empêche ainsi le retour du sang au cerveau.

L'enfant ne donne alors aucun signe de vie, est profondément assoupi et immobile; sa face est noire, livide et gonflée, sa peau est colorée, la poitrine gorgée de sang et comme ecchymosée. Quelquefois on observe sur la tête une tumeur molle d'un volume variable, remplie de sang ou de sérosité.

L'asphyxie des nouveau-nés peut dépendre d'un accouchement laborieux ou très prompt, avec des pertes considérables. Elle peut aussi résulter de la délicatesse de l'enfant, et le plus souvent de la compression du cordon ombilical. Aussi observe-t-on qu'elle est beaucoup plus commune quand l'enfant vient par les pieds.

On conçoit, d'après ce qui vient d'être dit, que le début du traitement de l'apoplexie et de l'asphyxie des nouveau-nés, ne peut pas être le même. Si dans la première on doit couper au plus vite le cordon ombilical pour en laisser couler le sang, favoriser même cet écoulement en faisant des frictions avec des linges chauds sur la poitrine et le ventre, appliquer une ou deux sangsues derrière les oreilles, ouvrir la tumeur que quelquefois on observe sur la tête, et la laisser saigner ; il faut, dans la seconde, suivre une conduite toute différente. En effet, loin de tirer du sang, il faut se garder de couper le cordon ombilical, surtout s'il n'y a point d'hémorrhagie, si le délivre n'a pas encore commencé à se détacher, et que le cordon offre quelques légères pulsations. Dans le cas contraire, c'est-à-dire, si le délivre est détaché et que le cordon ombilical n'offre plus de battemens, on peut couper ce dernier, et éloigner l'enfant de la mère afin de mieux le secourir.

A cette différence près, le reste du traitement de l'apoplexie et de l'asphyxie est à-peu-près le même.

Il consiste, si la respiration ne s'est pas établie, à visiter la bouche et les narines, afin de s'assurer si des mucosités ou des caillots de sang n'obstruent pas les voies aériennes, et dans ce cas, introduire dans la bouche, comme le prescrit M. *Orfila* (o. c.), le doigt, les barbes d'une plume, ou un pinceau de charpie trempé dans de l'eau salée, qu'on appliquera légèrement, en le tournant dans le même sens, pour détacher tout ce qui s'oppose à l'entrée de l'air dans les poumons, à faire des frictions le long du dos et à la plante des pieds avec une brosse douce, à frotter le reste du corps avec des linges imbibés de vin chaud, à presser tout doucement le cordon ombilical, la poitrine et le ventre, à pincer avec ménagement la peau, à sucer la mamelle, et même à appliquer quelques ventouses.

On conseille aussi les lavemens irritans préparés avec de l'eau tiède et un peu de vinaigre, ou avec quelques grains de sel, du savon, du miel, etc. ; mais je pense qu'ici comme dans les autres asphyxies, les lavemens ne peuvent devenir utiles, qu'autant que la respiration commence à se rétablir, ou que l'enfant donne des signes de vie assez sensibles pour ne pas faire craindre la stase et le refroidissement du liquide injecté.

Pour compléter ce sujet, dans l'exposition duquel j'ai adopté en grande partie les préceptes tracés par M. *Orfila* et par madame *Boivin* (1), il est indispensable de nous arrêter un instant au moyen le plus universellement recommandé contre l'asphyxie des nouveaunés, l'insufflation.

(1) Mémorial de l'art des accouchemens , 3e édit.

Depuis long-temps l'insufflation d'air, dans les poumons d'enfans asphyxiés en naissant, a été considérée comme le moyen le plus efficace de salut qui puisse leur être administré. Le célèbre *Fothergill* (1) assure qu'en Angleterre, on sauve un grand nombre d'enfans nés dans un état de mort apparente, en leur insufflant de l'air au moyen d'un soufflet ordinaire, communiquant avec une des narines ; mais qu'il faut cesser l'insufflation aussitôt que l'enfant commence à happer l'air. Avant lui, beaucoup d'accoucheurs et de médecins avaient déjà vanté l'insufflation, dont *Chaussier* faisait un grand usage, et pour laquelle il avait inventé le tube laryngien, dont nous avons parlé page 112 de cet ouvrage.

Quoique dans son Mémorial de l'art des accouchemens, madame *Boivin* décrive avec soin le procédé de l'insufflation, et déclare dans une note (pag. 397) que le tube de *Chaussier* a rappelé à la vie un grand nombre d'enfans, il résulte néanmoins d'une conversation que j'ai eue avec cette femme justement célèbre, que, dans le plus grand nombre de cas observés par elle, l'apparition de la vie a été due

(1) A new inquiry into the suspension of vital action, Lond. 1798.

plutôt aux excitans extérieurs, tels que les frictions, les bains toniques, qu'à l'insufflation. Messieurs les professeurs *Moreau* et *P. Dubois* partagent aussi cette opinion. Quant à madame *Legrand*, sage-femme en chef de l'hospice de la Maternité, elle m'a assuré que l'insufflation avait presque toujours produit d'excellens effets, et qu'un nombre considérable d'enfans nés dans l'hospice devaient leur vie à ce procédé.

Je ne puis confirmer ni infirmer ces assertions par mon expérience; mais il résulte du petit nombre de tentatives que j'ai pu faire sur des cadavres de fœtus qui n'avaient pas respiré, que l'insufflation s'opère bien plus facilement par une des narines au moyen d'une pompe, que par le tube laryngien, difficile en général à diriger, ainsi que nous l'avons vu ailleurs ; que les poumons se remplissent promptement d'air au point de surnager si on les soumet à l'épreuve hydrostatique; qu'il ne s'opère aucune déchirure des cellules pulmonaires; que le refoulement du larynx contre l'œsophage réussit moins bien chez les nouveau - nés que chez les adultes, et que pour peu qu'on force l'insufflation, l'air remplit bientôt l'estomac et même les intestins, puisque, dans une de nos expériences sur un fœtus de six mois, nous sommes parvenus, en continuant d'insuffler, à faire sortir l'air avec bruit par le rectum.

Je conclus donc de ce qui précède, qu'il faut, dans tous les cas, se borner à une seule insufflation, et respecter surtout le précepte de *Fothergill*, qui veut qu'on s'arrête aussitôt que l'enfant happe l'air. (1)

(1) Je n'ai pas parlé dans ce chapitre de l'asphyxie par strangulation, parce qu'elle n'exige pas de moyen thérapeutique particulier, et que ce qui est relatif à la seule considération spéciale sur la saignée, pourra être suffisamment indiqué dans l'instruction sur les secours à donner aux individus atteints de cette asphyxie.

CHAPITRE VII.

De l'ordre dans lequel les secours devront être administrés.

La respiration, la circulation et la chaleur animale sont trois attributs essentiels de la vie, entre lesquels existe une connexion dont l'intimité est démontrée par des faits si nombreux, par des argumens si concluans, que nous devons la regarder comme une vérité physiologique trop accomplie, pour qu'il soit nécessaire de reproduire ici les preuves qui concourent à la mettre en évidence.

Cependant, s'il résulte de cette corrélation intime que dans beaucoup de cas il suffit d'agir séparément sur un de ces trois attributs, pour que les deux autres reparaissent, il ne s'ensuit pas qu'on puisse formuler cette possibilité en une proportion générale. La raison en est, que si la vie peut revenir après les premières tentatives exercées isolément sur une des propriétés vitales dont il s'agit, un pareil succès ne peut être prévu dans aucun cas par le raisonnement, et que, dans le plus grand nombre des occasions, il est nécessaire, pour réussir, de stimuler chacune d'elles, ou encore, suivant le genre d'asphyxie, de recourir plus particulièrement à leur stimulation par sympathie, en excitant spécialement, soit l'une d'elles, soit toute autre propriété vitale. Ainsi l'expérience prouve que, dans quelques genres d'asphyxies, on ne doit pas s'enquérir directement du rétablissement de la chaleur animale, et que l'action des secours thérapeutiques devra être dirigée de prime-abord sur un quatrième ou cinquième attribut vital, l'irritabilité et la sensibilité (1). Telle est, par exemple, l'asphyxie par le gaz acide carbonique et par d'autres gaz irrespirables, où l'asphyxié conserve encore des traces plus ou moins sensibles de chaleur et où l'action si efficace des aspersions d'eau froide se porte directement et primitivement sur la force nerveuse. Telle est encore l'asphyxie par la foudre, dans le traitement de laquelle les moyens directs de rétablir la chaleur ne jouent aucun rôle.

En considérant l'asphyxie d'une manière générale, on peut donc conclure de ce qui vient d'être dit, que sur les trois propriétés

______

(1) Bien que l'irritabilité puisse encore subsister pendant quelque temps après la mort absolue, elle n'en fait pas moins partie de la vie organique dont elle est alors la dernière manifestation.

vitales, les plus directement compromises dans l'état de mort apparente, la chaleur animale est la plus subordonnée aux deux autres. Quant à celles-ci, elles sont si étroitement liées entre elles, qu'il serait difficile de préciser à laquelle des deux appartient le premier rang, sous le rapport de leur importance respective dans l'acte vital, s'il n'était démontré, que le salut d'un asphyxié ne peut être obtenu que lorsque la respiration se rétablit assez pour se signaler par des phénomènes sensibles, et que souvent on voit les battemens du cœur, les pulsations des artères, devenus déjà perceptibles, cesser irrévocablement, lorsque par une cause quelconque, la respiration encore incomplète s'affaiblit et cesse. Je sais qu'on pourrait objecter que d'autres causes suffiraient aussi pour arrêter la circulation, sans que pour cela la respiration eût une part directe à cet arrêt; mais outre que cette objection, appliquée à l'asphyxie, me paraît forcée, il suffit d'observer l'ordre de succession des phénomènes chez l'asphyxié qui succombe après avoir donné quelques signes d'un retour de la vie, pour admettre avec *Goodwyn* (1) que des

(1) Ouvrage cité.

trois propriétés vitales mentionnées, la respiration est la plus importante.

Ce point bien arrêté, il en résulte que dans
tous les cas d'asphyxie, un des premiers moyens
consiste en des tentatives pour ranimer la respiration et qu'il doit être employé concurremment avec ceux qui tendent à agir sur les
autres propriétés vitales, en se réglant toutefois sur les causes qui ont produit la mort
apparente, et en modifiant ces moyens, qu'on
pourrait qualifier d'auxiliaires, selon la nature
de chaque cause d'asphyxie, et selon ce que
l'expérience nous aurait appris à cet égard.
Ce qui vient d'être dit pourrait encore servir
de base à un autre précepte général à établir
relativement à l'ordre de succession des secours médicaux; c'est que cet ordre doit être
subordonné aux causes premières de l'asphyxie. En conséquence dans tous les cas où la
respiration aurait été primitivement compromise, il faudra agir primitivement sur elle et
ne s'en occuper que secondairement dans les
circonstances où elle n'aurait été lésée que
consécutivement. Ainsi, dans l'asphyxie par
submersion, par des gaz irrespirables, par suffocation, il faudrait agir en premier lieu avec
les moyens qui tendent directement à rétablir

la respiration ; dans l'asphyxie par le froid et par la foudre, il faudrait, au contraire, s'occuper en premier lieu, dans l'une du rétablissement de la chaleur, dans l'autre du rétablissement de l'action nerveuse.

Mais, s'il est le plus souvent nécessaire de recourir avec promptitude à un ensemble de moyens, il ne faut cependant pas les employer d'une manière tumultueuse ; il est au contraire prudent de les graduer. Cette précaution s'applique surtout à l'emploi de la chaleur, ainsi qu'aux stimulans propres à réveiller l'irritabilité et la sensibilité de la surface du corps et des intestins. (*Voy.* les chap. iv et v.)

Enfin, quel que soit le genre d'asphyxie qu'on ait à combattre, une première chose à faire, après qu'on aura soustrait l'asphyxié à la cause asphyxiante, c'est de débarrasser son corps de tout lien qui pourrait gêner la circulation, ainsi que de tout vêtement qui pourrait entraver l'application des moyens médicaux, ou en affaiblir l'action.

De l'ordre d'emploi des secours médicaux contre l'asphyxie par submersion.

Lorsqu'on retire un noyé de l'eau, quelque

court qu'y ait été son séjour, on remarque en lui, outre la cessation de la respiration et de la circulation, un abaissement très considérable de la température du corps, et le plus souvent une disparition de la chaleur animale. Cette disparition est presque toujours prononcée au point que, même pendant les chaleurs de l'été, la température du corps du submergé est de plusieurs degrés plus basse que celle du liquide d'où il sort. Le même phénomène se produit, à plus forte raison, avec plus de promptitude et d'intensité lorsqu'il fait froid. La cause de cette perte rapide de la chaleur ne dépend pas seulement de la soustraction du calorique par le liquide dans lequel le submergé est resté plongé, mais elle tient surtout à une nouvelle soustraction de calorique par l'effet de l'évaporation de l'eau qui ne cesse de mouiller son corps et ses vêtemens après qu'il a été repêché.

Comme le rétablissement de la respiration est le moyen le plus certain d'entretenir le reste de chaleur qui pourrait encore subsister dans les organes internes, et même de ranimer consécutivement la chaleur périphérique, il sera utile de tenter, avant tout, dans ce but quelques essais, dès que le submergé aura été retiré de l'eau (1), ce qui n'empêchera pas de le dépouiller de ses vêtemens, d'entourer son corps, bien essuyé, de mauvais conducteurs de calorique, et de le transporter bien couvert jusqu'au lieu où les secours médicaux devront lui être prodigués. Si ce lieu était très voisin, on pourrait différer de déshabiller le corps, jusqu'à ce qu'il y fût arrivé.

Parvenu à sa destination, on disposera ce qui sera nécessaire pour réchauffer le noyé, qu'on placera de suite, revêtu d'une chemise et d'un bonnet de laine, sur une table garnie d'un matelas couvert d'une couverture de laine, la tête et le thorax convenablement élevés, et l'on s'occupera dès-lors des moyens de rétablir la respiration.

Pour peu que celle-ci commence à se manifester, il ne faudra pas insister davantage, afin de ne pas s'exposer à contrarier, peut-être mal-à-propos, le développement de cette fonction.

Pendant les premiers essais pour rétablir la respiration, on pratiquera des frictions que l'on continuera avec les ménagemens convenables. (Voy. le *chap.* IV, *frictions sèches.*)

(1) Ces essais seront indiqués avec les détails nécessaires dans l'instruction sur le traitement des noyés.

Pendant ces premières opérations, on aura eu le temps d'apprêter les moyens d'appliquer la chaleur libre, d'abord avec des fers à repasser et la bassinoire, et plus tard au moyen de la baignoire à double fond, dans laquelle on aura placé le noyé.

On continuera les frictions et on remplacera les flanelles par des brosses, pour les extrémités seulement.

De temps à autre, toutes les cinq à six minutes, on exercera des tentatives pour ranimer la respiration, si elle n'a pas encore commencé à s'exécuter.

Si au contraire elle s'est rétablie, mais que le malade éprouve des nausées, que la région de l'estomac soit tuméfiée et tendue, il faudra recourir aux titillations de l'arrière-bouche, ainsi qu'il sera indiqué dans l'instruction.

On pourra ensuite, après une demi-heure de ces tentatives, procéder à l'insufflation d'une fumée excitante dans le rectum ; mais chaque opération ne devra pas être prolongée au delà d'une à deux minutes au plus, et il faudra laisser un intervalle de dix minutes entre chacune d'elles.

Aucune tentative pour administrer intérieurement une substance quelconque, quelque petite qu'en puisse être la quantité, ne devra être faite qu'après le rétablissement de la respiration et de la déglutition.

Les émissions sanguines ne devront être employées que dans les cas seulement, où, après le retour complet de la vie, des signes évidens de congestion sanguine cérébrale se manifesteraient (voy. le chap. ii, pag. 237).

Les médecins qui, pour rétablir la respiration, voudraient tenter le galvanisme et l'électropuncture, devront au moins faire précéder ces moyens héroïques de quelques-unes des tentatives ordinaires pour ranimer cette fonction.

Les lavemens avec des substances liquides, quelle que soit leur action, ne devront être administrés qu'après que le retour de la vie se sera manifesté par des signes assez sensibles, pour qu'on ne puisse plus craindre que leur séjour prolongé dans les intestins, sans y être absorbés, ou sans pouvoir être expulsés, n'y détermine un refroidissement nuisible.

Les frictions et l'application de la chaleur devront être continuées le plus long-temps, et si après trois heures, au moins, de tentatives, on n'a obtenu aucun succès, il sera utile de laisser reposer le noyé pendant trois autres heures encore dans la baignoire à double fond, dont on réchauffera l'eau d'heure en heure, ou plus souvent encore, si cela était nécessaire. Pendant ces trois dernières heures, on pourra recourir toutes les trente minutes à quelques frictions, à quelques compressions intermittentes du thorax et du bas-ventre, à l'aide du bandage, et même de plusieurs des autres stimulans mentionnés dans cet ouvrage.

Si le noyé recouvre l'existence, et s'il est en état d'être transporté sans danger, il faut le faire porter à son domicile, ou dans un hôpital, à l'aide du brancard qui a été décrit. Dans le cas contraire, s'il existe de la faiblesse, une gêne plus ou moins notable de la respiration, un désordre dans la circulation, ou des signes de congestion sanguine vers le cerveau ou la poitrine, il convient de le coucher dans un lit bassiné et de lui donner les soins thérapeutiques que sa position réclame. Ce qui vient d'être dit s'applique aussi à toutes les autres asphyxies. Il est en général préférable de différer le déplacement du noyé rappelé à la vie, jusqu'après le sommeil qui ordinairement survient à la suite de secours fructueux, et de le laisser, par conséquent, reposer pendant quelques heures dans le lit où il est placé; mais cette précaution n'est exécutable, que là où l'organisation des dépôts de secours le permet. Ainsi dans la capitale, par exemple, on ne peut jusqu'à présent la mettre en pratique que dans les écoles de natation et sur quelques bateaux à lessive.

De l'ordre des secours contre l'asphyxie
par le gaz acide carbonique.

Après avoir retiré l'asphyxié du milieu asphyxiant, les secours devront lui être prodigués dans l'ordre suivant :

Le placer dans un lieu frais et aéré; à l'air libre si l'on peut.

Lui ôter ses vêtemens jusqu'à la chemise.

L'asseoir sur une chaise ou dans un fauteuil, et l'y maintenir.

Exercer sur le thorax et l'abdomen quelques compressions intermittentes au moyen du bandage, ou, à son défaut, à l'aide des mains, dans l'intention de ranimer la respiration.

Recourir, après trois ou quatre de ces tentatives, aux affusions froides, telles qu'elles ont été indiquées au chap. v. Les continuer longtemps et renouveler toutes les huit à dix minutes la compression intermittente du thorax, ainsi que des muscles abdominaux.

Lorsque la respiration est rétablie, et que le malade éprouve des frissons et du tremblement, cesser les affusions froides, et recourir à l'application de la chaleur libre. Enfin, le malade étant couché, avoir recours à quelques analeptiques, aux boissons acidulées, aux lavemens, ou autres moyens dont le médecin devra régler le choix selon les circonstances individuelles.

De l'ordre des secours contre l'asphyxie par le gaz des fosses d'aisance, des égouts, etc.

L'ordre des secours est ici presque le même que dans l'asphyxie par le gaz acide carbonique; seulement il est prudent, avant de s'occuper des secours, d'asperger les vêtemens et le corps de l'asphyxié d'eau chlorurée. (Voy. le chap. v, *affusions et lotions chlorurées dans l'asphyxie par le méphitisme des fosses d'aisance.*)

Si le corps de l'asphyxié par un ou plusieurs gaz irrespirables, a subi la submersion dans le liquide contenu dans le milieu asphyxiant et qu'il y ait refroidi complètement, le cas est à-peu-près désespéré. Bien que l'asphyxie n'aura pas été due à la submersion, il naîtra, en pareille occurrence, une grande difficulté sur l'ordre dans lequel les secours devront être employés. D'une part l'asphyxié ne devra pas être traité comme s'il eût été noyé (Voy. le chap. v, *de la complication de l'asphyxie par méphitisme, avec l'asphyxie par submersion)*, et d'une autre part les affusions n'offriront presque plus de chances de salut. Cependant il faudra encore les tenter sur la face, frictionner en même temps les extrémités supérieures et inférieures, et recourir à l'application de la chaleur libre, plutôt que dans les cas ordinaires d'asphyxie par méphitisme. Au reste, cette complication est heureusement fort rare.

De l'ordre des secours contre l'asphyxie par congélation.

L'ordre des moyens à employer dans l'asphyxie par congélation, ne diffère pas beaucoup de celui que nous avons tracé pour l'asphyxie par submersion. Cependant, comme dans la première, la respiration n'est suspendue que secondairement par l'effet du froid dont est pénétré le corps, ce sera vers le rétablissement de la chaleur que devront être primitivement dirigés les secours; mais ils devront l'être avec tous les ménagemens que la situation réclame, ménagemens qui ont déjà été indiqués dans cet ouvrage (chap. v, *Asphyxie par le froid)*, et le seront encore dans les instructions qui en formeront en quelque sorte les corollaires.

De l'ordre des secours contre l'asphyxie par la foudre.

Je n'ai que peu de mots à dire sur l'ordre dans lequel doivent être administrés les secours dans les cas d'asphyxie par la foudre. On a vu plus haut (chap. v) qu'après avoir déshabillé l'asphyxié, il faut arriver le plus tôt possible à l'emploi du bain de terre ; mais que pourtant il faut utiliser le temps qui s'écoulera pour préparer la fosse destinée à ce bain. Les affusions d'eau froide seront, sans contredit, le moyen le plus utile à mettre en usage pendant cet intervalle ; mais il pourrait arriver que les localités ne permissent pas toujours d'employer ce moyen, c'est-à-dire qu'il serait possible qu'on manquât d'eau. Dans ce cas, il faudrait avoir recours aux stimulans extérieurs, tels que les frictions, ou même l'urtication. Quant à la saignée, je n'oserais la recommander, surtout si la face était pâle et le corps froid.

De l'ordre des secours contre l'asphyxie par strangulation
ou par suspension.

L'asphyxie par strangulation ou par suspension exige presque le même ordre de secours
que l'asphyxie par submersion, avec cette différence pourtant, qu'on n'aura à s'occuper des
moyens de rétablir la chaleur, que dans le cas
seulement où le corps du pendu ou du stran-
gulé serait resté assez long-temps exposé à une
atmosphère basse pour qu'il y ait eu refroidissement complet. Les tentatives pour rétablir
la respiration devront ici occuper le premier
rang, et le saignée le second, à moins cependant que la face ne soit pâle. Mais si au contraire elle est rouge, tirant sur le bleu, si les
veines du cou et de la face sont gonflées, si la
langue est tuméfiée et livide, si la direction du
lien (ainsi qu'il sera spécifié plus amplement
dans l'instruction) confirme ces circonstances,
on peut soupçonner que la mort a été produite
principalement par l'apoplexie (1); et dans ce

(1) Les médecins qui voudront acquérir sur ce point des notions
plus précises, liront avec intérêt un mémoire sur les différens genres
de mort par strangulation, traduit de l'allemand du docteur *Fleisch-
mann* par le docteur *Paris,* et inséré dans les *Annales d'Hygiène
publique et de méd.-légale*, t. VIII, pag. 412.

cas, la saignée pratiquée à temps peut devenir un moyen fort utile; mais il ne faut dans aucun cas la faire trop abondante, et négliger de recourir en même temps aux moyens propres à agir sur le rétablissement de la respiration et de la sensibilité.

De l'ordre des secours à donner contre l'asphyxie des nouveau-nés.

On distinguera, s'il y a apoplexie ou asphyxie. Dans le premier cas, on fera de suite une saignée par le cordon ombilical, et l'on pratiquera les autres moyens qui ont été indiqués pour combattre la congestion sanguine. Dans le second cas, on ne coupera pas le cordon ombilical, à moins qu'il n'y ait absence de pulsations, et que le délivre n'ait commencé à se détacher.

Ensuite, dans l'apoplexie comme dans l'asphyxie, on tâchera d'éloigner tout ce qui pourrait s'opposer à l'entrée de l'air dans les poumons, on fera une seule insufflation, et l'on insistera sur les excitans extérieurs, comme il a été dit dans le précédent chapitre (p. 421).

CHAPITRE VIII.

Des chances de succès et des causes qui influent sur elles.

Lorsqu'on lit certains exemples rapportés par de graves auteurs (1), où il s'agit de submergés revenus à la vie, après être restés seize heures, trois jours et même sept semaines sous l'eau, on est tenté de se demander si dans le dix-septième siècle, où ces évènemens extraordinaires ont eu lieu, l'espèce humaine était autrement organisée qu'elle ne l'est aujourd'hui. Or, comme une semblable question ne peut être résolue que négativement, il en résulte, pour tout homme de sens, qu'on ne doit accorder aucune croyance à des faits aussi prodigieux.

D'une autre part, des médecins du plus grand mérite, tels que *J. Hunter* (2), *Engelmann* et *Gehler* (3), *S. G. Vogel*, se plaignent

(1) *Ephemerid. naturæ curiosor.* 1675, 1676. Voy. aussi *Pia*, O. c. 7ᵉ part. 1784, pag. 254.

(2) *Transact. philosoph.* 1776, vol. xLvI. *Pia*, O. C. 6ᵉ part. 1779, pag. 204.

(3) *Cur rarum sit suffocatos, submersos et laqueo suspensos vitæ reddi. Quæst. physico-medica quam præsid. D. Jos. Carol. Gehlero pro grad. doct. proponit auctor T. G. Engelmann, Lips.* 1787.

de la difficulté de rappeler à la vie les asphyxiés, et particulièrement les noyés. *Vogel* (1) entre autres, assure que dans tout le Mecklenbourg et le Hanovre, on n'a pu ranimer, pendant vingt ans, un seul noyé. Il attribue la rareté des succès à des causes indiquées, en grande partie, par des titres seulement, dans l'analyse fort incomplète que j'ai sous les yeux, mais que je vais essayer de commenter, en y ajoutant quelques autres dont il n'a pas fait mention.

Ces causes sont celles-ci :

1° Un trop long séjour du submergé sous l'eau.

Une submersion d'une heure à deux heures au plus, lui semble ne plus admettre la possibilité d'une réussite, à moins que pendant ce temps, le submergé ait pu reparaître plusieurs fois sur l'eau, et se tenir accroché à un corps quelconque. Enfin, après avoir énuméré les signes de la mort, il remarque judicieusement que la raideur qui survient immédiatement après la submersion, est plutôt un signe favorable que défavorable, parce qu'il indique un état spasmodique qui, par conséquent, permet de supposer l'existence d'un reste de vie latente.

(1) *Diatribe medico-politica de causis quare tot submersi in vitam non revocentur, etc. Hamburg.* 1790.

Quoiqu'un séjour de deux heures sous l'eau soit considéré par M. *Vogel* comme un terme extrême et qui n'admet plus aucun espoir de succès, nous avons néanmoins des exemples incontestables qui établissent que, dans des cas bien rares, il est vrai, cette règle peut être sujette à des exceptions.

Pouteau (1) raconte que M. *Cherrest*, en traversant, au mois de janvier 1749, le Var sur un pont, fut englouti avec sa chaise de poste. Des plongeurs le retirèrent au bout de plus de deux heures, et les secours qu'on lui prodigua furent néanmoins suivis du plus heureux succès.

Pia (2) rapporte, d'après la Gazette d'agriculture du 21 janvier 1775, qu'au mois de novembre, une barque ayant chaviré à Bristol, tous les passagers périrent, excepté le gazetier de Bristol, qui a survécu à cet accident et s'est hâté de le publier. Il est resté cinq heures sous l'eau, et n'en a pas moins été rappelé à la vie.

Plus le séjour sous l'eau a été court, plus en général les chances de succès s'accroissent.

On trouve un certain nombre d'exemples de

(1) OEuv. posth., tom. 11.
(2) O. c. 4ᵉ part. 1776, pag. 93.

réussite après une submersion d'une heure.
Ceux qui ont été observés après une demi-
heure de séjour sous l'eau, sont encore plus
nombreux, et ainsi de suite. Pourtant, il
faut le dire, les cas où une submersion de peu
de minutes, d'une minute même, ont entraîné la mort, ne sont encore que trop
fréquens.

2° Le noyé n'est pas mort précisément par submersion;
mais il a perdu la vie par d'autres causes mortelles,
comme l'apoplexie, une syncope mortelle, une paralysie subite d'organes essentiels à la vie, une commotion cérébrale, ou une violence qui a agi sur l'estomac.

La submersion, précédée ou suivie immédiatement d'apoplexie, quoiqu'en général peu
commune, a principalement lieu chez les ivro-
gnes. Nous avons remarqué dans Paris, que,
de tous les noyés, ceux qui s'étaient trouvés
dans un état d'ivresse au moment de la submersion, étaient aussi ceux qu'on avait rappelés le plus rarement à la vie. J'énonce cette
particularité telle qu'elle résulte des relevés
faits avec beaucoup d'exactitude par M. *Durios*
à la préfecture de police, sans cependant vouloir prétendre que l'apoplexie en soit la cause
constante et exclusive.

On a contesté l'asphyxie syncopale par submersion. Cependant, quoique fort rare, je pense qu'elle n'est pas impossible dans quelques circonstances, ainsi que je l'ai dit dans mon mémoire sur la submersion (1); mais il n'est aucun signe qui puisse la caractériser d'une manière positive. Toutefois, si l'asphyxie par submersion, précédée ou suivie immédiatement d'une syncope, peut avoir lieu, ainsi que semblerait le prouver un fait rapporté par *Plater* (2), je pense que loin de diminuer les chances de succès, elle doit au contraire leur être favorable ; car on sait que dans l'état syncopal, la respiration pouvant rester suspendue pendant plus ou moins de temps, le besoin de respirer devient moins urgent pour l'individu qui est noyé dans cette situation. Peut-être les résurrections, après un séjour de deux heures et plus sous l'eau, étaient-elles dues à la syncope, et l'on remarquera, en faveur de cette supposition, que ces résurrections insolites ont presque toujours eu lieu dans des cas où

(1) Ó. c.

(2) Une femme condamnée, comme infanticide, à être noyée, resta un quart d'heure sous l'eau, et recouvra la vie lorsqu'on l'eut retirée. On apprit d'elle, qu'au moment d'être plongée, elle avait perdu connaissance.

la conscience du danger avait précédé pendant quelque temps la submersion.

Il est inutile de dire comment une paralysie subite, une commotion cérébrale, un violent coup sur l'estomac, peuvent déterminer la mort et rendre inutiles les secours qu'on donne aux asphyxiés. Une partie de ces accidens a surtout lieu dans les eaux peu profondes, dont le fond ou les bords sont garnis de roches, de pilotis, ou en général de corps durs, capables de produire des lésions graves.

3° Les secours sont administrés trop tard, ou sont mal administrés.

Le manque de succès ne dépend souvent que de cette double cause, qu'une bonne organisation des secours publics peut seule atténuer. Il est bon de remarquer ici, que dans aucun cas, le retard qu'auront pu éprouver les secours, ne devra devenir un motif pour les abandonner ou pour les appliquer avec nonchalance et découragement; car, les exemples ne manquent pas où des secours tardifs ont été couronnés du succès.

Il est hors de doute qu'un traitement rationnel et méthodique de l'asphyxie offrira beaucoup plus de chances de succès, qu'un traitement mal raisonné et mal conduit. Aussi, cette considération parle-t-elle fortement en faveur d'une institution qui formerait des *secouristes* à poste fixe. Ces hommes, instruits dans l'art d'administrer les secours, seraient d'autant plus utiles, qu'ils pourraient les diriger jusqu'à l'arrivée du médecin, et que l'habitude qu'ils finiraient par contracter, les garantirait du trouble et de la précipitation si nuisibles au service des asphyxiés, et dont l'homme de l'art ne peut même pas toujours se défendre en pareille occurrence. J'aurai occasion de revenir sur ce point important, lorsque je traiterai de l'organisation des sociétés *humaines*.

4° Les secours ne sont pas administrés avec assez de persévérance.

Dans un très grand nombre de cas, on cesse les secours, ou du moins on les ralentit considérablement, lorsque après une demi-heure ou une heure de tentatives, on n'a remarqué aucun signe de vie. Cette cessation, ce ralentissement, sont d'autant plus funestes, qu'on a vu des asphyxiés ne recouvrer l'existence qu'à la suite de secours prolongés pendant plusieurs heures et que, chez les noyés particu-

lièrement, une application de chaleur long-
temps soutenue a quelquefois produit des
effets merveilleux. Il est donc important de
prolonger, autant que possible, les efforts pour
ranimer les asphyxiés, et il est un moyen bien
simple de stimuler le zèle et la persévérance
des secouristes, en récompensant leurs succès
en raison du temps qu'ils auront employé pour
les obtenir. J'expliquerai plus clairement ma
pensée sur ce point, lorsque je parlerai de l'organisation des sociétés humaines.

La rareté des succès est évidemment plus
grande dans certaines localités que dans certaines autres, et elle tient le plus souvent à des
circonstances qui leur sont particulières. J'ai
déjà eu l'occasion d'exposer plusieurs causes
qui aujourd'hui rendent les succès des secours
dans Paris, plus difficiles qu'autrefois (chap. ii,
p. 176). Ainsi, *Fine* (1) fait connaître les causes
qui, à Genève, rendent souvent inutiles les
secours qu'on administre aux personnes sub-
mergées; ainsi, le sénat de Bâle ayant chargé
la faculté de médecine de déterminer par
quelle raison on y rappelle si rarement les
noyés à la vie, obtint de cette faculté un

(1)Ouvrage cité.

rapport qui me semble offrir assez d'intérêt pour mériter d'être connu. En voici la traduction :

Rapport adressé par la faculté de Médecine de Bâle au sénat de cette ville, sur les causes de la rareté des succès qu'y obtiennent les secours administrés aux noyés.

Ce 25 mai 1782.

Conformément à l'invitation qui nous a été faite par V. G., à l'occasion d'un enfant qui s'est noyé dans le Rhin, de nous occuper de la question de savoir si l'on peut et si l'on doit améliorer les secours en faveur des noyés, nous nous sommes convaincus, après avoir pris les renseignemens les plus exacts sur l'évènement dont il s'agit, que rien n'avait été négligé pour rappeler l'enfant à la vie, et qu'il avait été pendant le temps nécessaire, l'objet de soins dont on devait espérer un résultat plus heureux. Nous nous sommes, en conséquence, occupés des causes de ce manque de succès, ainsi que de la recherche des moyens de rendre les secours plus efficaces.

Les instrumens et les médicamens, au moyen desquels on a sauvé ailleurs plusieurs individus plongés dans un état de mort apparente, ont été procurés par ordre de V. G. à la ville de Bâle dès 1770, et en 1775 on a fait venir de Paris une boîte de secours, dont l'usage a été indiqué par une instruction que nous avons fait publier. Déjà, à cette époque, vous nous demandâtes pourquoi les moyens contenus dans la boîte, et qui dans d'autres endroits s'étaient montrés si efficaces, avaient produit si peu d'effet chez nous; enfin, quels étaient les moyens de rendre les chances de succès moins défavorables? Nous avons répondu à ces questions et nous nous référons à notre réponse d'alors, à laquelle pourtant nous croyons devoir ajouter les considérations suivantes :

La véritable cause qui s'oppose à ce que nous obtenions ici des succès pareils à ceux qu'on remporte dans Paris et dans quelques villes de la Hollande, résulte probablement de ce que presque toujours chez nous la mort au moment des secours était absolue, tandis qu'elle n'était qu'apparente dans les villes dont il vient d'être question. La cause de cette circonstance dépend de l'extrême rapidité de nos eaux, des ponts, des roches, des moulins et usines qui les traversent ou les bordent, et déterminent des contusions ou lésions graves à la tête du plus grand nombre de nos submergés. Ensuite, l'extrême froideur de nos eaux, alimentées aux endroits surtout où l'on se baigne, par des sources vives, produit souvent une stase brusque et générale du sang dans tous les vaisseaux, et il est arrivé plus d'une fois chez nous, que d'excellens nageurs, lorsqu'ils se sont jetés ou qu'ils sont tombés dans l'eau très froide, pendant que leur corps était encore en sueur, ont coulé aussitôt à fond, et quoique repêchés promptement, n'ont pu être rappelés à la vie. Cet effet du froid peut en outre devenir d'autant plus pernicieux, qu'ordinairement nos submergés sont entraînés loin du lieu où ils ont disparu, et ne peuvent être retrouvés qu'au bout d'un certain temps, pendant lequel ils restent sous l'eau, ou encore ne peuvent être débarrassés de leurs vêtemens ou repêchés que fort tard. Nous ajouterons que le repêchage et le transport s'exécutent souvent ici sans précautions, tandis que dans d'autres endroits, et notamment dans Paris, les personnes qui tombent dans l'eau sont bientôt aperçues des nombreuses sentinelles ou d'autres personnes, et que le courant n'étant pas rapide, elles restent presque toujours à l'endroit où elles ont disparu, en sont beaucoup plus promptement extraites que

cnez nous, et reçoivent les secours médicaux
sur le lieu, ou dans le plus prochain corps-de-
garde où se trouve la boîte, et où les moyens
qu'elle contient sont mis en œuvre par des
secouristes exercés. D'ailleurs, comme l'eau est
peu courante et qu'elle est même stagnante
sur plusieurs points, il est rare que les corps
se refroidissent considérablement et qu'ils é-
prouvent des lésions graves (1). En conséquence, on doit chez nous plus qu'ailleurs,
s'appliquer principalement à réchauffer, aussi
vite que possible, les corps tirés de l'eau, et à
remédier aux épanchemens sanguins que des
chocs ou contusions auraient pu déterminer
dans l'intérieur de la tête. »

Je ne crois pas nécessaire de faire connaître
l'instruction sur les secours à donner qui suit
ces considérations, parce qu'il suffira de dire,
que, selon la faculté de *Bâle*, les premiers
moyens à employer chez des noyés dans des
eaux très froides, seront ceux qui tendent à

(1) Ces avantages pouvaient être réels à l'époque où ce rapport a
été rédigé; mais ils sont loin d'être aussi marqués aujourd'hui où
l'encaissement de la rivière par des quais, en a rendu le courant beaucoup plus rapide, et où l'augmentation prodigieuse du commerce et
de l'industrie a couvert les bords de la Seine d'une quantité de bateaux sous lesquels les submergés coulent souvent, sans qu'on puisse
les repêcher à temps.

ranimer la chaleur, et que tous les autres secours devront venir après. Les préceptes qu'elle trace à cet égard sont en général assez sages. Elle insiste particulièrement sur l'utilité des sachets aromatiques qu'on aura fait bouillir dans du vin, et qui, après avoir été exprimés, seront appliqués.sur la tête ; elle insiste enfin sur les bains de sable, et plus encore sur les bains chauds.

On voit par ce que nous venons de dire jusque-là, qu'on est encore peu avancé dans la connaissance positive des causes qui permettent d'établir un pronostic sur les résultats des secours, ou, ce qui revient au même, d'apprécier d'avance les chances de succès. Les auteurs nous fournissent, il est vrai, quelques données sur ce sujet. Ainsi *Hippocrate* (1) regarde l'écume devant la bouche des asphyxiés comme un très mauvais signe. C'est aussi à-peu-près l'opinion de M. *Piorry*, lorsque dans son mémoire déjà cité (2), il dit : « De la facilité avec laquelle le liquide non écumeux sort de la trachée, lorsque le submergé n'a point

(1) Aphor. sect. 11, aphor. 43: *ex strangulatis et dissolutis necdum mortuis, ii minime ad vitam redeunt quibus spuma circa os collectum fuerit.*

(2) Pag. 304.

respiré entre le moment de son immersion et celui de son asphyxie; de la difficulté avec laquelle l'écume, dans une longue agonie, s'écoule des voies aériennes, résulte que l'espoir de rendre la vie est bien plus fondé dans le premier cas que dans le second; il y a donc lieu de penser qu'un homme asphyxié qui ne se serait pas débattu, qui n'aurait pas nagé, ou qui, après avoir plongé, ne serait par revenu sur l'eau, serait plus facilement rétabli que celui qui aurait été dans des circonstances contraires. Peut-être même que dans les cas où une abondante écume est formée, le retour à la vie est-il impossible. »

La même incertitude règne aussi à l'égard des chances de succès dans les diverses asphyxies, comparées les unes avec les autres. Sauve-t-on, par exemple, plus d'asphyxiés par submersion que par des gaz irrespirables, par strangulation, etc.? Ce serait s'exposer à de graves erreurs que de vouloir arriver à la solution de ce problème par des relevés statistiques fondés seulement sur les nombres; car, de semblables calculs reposeraient souvent sur des élémens faux. Il faudrait, en effet, savoir si dans les différens genres d'asphyxie les secours ont été administrés avec la même promptitude, la même activité, la même persévérance; si dans ces divers cas le choix des moyens a été également bon ; tenir compte de l'influence de l'âge, du sexe (1), etc.

Il résulte de ce qui vient d'être dit, que si l'on veut faire avancer la science, en ce qui concerne l'étude des chances de salut dans l'asphyxie, et en même temps le choix des moyens à employer, il faudra, dans tous les lieux où l'on aura organisé un système de secours, tenir des notes exactes sur chaque cas d'asphyxie.

Voici ce que je propose à cet égard :

Chaque officier public chargé de constater les accidens par asphyxie (dans Paris, par exemple, les commissaires de police), serait muni d'un bulletin en blanc, dont il remplirait une partie des colonnes, et dont celles qui seraient de la compétence médicale seraient remplies par le médecin appelé. Sur le bas de la feuille ou sur le *verso* se trouverait une indication sommaire de la manière d'employer les co-

(1) Ainsi, pour en donner un exemple, je suis disposé à croire que les femmes supportent mieux ou plus long-temps l'action du gaz acide carbonique que les hommes. Les faits toutefois ne sont pas encore assez nombreux pour permettre d'adopter une opinion positive sur ce point, qui mérite d'autant plus d'être éclairé qu'il peut aussi devenir très important en médecine légale pour la solution de certaines questions de survie.

lonnes. Ce bulletin serait envoyé avec le procès-verbal à l'administration compétente (dans Paris à la préfecture de police), pour être consigné sur un registre spécial.

De cette manière on pourrait recueillir en peu d'années, non-seulement dans la capitale, mais encore dans les autres villes et communes de France, une masse imposante de faits, desquels on pourrait déduire un jour les résultats les plus précieux.

Je joins ici un modèle du bulletin, tel que je le conçois : (1)

(1) Il est entendu que ce bulletin devra être d'un format beaucoup plus grand que celui dont nous présentons ci-contre le modèle. Il devra occuper au moins un demi *in-folio*.

BULLETIN à remplir par l'officier public et le médecin pour le cas d'asphyxie qui a eu lieu le   du mois d   18   .

NOM.	AGE.	SEXE.	GENRE D'ASPHYXIE ou de mort.	DURÉE DU SÉJOUR dans le milieu asphyxiant.	A DONNÉ ou N'A PAS DONNÉ des signes de vie.	SECOURS EMPLOYÉS.	RÉSULTAT des SECOURS.	OBSERVATIONS.

Explication de la manière dont devront être remplies les colonnes.

Les colonnes 1, 2, 3 n'ont pas besoin d'explication.

Coloune 4. Désigner non-seulement le genre d'asphyxie ou de mort, mais indiquer aussi, si l'asphyxie a été volontaire ou non. Dans l'un et l'autre cas spécifier autant que possible la cause de l'accident ou du suicide.

— 5. Lorsqu'il s'agira d'asp'yxie par submersion, indiquer si le submergé a reparu une ou plusieurs fois sur l'eau, ou si, dès l'immersion, il a coulé à fond et n'a plus reparu.

— 6. Indiquer les signes de vie qu'on a observés.

— 7. Indiquer exactement les moyens mis en usage et l'ordre de leur emploi ; indiquer aussi la température de l'atmosphère.

— 8. S'il y a eu succès, indiquer après combien de temps la vie a reparu, quels en ont été les premiers signes, leur ordre de succession, et quel a été le moyen auquel on croit devoir attribuer principalement, ou même exclusivement la réussite. Dans le cas contraire, indiquer la cause positive ou présumable du manque de succès.

Colonne 9. Dans cette colonne, toute latitude est laissée au médecin de placer les remarques que le cas, pour lequel il a été appelé, pourrait lui suggérer, les modifications, les perfectionnemens qu'il regarde comme utiles pour le service des secours, etc. L'officier public pourra y joindre les circonstances du repêchage, si elles présentent quelque intérêt.

En l'absence d'un médecin, l'officier public remplira les colonnes.

TROISIÈME PARTIE.

CHAPITRE IX.

Des instructions à publier sur les moyens de sauver les noyés et asphyxiés.

Lorsque dans cet ouvrage j'ai indiqué et examiné avec les détails nécessaires les divers moyens de traiter les noyés et autres asphyxiés, mon but a été de rappeler à la mémoire des hommes de l'art, non-seulement tout ce qui a été proposé d'essentiel sur cet objet, mais encore d'exposer, autant que possible, les faits et les raisonnemens produits pour ou contre chaque agent thérapeutique.

Cette révision mettra le médecin à même d'établir un choix, c'est-à-dire, d'adopter, de rejeter ou de modifier selon sa conviction, tel ou tel moyen, tel ou tel procédé, et il y a lieu d'espérer que des diverses déterminations prises à ce sujet surgira à l'avenir une série de faits propres à faire cesser l'incertitude qui obscurcit encore quelques points du traitement des asphyxiés.

La lecture de cette révision ne sera pas moins utile aux gens du monde, parce qu'ils pourront y puiser une connaissance suffisante des principaux procédés curatifs contre l'asphyxie, des précautions raisonnées avec lesquelles ils devront être employés, ainsi que des motifs les plus importans qui les ont fait adopter ou qui ont fait rejeter plusieurs d'entre eux.

Ce sera donc sur l'ensemble de ces considérations que devront être basées les instructions sur les secours à donner aux noyés et asphyxiés , instructions sur l'esprit et la forme desquelles il nous reste quelques mots à dire :

Les conditions d'une instruction *populaire* sur les moyens de secourir les asphyxiés, doivent avoir pour but d'indiquer principalement aux personnes étrangères à l'art de guérir , les procédés les plus efficaces pour rappeler à la vie les individus qui se trouvent dans un état de mort apparente , occasionée par un des accidens qui le plus ordinairement produisent cet effet.

Cette instruction doit en conséquence être rédigée en termes clairs, faciles à être compris de tout le monde et avec le plus de concision possible, afin que, sans perdre beaucoup de temps, on sache de suite ce qu'on a à faire.

Si l'on est obligé quelquefois d'employer des expressions scientifiques, il faut les expliquer par des termes vulgaires placés entre deux parenthèses , quelle que puisse être d'ailleurs leur trivialité.

On doit surtout distinguer soigneusement dans une instruction les moyens qui peuvent être mis en usage par le premier venu, avant l'arrivée du médecin, d'avec ceux dont l'application ne peut être déterminée ou exécutée que par l'homme de l'art.

Enfin, elle doit être précédée de considérations aphoristiques sur l'état de mort apparente , ainsi que sur les règles qui doivent être suivies, avant l'emploi des secours médicaux.

C'est d'après ces principes que j'ai tâché de rédiger l'instruction suivante, destinée au service des secours dans la capitale, et qui vient d'être adoptée après discussion par le conseil de salubrité. On doit la considérer comme spécialement destinée aux personnes étrangères à l'art de guérir. Aussi n'y est-il question que des moyens dont l'exécution est à leur portée et dont elles pourront faire un usage utile. Quant aux agens thérapeutiques dont

le choix et l'application exigent des connaissances spéciales, les médecins, ainsi que les personnes instruites,
les trouveront exposés dans cet ouvrage.

NOUVELLE INSTRUCTION

SUR LES SECOURS A DONNER AUX NOYÉS ET ASPHYXIÉS,

*Lue, discutée et approuvée par le Conseil de salubrité,
dans sa séance extraordinaire du 30 avril 1835.*

REMARQUES GÉNÉRALES.

1° Les personnes asphyxiées ne sont souvent que dans
un état de mort apparente;

2° Rien ne peut faire distinguer la mort apparente
d'avec la mort réelle, si ce n'est la putréfaction;

3° On doit donner des secours à tout individu retiré
de l'eau ou asphyxié par d'autres causes, chez lequel on
n'aperçoit pas un commencement de putréfaction;

4° L'expérience a prouvé que plusieurs heures de séjour
sous l'eau, ou dans tout autre lieu capable de déterminer
une asphyxie, ne suffisaient pas toujours pour donner la
mort;

5° La couleur rouge, violette ou noire du visage, le
froid du corps, la raideur des membres, ne sont pas toujours des signes de mort;

6° Les secours les plus essentiels à prodiguer aux asphyxiés peuvent leur être administrés par toute personne
intelligente; mais pour obtenir du succès, il faut les donner *sans se décourager*, quelquefois pendant plusieurs
heures de suite.

On a des exemples d'asphyxiés rappelés à la vie, après
des tentatives qui avaient duré six heures et plus.

7° Quand il s'agit d'administrer des secours à un asphyxié, il faut éloigner toutes les personnes inutiles ; cinq à six individus suffisent pour les donner, un plus grand nombre ne pourrait que gêner ou nuire ;

8° Le local destiné aux secours ne devra pas être trop chaud ; la meilleure température est de 14 degrés (thermomètre de Réaumur, ou de 17 degrés thermomètre centigrade) ; ce précepte confirme l'utilité de celui qui précède et qui prescrit d'éloigner les personnes inutiles, lesquelles, outre qu'elles encombrent le local et vicient l'air, en élèvent aussi la température ;

9° Enfin les secours devront être administrés avec activité, mais sans précipitation et avec ordre.

ASPHYXIÉS PAR SUBMERSION - NOYÉS.

Règles à suivre par ceux qui repêchent un noyé.

1° Dès que le noyé aura été retiré de l'eau, s'il est privé de mouvement et de sentiment, on le tournera sur le côté, et plutôt sur le côté droit. On fera légèrement pencher la tête en la soutenant par le front ; on écartera doucement les mâchoires, et l'on facilitera ainsi la sortie de l'eau qui pourrait s'être introduite par la bouche et par les narines. On peut même immédiatement après le repêchage du noyé, pour mieux faire sortir l'eau, placer la tête un peu plus bas que le corps, *mais il ne faut pas la laisser plus de quelques secondes dans cette position.*

2° Pendant cette opération, qui ne devra pas être prolongée au delà d'une minute, on comprimera doucement et par intervalles le bas-ventre de bas en haut, et l'on en fera en même temps autant pour chaque côté de la poitrine, afin de faire exercer à ces parties les mouvemens qu'elles exécutent lorsqu'on respire.

3° Si le noyé est assez près du dépôt de secours pour qu'il puisse y être transporté en moins de cinq à six minutes, soit par eau, soit par terre, on le couchera, dans la première supposition, dans le bateau, de manière que la poitrine et la tête soient beaucoup plus élevées que les jambes. Dans le second cas, on le placera dans le panier de transport, ou sur le brancard, de manière qu'il y soit presque assis, et on le transportera le plus promptement possible, mais en évitant les secousses, jusqu'au lieu où d'autres secours devront lui être donnés.

4° Si le noyé est trop éloigné du lieu où les secours devront lui être administrés, pour que le transport puisse être effectué en moins de cinq à six minutes, et si la température est au-dessous de zéro (s'il gèle), il convient d'ôter les vêtemens du noyé, en s'aidant de ciseaux, afin de procéder plus vite, d'essuyer le corps, de l'envelopper dans une ou plusieurs couvertures de laine, ou encore de l'entourer de foin, en laissant toujours la tête libre, et de le porter ainsi au lieu où l'on devra continuer les secours.

Des soins à donner lorsque le noyé est arrivé au dépôt des secours médicaux.

1° Dès l'arrivée d'un noyé, ou avant, si on le peut, on enverra de suite chercher un médecin ou chirurgien.

2° Immédiatement après l'arrivée du noyé, on lui ôtera ses vêtemens, s'il n'a pas été déjà déshabillé, et pour aller plus vite, on les coupera avec des ciseaux. On essuiera son corps, on lui mettra une chemise ou un peignoir ainsi qu'un bonnet de laine, et on le posera doucement sur une paillasse ou sur un matelas, entre deux couvertures de laine, placés sur une table. La tête et la poitrine devront être plus élevées que les jambes.

5° On couchera une ou deux fois le corps sur le côté

droit, on fera légèrement pencher la tête en la soutenant par le front, pour faire rendre l'eau. Cette opération ne devra durer qu'une demi-minute chaque fois. Il est inutile de la répéter s'il ne sort pas d'eau ou de mucosités (des glaires, de l'écume).

4° On placera autour de la poitrine et du bas-ventre le bandage compressif, disposé comme un corset dit *à la paresseuse*, et l'on cherchera à imiter la respiration en tirant les bandes en sens inverse, et en les lâchant après chaque compression.

On imitera de cette manière les mouvemens que font la poitrine et le ventre lorsqu'on respire. Aussi ne faut-il pas que ces mouvemens soient produits trop brusquement et avec trop de précipitation. On laissera un repos d'environ un quart de minute entre chaque opération. On réitérera cette tentative de temps à autre (de dix minutes en dix minutes, plus ou moins).

5° Tout en faisant agir pour la première fois le bandage, on s'occupera d'aspirer l'eau, l'écume et les mucosités qui pourraient obstruer les voies de la respiration.

À cet effet, on prend la seringue à air (seringue en alliage, munie d'un ajutage en cuivre). On pousse le piston jusqu'à l'ajutage, on enduit cet ajutage de suif, ou, mieux encore, d'un mélange de mine de plomb et de graisse; on le place dans la douille également en cuivre du tuyau flexible, on l'y fixe par un mouvement de baïonnette, on introduit ensuite la canule du tuyau flexible dans une des narines que l'on fait tenir complètement fermée par un aide, ainsi que l'autre narine et la bouche en rapprochant les lèvres; enfin on tire doucement vers soi le piston de la pompe ou seringue.

Si par ce moyen, on avait aspiré beaucoup de mucosités, et s'il en sortait encore par la bouche ou les narines, on pourrait répéter cette opération.

Quand il s'agit d'un enfant au-dessous de trois ans, on n'aspire chaque fois que jusqu'au quart de la capacité de la seringue. S'agit-il d'un enfant plus âgé (jusqu'à 12 ou 15 ans), on aspire jusqu'à la moitié ; et s'il s'agit d'un adulte, jusqu'à la capacité entière de la seringue.

6. Aussitôt que la respiration tend à se rétablir, c'est-à-dire dès qu'on s'aperçoit que le noyé happe pour ainsi dire l'air, il faut cesser toute aspiration ou tout autre moyen spécialement dirigé vers le rétablissement de cette fonction.

7. Si les mâchoires sont serrées l'une contre l'autre, surtout si le noyé a toutes ses dents et qu'elles laissent peu d'interstices entre elles, il convient alors d'écarter très légèrement les mâchoires, en employant d'abord le *petit levier en buis*, et ensuite, si cela ne suffit pas, le levier en fer à doubles branches qu'on présentera entre les petites molaires (premières mâchelières), en pressant ensuite graduellement sur les branches de l'instrument. On maintiendra l'écartement obtenu, en plaçant entre ces dents un morceau de liège ou de bois tendre. Cette opération devra être exécutée avec ménagement et sans violence.

8. Dès le commencement des opérations qui viennent d'être décrites, c'est-à-dire, dès l'arrivée du noyé, un des aides s'occupera de tout ce qui est nécessaire pour réchauffer le corps, ainsi :

Il fera chauffer les fers à repasser : s'il y a une bassinoire, il y mettra des cendres chaudes.

9. Pendant qu'on s'occupera de rétablir la respiration, dès que les fers auront acquis le degré de chaleur qu'on leur donne ordinairement pour repasser le linge, ou lorsqu'en crachant dessus, la salive frissonnera, on les promenera par dessus le peignoir de laine sur la poitrine, le long de l'épine du dos et sur le bas-ventre, en s'arrêtant

plus long-temps sur le creux de l'estomac et aux plis des aisselles. On frictionnera les cuisses et les extrémités infé-rieures avec des frottoirs en laine, la plante des pieds et l'intérieur des mains avec des brosses, sans cependant trop appuyer, surtout au commencement de l'opération.

10. Quels que soient les moyens qu'on emploie pour réchauffer le corps d'un noyé, il faut se régler selon la température de l'air extérieur. Tant qu'il ne gèle pas, on peut être moins circonspect. Cependant, il ne faut jamais chercher, particulièrement dès le début des secours, à exposer le corps du noyé à une chaleur plus forte que celle du sang. Les fers à repasser et la bassinoire ont, il est vrai, un degré de chaleur plus élevé; mais comme ils agissent à travers une couverture ou une chemise de laine, et qu'ils ne restent pas long-temps appliqués sur la même place, leur action se trouve par cette raison suffisamment affaiblie.

Si au contraire il gèle, et que le noyé, après avoir été retiré de l'eau, soit resté assez long-temps exposé à l'air froid pour que des glaçons se soient formés sur son corps, il faut alors, aussitôt qu'il arrive et même avant, ouvrir les portes ainsi que les fenêtres, afin d'abaisser la tempéra-ture au degré de glace fondante (ce qu'on constate par le thermomètre), lui appliquer sur le corps des compresses ou linges trempés dans de l'eau au degré de glace fondante, dont on élève peu-à-peu la température. Cette élévation doit toutefois s'opérer plus promptement pour les noyés, que pour les asphyxiés par l'action du froid seulement, et sans qu'il y ait eu submersion. On peut chez les submergés élever la température de deux degrés toutes les deux mi-nutes, et, lorsqu'on est arrivé à vingt degrés, avoir re-cours aux frictions, ainsi qu'à la chaleur sèche.

En hiver, il faudra en même temps élever la tempéra-ture du lieu où l'on donne des secours, en refermant les portes et les fenêtres. Il ne faut cependant pas que la cha-

leur du local arrive plus haut que 15 degrés du thermomètre de Réaumur, ou que 18 degrés du thermomètre
centigrade.

Le meilleur moyen d'appliquer la chaleur graduée dans
la circonstance dont il s'agit, c'est de placer le noyé dans
une baignoire, si l'on peut s'en procurer une, et d'en
échauffer peu-à-peu l'eau au degré convenable.

11. Tout en employant les moyens nécessaires pour réchauffer le noyé et pour rétablir la respiration, on le frictionnera avec des frottoirs de laine sur les cuisses, les
bras, et de temps à autre de chaque côté de l'épine du
dos ; on brossera doucement, mais long-temps, la plante
des pieds ainsi que le creux des mains. On pourra aussi
frotter avec les frottoirs en laine le creux de l'estomac, les
flancs, le ventre et les reins, dans les intervalles où l'on
n'y promènera pas la bassinoire ou les fers à repasser.

12. Si le malade donne quelques signes de vie, il faut
continuer les frictions ainsi que l'emploi de la chaleur,
mais bien se garder d'entreprendre quelque chose qui
puisse gêner, même légèrement, la respiration. Si le noyé
fait quelques efforts pour respirer, il faut discontinuer
pendant quelque temps toute manœuvre qui pourrait
comprimer la poitrine ou le bas-ventre.

13. Si pendant les efforts plus ou moins pénibles que
fait le noyé pour respirer l'air ou pour le faire sortir, on
s'aperçoit qu'il a des envies de vomir, il faut introduire
au fond de la bouche la barbe d'une plume et la chatouiller, à-peu-près comme on le pratique lorsque, pour se
faire vomir, on introduit un doigt, le plus avant possible, au fond du palais.

14. Dans aucun cas il ne faut introduire le moindre liquide dans la bouche d'un noyé, à moins qu'il n'ait repris ses sens et qu'il puisse facilement avaler.

15° Si alors le médecin n'est pas encore arrivé, on

peut faire prendre au malade une cuillerée d'eau-de-vie camphrée ou d'eau de mélisse spiritueuse étendue de moitié d'eau, et le coucher dans un lit bassiné, ou du moins sur un brancard garni d'un matelas et d'une couverture, en ayant soin de tenir la tête élevée.

16. Si le ventre est tendu, on donne un lavement d'eau tiède dans laquelle on a fait fondre une forte cuillerée à bouche de sel. Mais il ne faut jamais employer ce moyen avant que la respiration et la chaleur ne soient bien rétablies.

17. Dans le cas, où après une demi-heure de secours assidument administrés, le noyé ne donnerait aucun signe de vie, et si le médecin n'était pas encore arrivé, on pourrait recourir à l'insufflation d'une fumée aromatique dans le fondement.

Voici la manière de la pratiquer :

L'appareil qui sert à cet usage, se nomme *appareil* ou *machine fumigatoire.* Pour le mettre en jeu, on humecte le mélange de plantes aromatiques, comme on humecterait le tabac à fumer. On en charge le fourneau formant le corps de la machine fumigatoire, et on l'allume avec un morceau d'amadou ou avec un charbon, ensuite de quoi, on adapte le soufflet à la machine. Quand on voit la fumée sortir abondamment du bec du chapiteau, on y adapte le tuyau fumigatoire au bout duquel on ajoute la canule qu'on introduit dans le fondement du noyé.

On fait mouvoir le soufflet, afin de pousser la fumée dans les intestins du noyé. Si la canule se bouche en rencontrant des matières dans le fondement, ce qu'on reconnaît à la sortie de la fumée au travers des jointures de la machine, ou à la résistance du soufflet, on la nettoie à l'aide de l'*aiguille à dégorger*, et l'on recommence, en ayant soin de ne pas introduire la canule aussi avant.

Chaque injection de fumée ne devra durer au plus que deux minutes, et dans aucun cas elle ne devra être portée au point qu'on s'aperçoive que le ventre se ballonne (qu'il augmente d'une manière sensible de volume, qu'il se gonfle et se tende).

Après chaque opération, qu'on pourra répéter plusieurs fois de quart d'heure en quart d'heure, on exercera à plusieurs reprises une légère pression sur le bas-ventre, de haut en bas, et avant de procéder à une nouvelle fumigation, on introduira dans le fondement une canule fixée à une seringue ordinaire vide, dont on tirera le piston vers soi, de manière à faire sortir l'air que les intestins pourraient contenir de trop.

18. Lorsque le noyé recouvre la vie, il faut, si on ne peut pas faire autrement, le porter sur le brancard à l'hôpital le plus voisin. Mais si on peut disposer d'un lit, il faut, après l'avoir bassiné, y laisser reposer le malade pendant une heure ou deux. S'il s'y endort d'un bon sommeil, il faut le laisser dormir. Si au contraire sa face, de pâle qu'elle était, se colore fortement pendant l'envie de dormir, et qu'en réveillant le malade, il retombe aussitôt dans un état de somnolence, il faut préparer des sinapismes (pâte de farine de moutarde et d'eau chaude) et lui en appliquer entre les épaules, ainsi qu'à l'intérieur des cuisses et aux mollets. On lui posera en même temps 6 à 8 sangsues derrière chaque oreille. Il est entendu qu'on n'aura recours à ces moyens qu'autant qu'il n'y aurait pas de médecin présent ; car dans le cas contraire, ce serait à lui à décider s'il faut tirer du sang, en quelle quantité, sur quel point, et par quel moyen.

ASPHYXIÉS PAR LES GAZ MÉPHITIQUES.

On comprend sous la dénomination générale d'asphyxies par les gaz méphitiques, les asphyxies produites par la vapeur du charbon , par les émanations des fosses d'aisance, des puits, des citernes, des égouts, des liquides en fermentation , en un mot, par les gaz impropres à la respiration.

Toutes peuvent être traitées par les moyens qui suivent :

1. Il faudra sortir promptement l'asphyxié du lieu méphitisé et l'exposer au grand air.

2. On le déshabillera avec le plus de promptitude possible; mais, si l'asphyxie a eu lieu dans une fosse d'aisance, on arrosera préalablement le corps de l'asphyxié avec de *l'eau chlorurée* (1), et on le déshabillera immédiatement après, afin d'éviter le danger auquel on s'exposerait en approchant trop près de son corps.

3. On pose le corps assis dans un fauteuil ou sur une chaise, on le maintient dans cette position : un aide placé derrière lui soutient la tête. On lui jette de l'eau froide par verrées sur le corps, et principalement au visage; cette opération doit être continuée long-temps, surtout dans l'asphyxie par la vapeur du charbon, des cuves en fermentation, en un mot, dans l'asphyxie par le gaz acide carbonique.

4. De temps à autre on s'arrête pour tâcher de provoquer la respiration en comprimant à plusieurs reprises la

(1) Préparation de l'eau chlorurée. Prenez :

> Chlorure de chaux sec. 1 once
> Eau. . . . . 1 litre.

On verse sur le chlorure de chaux une petite quantité d'eau pour l'amener à l'état pâteux ; puis on le délaie dans la quantité d'eau indiquée. On tire la liqueur à clair et on la conserve dans des vases de verre ou de grès bien fermés.

On peut aussi employer avec avantage l'eau chlorurée préparée avec le chlorure d'oxide de sodium , en mettant une once de chlorure dans dix ou douze onces d'eau.

poitrine de tous côtés, en même temps que le bas-ventre de bas en haut, comme il a été dit pour les noyés.

5. Si l'asphyxié commence à donner quelques signes de vie, il ne faut pas discontinuer les affusions d'eau froide; seulement il faut avoir attention, dès qu'il fait quelques efforts pour respirer, de ne plus lui jeter de l'eau de manière qu'elle puisse lui entrer dans la bouche.

6. S'il fait quelques efforts pour vomir, il faut lui chatouiller l'arrière-bouche avec la barbe d'une plume.

7. Dès qu'il pourra avaler, il faudra lui faire boire de l'eau vinaigrée.

8. Lorsque la vie sera rétablie, il faudra, après avoir bien essuyé le corps, le coucher dans un lit bassiné, et donner un lavement avec de l'eau dégourdie dans laquelle on aura fait fondre gros comme une noix de savon, ou encore, à laquelle on a ajouté, pour chaque lavement, deux cuillerées à bouche de vinaigre.

C'est au médecin à juger s'il y a lieu de donner un vomitif; c'est à lui aussi à choisir les moyens de traitement à employer, après que l'asphyxié a recouvré la vie.

ASPHYXIÉS PAR LA FOUDRE.

1. Lorsqu'une personne a été asphyxiée par la foudre, il faut tout de suite la porter au grand air, si elle n'y est déjà, la dépouiller promptement de ses vêtemens, faire des affusions d'eau froide pendant un quart d'heure, faire des frictions aux extrémités et chercher à rétablir la respiration par des compressions intermittentes de la poitrine et du bas-ventre (comme pour les noyés).

2. Pendant qu'on se livre à ces tentatives, on fait creuser par deux hommes une fosse en terre (autant que possible dans un terrain meuble). Cette fosse doit être assez longue et assez large pour qu'on puisse y placer le corps

du froudroyé dans toute sa longueur. Elle doit avoir six pouces de profondeur en sus de l'épaisseur du corps. On étend l'asphyxié nu, couché sur le dos dans cette fosse de manière pourtant que la tête soit plus élevée que les extrémités inférieures, et l'on recouvre légèrement tout le corps, à l'exception de la face, de quatre pouces de terre extraite de la fosse. On le laisse ainsi pendant 2 à 3 heures, en lui faisant de fréquentes affusions d'eau froide au visage.

Ce moyen, quelque bizarre qu'il paraisse et quoiqu'on ne puisse pas bien en expliquer le mode d'action, a été employé depuis long-temps avec un succès très marqué en Prusse, en Silésie, en Pologne et en Russie.

3. Si la vie se rétablit, le malade devra être traité comme les autres asphyxiés rappelés à l'existence.

ASPHYXIÉS PAR LE FROID.

Lorsque la mort apparente a été produite par le froid, il est de la plus haute importance de ne rétablir la chaleur que lentement et par degrés. Un asphyxié par le froid qu'on approcherait du feu, ou que dès le commencement des secours on ferait séjourner dans un lieu même médiocrement échauffé, serait irrévocablement perdu. Il faut en conséquence ouvrir les portes et les fenêtres de la chambre où l'on se propose de secourir un asphyxié par le froid, afin que la température de cette chambre ne soit pas plus élevée que celle de l'air extérieur.

On emploiera les moyens suivans :

1. On portera l'asphyxié, le plus promptement possible, de l'endroit où il a été trouvé, au lieu où il devra recevoir des secours ; pendant ce transport, on enveloppera le corps d'une couverture ou bien de paille ou de foin, en laissant cependant la face libre. On évitera

aussi de faire faire au corps et surtout aux membres des mouvemens brusques.

2. On déshabillera l'asphyxié, et l'on couvrira tout son corps, y compris les membres, de linges trempés dans de l'eau froide, qu'on rendra plus froide encore en y ajoutant des glaçons concassés. Il est préférable, toutes les fois que cela est possible, de se procurer une baignoire et d'y mettre l'asphyxié dans assez d'eau froide pour que tout son corps et surtout les membres en soient couverts. On aura soin, dans ces opérations, d'enlever les glaçons qui pourraient se former à la surface du corps.

3. Lorsque le corps commencera à dégeler, que les membres auront perdu leur raideur et qu'ils offriront de de la souplesse, on fera exercer à la poitrine ainsi qu'au ventre quelques mouvemens (comme pour les noyés), afin de provoquer la respiration, et l'on fera en même temps des frictions sur le corps, soit avec de la neige, si l'on peut s'en procurer, soit avec des linges trempés dans de l'eau froide.

4. Si dans ces circonstances, la raideur a cessé et que le malade soit dans un bain, l'on en augmentera la température de 3 à 4 degrés de dix en dix minutes, jusqu'à la porter peu-à-peu à 28 degrés du thermomètre de Réaumur ou à 34 degrés du thermomètre centigrade. Si on ne peut pas disposer d'une baignoire, il faut en agir de même avec les linges dont on enveloppe le corps et avec lesquels on le frotte.

5. Lorsque le corps commence à devenir chaud, ou qu'il se manifeste des signes de vie, on l'essuie avec soin, et on le place dans un lit, qui ne doit pas être plus chaud que ne l'est l'asphyxié. Il ne faut pas non plus qu'il y ait du feu dans la pièce où est le lit, avant que le corps n'ait recouvré entièrement sa chaleur naturelle.

6. Lorsque le malade commence à pouvoir avaler, on

lui fait prendre une tasse de thé ou d'infusion de camomille avec quelques gouttes d'eau-de-vie. Ce thé ou cette
infusion doit être à peine un peu plus que tiède ; sans cette
précaution, on risquerait de produire dans l'intérieur de
la bouche des ampoules ou cloches, comme après une brûlure.

7. Si le malade continuait d'avoir de la propension à
l'engourdissement, on lui ferait boire uu peu d'eau vinaigrée ; et si cet engourdissement était profond, on administrerait des lavemens irritans, soit avec de l'eau et du sel,
soit avec de l'eau de savon.

Il est utile de faire observer que, de toutes les asphyxies
l'asphyxie par le froid offre, selon l'expérience des pays
septentrionaux, le plus de succès, même après douze ou
quinze heures de mort apparente.

ASPHYXIÉS PAR STRANGULATION
OU SUSPENSION — PENDAISON.

1. La première opération à pratiquer, c'est de détacher
ou, pour aller plus vite, de couper le lien qui entoure
le cou, et s'il y a suspension (pendaison), de descendre
le corps en le soutenant de manière qu'il n'éprouve aucune secousse. *Tout cela sans délai et sans attendre
l'arrivée de l'officier public.* Défaire les jarretières, la
cravate, les cordons de jupes, le corset, la ceinture de
culotte, en un mot, toute pièce de vêtement qui pourrait
gêner la circulation.

2. On placera le corps, toujours sans lui faire éprouver
de secousses, selon que les circonstances le permettront,
sur un lit, sur un matelas, sur de la paille, etc., de manière
cependant qu'il y soit commodément, et que la tête ainsi
que la poitrine soient plus élevées que le reste du corps.

3. Si le corps est dans une chambre, on doit veiller à

ce qu'elle ne soit ni trop chaude, ni trop froide, et à ce qu'elle soit aérée.

4. Il est instant d'appeler le plus tôt possible un homme de l'art, parce que la question de savoir s'il faut ou s'il ne faut pas faire une saignée, reposant en grande partie sur des connaissances anatomiques, relatives à la direction de la corde ou du lien (1), il n'y a que le médecin qui puisse bien apprécier les circonstances que présente cette direction.

5. Dans aucun cas, la saignée ne doit être pratiquée si la face est pâle.

6. Dans le cas où après l'enlèvement du lien, les veines du cou sont gonflées, la face est d'un rouge tirant sur le violet, si l'empreinte produite par le lien est noirâtre, et si l'homme de l'art tarde d'arriver, on peut mettre derrière les oreilles ainsi qu'à chaque tempe six à huit sangsues.

7. La quantité de sang à tirer devra être proportionnée

---

(1) *Note commémorative pour les gens de l'art.*

Les pendus ou strangulés meurent d'apoplexie, lorsque le lien a été placé autour du cou, de manière à comprimer de préférence les gros vaisseaux du cou, et à empêcher ainsi le reflux du sang des parties situées au-dessus de la constriction. D'autres, au contraire, meurent par suffocation, parce que le lien placé entre le larynx et l'os hyoïde ferme aussitôt, par l'abaissement de l'épiglotte, l'entrée du larynx, et que, d'une autre part, le lien, s'appuyant sur l'angle de la mâchoire et sur l'apophyse mastoïde, ne comprime pas assez les vaisseaux du cou pour empêcher le retour du sang du cerveau. Quant aux genres de mort mixte, produit à-la-fois par l'apoplexie et par la suffocation, il a lieu, vraisemblablement, lorsque le lien est placé de manière à interrompre la sortie ainsi que l'entrée de l'air et en même temps le retour du sang de la tête. Ce double effet peut être produit par le lien placé au dessous du larynx, dans une direction horizontale autour du cou. Dans ce cas, la trachée-artère et les vaisseaux du cou sont comprimés en même temps.

au degré de bouffissure de la face, à l'âge et à la constitution de l'asphyxié. Il est rare qu'on soit obligé d'extraire plus de deux palettes de sang.

8. Si la suspension ou la strangulation a eu lieu depuis peu de minutes, il suffit quelquefois, pour rappeler la vie, de faire des affusions d'eau froide sur la face, d'appliquer sur le front et sur la tête des linges trempés dans de l'eau froide, de faire en même temps des frictions aux extrémités inférieures.

9. Dans tous les cas, il faut, dès le commencement, exercer sur la poitrine et le bas-ventre des compressions intermittentes, comme pour les noyés, afin de provoquer la respiration.

10. On ne négligera pas non plus de frictionner l'asphyxié avec des flanelles, des brosses, surtout à la plante des pieds et dans le creux des mains.

11. Les lavemens ne peuvent être utiles que lorsque le malade a commencé à donner des signes non équivoques de vie.

12. Dès qu'il peut avaler, on lui fait prendre, par petites quantités, du thé ou de l'eau tiède mêlée à un peu de vinaigre ou de vin.

13. Si, après avoir été complètement rappelé à la vie, il éprouve des étourdissemens, de la stupeur, les applications d'eau froide sur la tête deviennent utiles.

14. En général, il doit être traité, après le rétablissement de la vie, avec les mêmes précautions que les autres asphyxiés.

ASPHYXIÉS PAR LA CHALEUR.

1. Si l'asphyxie a eu lieu par l'effet du séjour dans un lieu trop chaud, il faut porter l'asphyxié dans un endroit plus frais, mais pas trop froid.

2. Le débarrasser de tout vêtement qui pourrait gêner la circulation.

3. Le médecin seul peut décider s'il y a lieu à tirer du sang.

4. Les bains de pieds médiocrement chauds, auxquels on peut ajouter des cendres ou du sel, sont indiqués.

5. Lorsque le malade peut avaler, il faut lui faire boire par petites gorgées de l'eau froide, acidulée par du vinaigre ou du jus de citron, et lui donner des lavemens d'eau vinaigrée, mais un peu plus chargée en vinaigre que l'eau destinée à être bue.

Les boissons échauffantes sont toujours nuisibles en pareil cas.

6. Si la maladie persiste, et si elle fait des progrès, on peut, sans attendre l'arrivée du médecin, appliquer huit à dix sangsues aux tempes ou derrière les oreilles.

7. Si l'asphyxie a été déterminée par l'action du soleil, comme cela arrive surtout aux moissonneurs et aux militaires, le traitement est le même ; mais il faut, dans ce cas, lorsque le malade ne sue plus, insister sur les applicatio   oides sur la tête.

Détail des objets contenus dans les boîtes ou armoires de secours, suivant l'ordre dans lequel on les emploie ordinairement.

1. Une paire de ciseaux de seize centimètres de long, à pointes mousses.

2. Un peignoir en laine.

3. Un bonnet de laine.

4. Une seringue ou pompe à air avec son tuyau élastique et sa canule à narine.

5. Une petite boîte contenant un mélange de graisse et de mine de plomb, pour graisser l'ajutage et la douille de la seringue à air.

6. Un bandage à six chefs croisés pour faire exécuter à la poitrine et au ventre les mouvemens qui ont lieu pendant la respiration.

7. Un levier en buis.

8. Un double levier en fer à ressort.

9. Deux frottoirs en laine.

10. Deux brosses.

11. Deux fers à repasser avec leurs poignées.

12. Le corps de la machine fumigatoire.

13. Son soufflet.

14. Un tuyau et une canule fumigatoire.

15. Une boîte contenant un mélange de 4 onces d'espèces aromatiques (fleurs de lavande et feuilles de sauge, de chaque 2 onces, poudre de résine de benjoin, une demi-once).

16. Une seringue à lavement avec canule.

17. Une aiguille à dégorger la canule.

18. Des plumes pour chatouiller la gorge.

19. Une cuiller étamée.

20. Un gobelet d'étain.

21. Un biberon.

22. Une bouteille contenant de l'eau-de-vie camphrée.

23. Un flacon contenant de l'eau de mélisse spiritueuse.

24. Une petite boîte renfermant plusieurs paquets d'émétique de 2 grains chaque.

25. Des bandes à saigner, des compresses et de la charpie.

26. Un nouet de soufre et de camphre pour la conservation des objets en laine.

Outre ces objets, on placera un thermomètre dans chaque localité où ce placement pourra avoir lieu.

L'instruction qu'on vient de lire a été basée sur l'état

actuel de l'organisation des secours dans Paris, d'après lequel nous sommes obligés de placer nos entrepôts de secours, en grande partie, dans des postes et autres lieux où l'espace manque et où la conservation des instrumens, ainsi que des substances médicamenteuses, n'est pas toujours à l'abri d'atteintes qu'elle n'aurait pas à subir, si chaque dépôt était placé dans un local établi *ad hoc*, sous la surveillance d'un dépositaire *secouriste*, qui en serait responsable. Espérons qu'un jour nous pourrons réaliser cette amélioration importante, ainsi que beaucoup d'autres, lorsque nous serons aidés par la bienfaisance d'une Société d'humanité, dont le but et l'organisation seront exposés à la fin de cet ouvrage.

Alors aussi on pourra ajouter à l'appareil des secours :

1. Une *bassinoire* à manche rentrant, pour qu'elle occupe moins de place. Il serait inutile de revenir sur l'emploi de ce moyen ; toutefois, je crois devoir indiquer une manière aussi simple qu'ingénieuse de chauffer la bassinoire en peu d'instans, si on manquait de cendres chaudes ou de feu. Ce procédé bien simple, qui est dû à M. Chevallier, membre du conseil de salubrité, consiste à introduire dans la bassinoire de la chaux vive et à l'y éteindre avec un peu d'eau. Le dégagement du calorique qui s'opère alors presque aussitôt, permet de procéder au réchauffement du noyé dès son arrivée, sans être obligé d'attendre que les fers à repasser et l'eau aient acquis par le feu le degré de chaleur nécessaire.

A cet effet, il serait nécessaire de munir le dépôt de secours ;

2. D'*une petite provision de chaux vive*, que l'on conserverait dans un ou plusieurs flacons de verre, ou mieux encore, comme étant moins casuels, dans des pots de grès bien bouchés pour que la chaux se maintienne sèche et décarbonatée ;

3. *La baignoire à double fond* (Voy. le chap. iv, p. 254). On ajouterait à l'instruction sur l'usage de cette baignoire, ce qui suit :

La baignoire à double fond est très utile pour rétablir la chaleur et l'entretenir long-temps sans fatiguer l'opérateur et ses aides. Elle convient surtout pour y laisser séjourner pendant quelque temps encore le noyé sur lequel les secours auront été épuisés sans succès. Comme cet appareil ne peut être établi que dans un local confié à la garde d'un surveillant, c'est à celui-ci qu'il faudra s'adresser pour bien connaître la manière d'en faire usage ;

4. *Une chaudière* montée sur un fourneau pour se procurer de l'eau chaude (Voy. chap. i, pag 71) ;

5. *Plusieurs ventouses de différentes grandeurs avec leur pompe* (chap. iii, pag. 240 et chap. v. pag. 276) ;

6. *Un bdellomètre* (chap. iii, pag. 241) ;

7. *Une auge galvanique* de quarante à quarante-cinq élémens, ou tout autre appareil galvanique pouvant être mis promptement en action (chap. v, pag. 365) ;

8. Un flacon d'acide nitrique ou d'acide muriatique, à l'usage de l'appareil galvanique ;

9. Un lit à roulettes (en fer), garni de ses matelas, draps, couvertures, etc.

QUATRIÈME PARTIE.

CHAPITRE X.

De l'organisation de Sociétés de secours en faveur des noyés
et asphyxiés.

Coup-d'œil historique sur la formation de ces Sociétés.

En cherchant dans les écrits qui ont précédé le dix-
huitième siècle, ce qui a été fait pour secourir les individus tombés dans un état de mort apparente, on y décou-
vre à peine un petit nombre d'exemples isolés desquels
résultent, il est vrai, que de loin à loin quelques hommes
éclairés ont pris intérêt au sort de ces infortunés, mais
qui établissent en même temps qu'on ne s'était jamais
occupé jusque-là de secours organisés sur un plan médical et administratif.

Premiers efforts en France.

De toutes les asphyxies, celle par submersion, comme
la plus fréquente, dut particulièrement exciter la solici-
tude publique, et disons-le en l'honneur de la France,
ce fut son gouvernement, qui, le premier, regarda cet
objet comme digne d'une attention spéciale. En effet, jusqu'en 1740, rien n'avait encore paru en faveur des asphyxiés par submersion, lorsqu'à cette époque la ville de
Paris, publia *de par le roi*, *un avis pour donner des se-*

cours à ceux qui se sont noyés, avis rédigé par le célèbre *Réaumur.*

C'était un pas de fait ; mais il se passa encore plusieurs années avant qu'on songeât à imprimer au service des secours en faveur des noyés toute l'activité nécessaire, pour que ses résultats prissent plus d'extension et devinssent par cela même plus utiles.

Établissement de la Société d'Amsterdam en faveur des noyés.

Il était naturel que le pays le plus abondant en eaux, sorti pour ainsi dire du sein de la mer, coupé par des rivières et par de nombreux canaux, que la Hollande, en un mot, donnât le premier exemple d'efforts combinés pour atténuer la perte d'hommes que sa position territoriale lui faisait éprouver chaque année. Aussi dès 1767, une société en faveur des secours aux noyés se forma-t-elle à Amsterdam, d'où ses bienfaits s'étendirent aussitôt sur les sept provinces unies, qui toutes établirent de semblables sociétés (*Maatschapnyes ter Redding van Drenkelingen*). Les mémoires de cette association, publiés en langue hollandaise et française, prouvèrent à d'autres nations combien une pareille institution pouvait devenir bienfaisante, et l'on vit bientôt Hambourg, ainsi que Venise, imiter cet exemple, qui ne tarda pas d'être suivi par plusieurs villes d'Allemagne et d'Italie, par la ville de Londres, par plusieurs états septentrionaux et méridionaux de l'Europe, enfin, par plusieurs villes et provinces de l'Amérique septentrionale et des Indes orientales.

----

*Établissement de la Société de Hambourg en faveur
des noyés.*

Avant que la ville d'Amsterdam n'eût stimulé par ses
actes le zèle d'autres nations, plusieurs projets avaient été
présentés au sénat de Hambourg, et déjà, dès 1762, une
ordonnance avait été rédigée, dans laquelle se trouvait exposé un plan assez bien conçu, pour l'époque, de secours
à donner aux submergés et de récompenses à décerner aux
services qui leur auraient été rendus. Cependant ce projet
utile avorta dès son origine, par l'effet d'un préjugé funeste, généralement répandu, dans ce temps, parmi le
peuple, qui attachait quelque chose de flétrissant à toute
mort violente et n'osait, sans se croire déshonoré, toucher
le corps d'un individu qui avait péri de cette manière,
parce que, disait-on, ce pouvait être un suicide. Tout ce
qu'on put faire un peu plus tard, ce fut de publier en
1765 une ordonnance pour la garnison, ordonnance par
laquelle il était enjoint aux soldats de secourir immédiatement les personnes tombées dans l'eau; non-seulement
de ne pas s'opposer au dépôt des corps dans les postes
militaires, mais d'employer en outre toute l'attention et
tout le zèle possibles pour leur donner des secours; enfin,
de faire de suite une déclaration de l'évènement au prêteur,
pour qu'il pût requérir l'assistance du chirurgien du sénat.

Cependant, comme nous l'avons déjà dit, l'exemple
des Hollandais finit par produire son effet, du moins sur
la partie la plus éclairée du public, et provoqua en 1768
de la part de la Société de Hambourg pour les progrès
des arts et de l'industrie, une instruction sur les moyens
de secourir les noyés. Cette Société fit en même temps déposer dans plusieurs locaux les instrumens nécessaires à
cet effet, et établit une récompense de vingt écus pour
chaque cas de réussite. L'année suivante un de ses mem-

bres les plus zélés, *Jean-Abraham Willink*, fit non-seulement traduire à ses frais les mémoires de la Société d'Amsterdam, mais il en distribua, en outre, gratuitement un grand nombre d'exemplaires. Bientôt la Société de Hambourg réclama et obtint l'intervention et l'appui du sénat, qui, en 1769, publia un mandat rédigé par le syndic *Sillem, sur la manière de secourir le plus promptement possible les noyés et autres asphyxiés*. Par ce mandat les propositions de la société reçurent la sanction officielle de l'autorité, qui décerna, en outre, un prix de cinquante marcs courant ou une médaille de même valeur pour chaque cas de réussite.

Pendant les premières années le succès de ces institutions répondit faiblement à ce qu'on avait droit d'en attendre, et leurs résultats ne purent soutenir la comparaison avec ceux des Sociétés hollandaises. Malgré son zèle, malgré son application, la Société de Hambourg eut à lutter contre une infinité de préjugés et de préventions, qu'après vingt-cinq années d'efforts elle parvint néanmoins à détruire. Aussi en consultant ses registres, voit-on les cas de réussite, quoique encore inférieurs à ceux de la Hollande, de l'Angleterre et de la France, augmenter d'année en année, les moyens de secours se perfectionner de plus en plus, et arriver aujourd'hui au point de pouvoir servir de modèle.

Établissement de la Société humaine de Londres.

Quelques écrits sur la mort apparente et sur les moyens à lui opposer, les travaux, notamment de *Réaumur* et de *Fothergill*, avaient, il est vrai, produit quelque sensation en Angleterre; mais cet effet ne fut que passager. Il n'en fut pas de même de la traduction des mémoires de la société d'Amsterdam, publiés en 1773 par le docteur

Cogan. Les succès obtenus par cette Société enflammèrent surtout l'imagination d'un philanthrope ardent, et le docteur *Hawes* (c'est le nom de cet ami de l'humanité), s'appliqua jusqu'à sa mort à détruire le préjugé généralement répandu qu'il était impossible de rendre l'existence aux noyés. Il brava même le ridicule qu'on déversait sur une semblable entreprise, en faisant des démonstrations publiques et en promettant des récompenses à ceux qui, entre Londres et Westminster, retireraient des flots les individus noyés, et les porteraient sur des places désignées sur les bords du fleuve où se trouvaient prêts les moyens de secours. *Hawes* et ses amis sauvèrent ainsi plusieurs citoyens ; mais les récompenses, que pendant plus d'une année, il paya de ses propres fonds, compromirent sa fortune au point d'inspirer de justes craintes son ami *Cogan*, qui lui offrit généreusement de se réunir à lui pour former une Société de secours, dont le noyau ne se composa dans le principe que de trente-deux personnes, mais, qui en peu d'années, prit une extension considérable. Cette institution, connue aujourd'hui sous le nom de *Société royale humaine de Londres*, fait le plus grand honneur à l'Angleterre, et prouve d'une manière toute particulière que la volonté d'un seul, lorsqu'elle est forte, suffit pour réaliser les entreprises les plus bienfaisantes et les plus utiles à l'humanité.

Établissement de secours dans Paris.

L'influence heureuse des succès obtenus en Hollande s'étendit aussi sur la France, et en premier lieu sur Paris. Aucune association de souscripteurs ne s'y forma, il est vrai ; mais les officiers municipaux de la capitale dirigèrent toute leur sollicitude vers les moyens de remédier aux accidens occasionés par submersion. *Armand-Jérôme Bignon*, prévôt des marchands, eut le premier l'idée d'un établissement en faveur des noyés, qu'il communiqua à *Pia*, ancien échevin de la ville. La mort enleva *Bignon* avant qu'il eût la satisfaction de voir réaliser son projet ; mais il l'avait légué à un homme de bien, qui s'en empara avec tout le zèle qu'un amour ardent de l'humanité peut inspirer.

Pia s'appliqua en effet à établir sur les ports des deux rives de la Seine un certain nombre de boîtes de secours, qui renfermaient les ustensiles et les médicamens dont une instruction commandait et enseignait l'usage. Il forma un corps de *secouristes* (expression consacrée par lui), choisis parmi les soldats du guet qu'il familiarisa avec la pratique des secours, et parvint ainsi à obtenir des succès fort remarquables. (Voy. p. 175.)

Ces institutions de *Pia* prospérèrent depuis 1772 jusqu'en 1782 ; mais depuis cette dernière époque, elles commencèrent à décliner, et peu d'années après, nos troubles politiques leur portèrent une atteinte fatale. La garde *permanente* des ports, dans laquelle on avait choisi et formé des secouristes, fut supprimée ; les secours furent confiés, pour ainsi dire au premier venu ; une funeste apathie sur le sort des submergés, une défiance des moyens de les rappeler à la vie, succédèrent peu-à-peu au zèle et à la persévérance auxquels avaient été dus tant de réussites ; enfin, les boîtes de secours, bien qu'entretenues à grands frais ne présentèrent plus à beaucoup près la même utilité qu'auparavant.

Les accidens néanmoins, loin d'avoir diminué de nombre, avaient plutôt augmenté ; car dans les dix années de 1804 à 1813, le nombre des repêchés en rivière s'est élevé à . . . . 4094 individus.

Tandis qu'antérieurement dans une
pareille période de dix années, de 1762
à 1782 , on n'avait retiré de la Seine que   758
____

          Différence. . . . 3336 individus.

Ces mêmes accidens ne sont pas non plus devenus moins
fâcheux ; car sur 4094 individus retirés de l'eau depuis
1804 à 1813, 1417 seulement avaient conservé ou recouvré
la vie, c'est-à-dire, un peu plus du tiers ; tandis que de
1772 à 1782 sur 758 personnes, 567 avaient les mêmes
résultats, ce qui est à-peu-près dans la proportion de 2
à 3.

Le comte Réal, préfet de police en 1815, pendant les
cent jours, sentit d'autant plus la nécessité de remédier
à cet état de choses, que les cas de submersion devenaient
plus fréquens, et ce fut à cette époque que, sur la présen-
tation du conseil de salubrité et sur la recommandation
particulière de MM. *Cadet Gassicourt* et *Dupuytren* (1), il
me nomma membre de ce conseil, chargé spécialement
de la direction des secours aux noyés et asphyxiés, place
que j'ai continué de remplir, malgré les changemens politiques survenus depuis.

Il ne m'appartient pas d'apprécier quelques perfectionnemens que j'ai introduits dans le service des secours ; il
en a d'ailleurs été question dans les rapports annuels du
conseil de salubrité ; mais je suis forcé de dire, que pendant plusieurs années, mes efforts ont été contrariés par
plusieurs causes, parmi lesquelles l'ingratitude n'a pas été
une des moins actives. Toutefois, je m'arrête devant des

____

(1) Je conserve pour la mémoire de ces deux collègues la plus vive
reconnaissance. Je ne dois pas non plus oublier l'illustre Parmentier
qui, déja quelque temps avant, m'avait, sur son lit de mort, désigné
pour son successeur au conseil de salubrité.

détails pénibles , qui d'ailleurs n'offriraient aucun intérêt à mes lecteurs , pour arriver à l'état actuel des choses. (1)

Convaincu que le service des secours dans la capitale ne pouvait parvenir au degré de perfection desirable que par la formation d'une Société humaine ou d'humanité ; dont les bienfaits permettraient d'atteindre ce but, je présentai à M. Anglès, alors préfet de police, un projet d'organisation d'une semblable Société pour Paris, projet qu'il agréa, mais dont l'exécution fut ajournée par des circonstances indépendantes de ma volonté. Ce même projet fut soumis en 1829 à M. de Belleyme, qui l'accueillit avec empressement, et s'en serait déclaré le protecteur, si ce magistrat était resté préfet de police. La révolution de 1830, survenue un an après , les suites que cette commotion politique dut inévitablement exercer sur la société, l'épidémie meurtrière, qui en 1832, frappa la capitale , et exigea de grands sacrifices pécuniaires ; ces causes successives, m'empêchèrent de réaliser le plan que je vais exposer, et qui, je l'espère, ne tardera pas à recevoir son exécution ; il a été conçu, ainsi que je viens de le dire, pour la ville de Paris ; mais je crois utile de le faire connaître dans cet ouvrage, parce qu'il sera facile aux philanthropes, qui voudraient créer ailleurs de pareils établissemens, de le soumettre aux modifications administratives et autres, que chaque localité rendrait nécessaires. Je suis loin d'ailleurs de prétendre que, même pour Paris, il doive rester tel qu'il est, surtout sous le rapport de la partie administrative ; mais je l'expose tel que je l'ai conçu, avec le desir qu'il serve de base à quelque combinaison plus parfaite.

(1) Nos succès se sont évidemment accrus sous l'administration de M. Gisquet. Ainsi l'année deruière (1834), sur 139 submergés, chez lesquels les secours étaient admissibles, nous en avons sauvé 115.

Formation d'une Société humaine dans Paris.

I. Il sera formé dans Paris une Société, sous le titre **de**
Société humaine.

But principal de la Société.

II. Son but sera de prévenir la fréquence des accidens
qui arrivent par submersion et autres genres d'asphyxie ;
de donner de prompts et efficaces secours à ceux qui, par
une des causes qui viennent d'être indiquées, se trouveraient en danger de périr, ou que l'on soupçonnerait
d'être dans un état de mort apparente.

Conditions d'admission.

III. Tout habitant du département de la Seine, peut
devenir membre de cette Société, en s'engageant à verser
par an et par prénumération dans la caisse de ladite Société, un don qui ne pourra pas être moindre de 10 fr.

IV. Les dons provenant d'étrangers qui voudraient
contribuer aux bonnes œuvres de la Société, seront reçus
avec reconnaissance et seront mentionnés ainsi qu'il sera
dit dans l'article suivant.

V. Les noms des donateurs seront publiés chaque année.

Administration de la Société.

VI. La Société sera administrée par un conseil d'administration, lequel dirigera l'emploi des fonds, et statuera
sur les perfectionnemens qui pourront être proposés.

VII. Le conseil d'administration de la Société se composera :

1. D'un administrateur en chef, président de la Société ;

2. D'un vice-président ;

3. D'un secrétaire général ;

4. D'un secrétaire particulier ;

5. D'un trésorier ;

6. Du médecin directeur général des secours publics , membre du conseil de salubrité ;

7. De deux commissaires administrateurs pris parmi les membres de la Société ;

8. D'une commission prise dans le conseil de salubrité ;

9. Du chef de la deuxième division de la préfecture de police.

VIII. Le conseil d'administration s'assemblera tous les trois mois et pourra être convoqué extraordinairement lorsque le cas l'exigera.

IX. Le conseil d'administration nommera une commission permanente , prise dans son sein , et qui se réunira tous les quinze jours. Elle pourra être convoquée extraordinairement par le directeur des secours.

X. Les dons faits à la Société seront recueillis par des commissaires à nommer, à cet effet , lesquels les consigneront sur des registres particuliers à côté de la signature du donateur.

XI. Tous les ans on publiera à la suite du rapport général et de la liste des souscripteurs un compte de recette et de dépense.

Organisation du système des secours. (1)

XII. Ce système se divise en quatre parties , qui consistent :

1. A diminuer la fréquence des asphyxiés ;

2. A soustraire promptement aux causes qui les déterminent , les personnes qui s'y trouvent exposées ;

5. A combattre les effets de l'asphyxie ;

(1) Il est entendu que l'exécution des moyens qui vont être indiqués appartient à la police; mais la Société les proposera et contribuera aux frais qu'ils exigent.

4. A exciter le zèle et l'émulation de ceux qui donnent des secours.

Si l'asphyxie par submersion est la plus fréquente et la plus meurtrière, elle est aussi celle qui permet de lui opposer, plus facilement qu'aux autres asphyxies, des mesures directes pour la prévenir.

L'expérience a prouvé, que les accidens qui arrivent par submersion ne sont jamais plus nombreux que dans la saison des bains, où une foule de jeunes gens et d'enfans se hasardent imprudemment dans les endroits les moins sûrs de la rivière, où ils périssent par impéritie dans l'art de nager ou par d'autres accidens qui résultent d'un défaut de précautions.

XIII. Un des travaux les plus utiles de la Société sera donc d'établir sur plusieurs points de la rivière, dans l'intérieur de Paris, des tentes flottantes entourées de filets, et qui seront destinées aux bains de rivières gratuits.

XIV. Chaque tente aura ses surveillans, qui, en cas d'accidens, seront prêts à administrer des secours.

XV. Outre ces bains sous des tentes flottantes, on désignera chaque année, de concert avec l'inspecteur général de la navigation, aux deux extrémités de la rivière, c'est-à-dire du côté du Jardin-du-Roi et du côté des Invalides, des endroits dont on connaîtra la profondeur, et dont on limitera l'étendue, ainsi qu'on l'a déjà fait pour les abreuvoirs.

XVI. On obligera ceux qui voudraient se baigner en pleine rivière, de se rendre à l'un ou l'autre de ces endroits.

XVII. Les nageurs, qui pour s'exercer, voudraient suivre ou remonter le courant, se conformeront à l'article VIII de l'ancienne ordonnance.

XVIII. On indiquera par des affiches, et chaque jour au son d'une cloche, l'heure à laquelle il sera permis de se baigner et celle où les baigneurs devront se retirer. Dans aucun cas on ne permettra que les bains se prolongent jusqu'à la nuit tombante.

XIX. On affichera sur un poteau planté sur la rive de chaque endroit destiné aux bains, une instruction sanitaire qui exposera les précautions principales à prendre par les baigneurs, afin d'éviter tout ce qui pourrait compromettre leur santé et leur vie.

XX. On plantera, en outre, dans tout le ressort de la préfecture de police, sur les points de la rive les plus voisins des endroits dangereux, des poteaux qui feront connaître ces endroits, ou bien, on les indiquera par des bouées. Cette opération se renouvellera chaque année sous la direction de l'inspecteur général de la navigation.

XXI. On entretiendra aussi sur les points des bains découverts, sur chacune des deux rives opposées, un bateau muni d'instrumens nécessaires, qui sera confié à des bateliers intelligens et bons nageurs, auxquels on enjoindra d'être toujours prêts à venir au secours des personnes en danger.

XXII. Des boîtes de secours se trouveront dans le voisinage des bains couverts et découverts.

Par ces dispositions, on procurera aux classes les moins fortunées la facilité de se baigner sans frais, sans danger et sans une grande perte de temps. On sera en outre pleinement autorisé à exécuter avec rigueur les articles des ordonnances de police qui défendent de se baigner en pleine rivière, et l'on ne verra plus dans l'intérieur de Paris, cette foule de baigneurs dont la nudité et les postures indécentes blessent les bonnes mœurs.

XXIII. La police, aidée des secours que la Société humaine lui fournira, pourra employer des personnes chargées de la surveillance spéciale des deux rives, et prévenir ainsi diverses autres causes de submersion, telles que la navigation sur des planches ou sur des bottes de jonc, la pêche à la ligne exercée par des enfans sur les bords des bateaux, les accidens, qui par imprudence, ont lieu dans les abreuvoirs, sur la glace, etc.

XXIV. La Société humaine exercera aussi son action sur tout ce qui tend à prévenir les autres genres d'asphyxies. Ainsi ses bienfaits seront employés à perfectionner les moyens de purifier l'air des fosses d'aisance, des souterrains et autres lieux semblables ; à propager par des instructions populaires la connaissance des dangers qui résultent de la combustion du charbon, de la braise, de la fermentation, etc.

Moyens de soustraire promptement aux causes asphyxiantes les personnes qui s'y trouvent exposées.

XXV. Les moyens de soustraire promptement aux causes asphyxiantes les personnes qui en sont menacées, consisteront :

1. Dans l'établissement de bateaux de secours perfectionnés, disposés à des distances convenables sur les deux rives de la Seine ; d'un nombre suffisant de bateaux à glace, pour les endroits fréquentés par les patineurs ;

2. Dans l'acquisition de divers appareils et ustensiles propres à repêcher promptement les submergés, à retirer des milieux méphitisés les individus qui s'y trouvent plongés, sans les blesser et sans exposer les jours de ceux qui vont à leur secours ;

3. Dans la formation d'un corps de mariniers secouristes chargés de la garde et de la conduite des bateaux de surveillance et des autres objets de sauvetage.

Moyens de combattre les asphyxies.

Les moyens de combattre les effets des asphyxies se composent des secours médicaux proprement dits.

XXVI. La Société établira sur les deux rives de la Seine (1), des pavillons de secours, habités par un surveillant secouriste et par une femme. Ces pavillons contiendront tout ce qui est nécessaire au service médical des secours. (2)

XXVII. Il sera établi un corps de secouristes des deux sexes, spécialement chargé du service des secours. (3)

XXVIII. Outre ce corps de secouristes, deux médecins par chaque quartier de la ville seront nommés pour assister et diriger les secouristes ; ils rédigeront le rapport médical sur chaque cas de secours, quel qu'en soit le résultat.

XXIX. Chaque rapport sera remis par le médecin qui aura assisté aux secours, au commissaire de police du quartier, qui le fera parvenir à la préfecture de police, laquelle en transmettra une copie à la Société.

XXX. Les places de médecins secouristes seront remplies gratuitement jusqu'à ce que les fonds de la Société permettent de les rétribuer par des jetons de présence, ou de toute autre manière.

(1) A l'époque où ce projet a été rédigé, le canal Saint-Martin n'existait pas encore. Il est bien entendu qu'aujourd'hui les mesures qui s'appliquent aux rives de la Seine, sont également applicables aux bords du canal.

(2) L'établissement de ces pavillons sera l'institution la plus utile et la plus belle dont pourra s'honorer la Société ; mais elle sera aussi la plus dispendieuse. Cependant, avec le temps, on pourra arriver au but, en supposant que les fonds de la Société ne permettent pas de les construire à-la-fois partout où ils seront nécessaires.

(3) J'ai expliqué, pag. 71, la raison qui fait desirer que des femmes administrent dans certains cas les secours.

XXXI. Les médecins de la Société humaine se réuniront une fois par mois, sous la présidence du directeur des secours, afin que chacun puisse communiquer ses idées et ses observations relatives au service des secours. Il sera dressé un procès-verbal de chaque séance par le secrétaire qu'ils auront choisi.

XXXII. Il sera établi sur un ou deux points de la rivière, ainsi qu'à la Morgue, une école pratique de secours.

XXXIII. Le directeur des secours sera autorisé à entreprendre les expériences qu'il croira nécessaires au perfectionnement des secours.

XXXIV. Chaque année, il sera fait une révision de l'instruction populaire sur la manière d'administrer les secours, afin d'y introduire les modifications que l'expérience aura pu rendre nécessaires.

Moyens d'exciter le zèle et l'émulation des personnes chargées du service des secours.

XXXV. Tout individu étranger au service des secours aura droit aux récompenses de la Société, lorsqu'il les aura méritées.

XXXVI. Outre les récompenses accordées par les ordonnances de police à ceux qui repêchent des noyés, la Société en décernera de spéciales, lorsqu'un secouriste étranger ou non au service des secours aura fait preuve d'un zèle ou d'un dévoûment remarquables.

XXXVII. Les secouristes chargés des soins médicaux seront récompensés ainsi qu'il suit :

Il leur sera alloué pour un asphyxié rappelé à la vie, après 1/4 d'heure jusqu'à 1/2 heure de tentatives 5 fr.

1/2	1	7 fr. 5o c.
1	1 1/2	10
1 1/2	2	20

2	2 1/2	50
2 1/2	3	50
3	3 1/2	60
3 1/2	4	80
4	4 1/2	120
4 1/2	5	200
5	5 1/2	300
5 1/2	6	400

XXXVIII. Dans le cas où l'asphyxié n'aurait pas été rappelé à la vie, la récompense sera toujours de 4 fr. , mais sous la condition que les secours auront été continués pendant six heures.

XXXIX. La Société tiendra tous les ans une séance publique, dans laquelle le directeur des secours rendra compte des travaux de la Société et des succès obtenus. Il désignera les individus qui, s'étant distingués par leur zèle ou leur dévoûment, se seront rendus dignes des récompenses spéciales.

XL. Ces récompenses consisteront en mentions honorables, en récompenses pécuniaires et en médailles.

XLI. Les noms des individus récompensés seront proclamés, et la liste de ces noms sera présentée au roi, affichée dans chaque quartier et imprimée en outre à la suite du rapport général que la Société publiera chaque année.

XLII. Si l'état prospère de la Société lui permettait un jour d'agrandir la sphère de sa bienfaisance, elle consacrerait une partie de ses capitaux à secourir aussi les blessés, à soulager les familles des asphyxiés, qui n'auraient pas été rappelés à la vie, à rechercher et à favoriser les moyens de diminuer le penchant au suicide, enfin à beaucoup d'autres actes de haute philanthropie dont les occasions ne manquent pas de se présenter.

.FIN.

TABLE DES MATIÈRES.

PREMIÈRE PARTIE.—CHAPITRE PREMIER.

DES MOYENS DE PRÉVENIR LE DANGER D'ÊTRE ASPHYXIÉ ET DE RETIRER PROMPTEMENT DU MILIEU ASPHYXIANT LES PERSONNES QUI S'Y TROUVENT PLONGÉES.

Moyens de prévenir l'asphyxie par submersion...............pag. 1

Moyens relatifs aux autres genres d'asphyxie.

Asphyxie par les gaz des fosses d'aisances, des puits, des citernes, des égouts, etc... 4
    Précautions diverses.. 5
    Ventilation.. 7
    Appareil de *Wuellig*...................................... 8
    Ordonnance de police relative au curage des puits, à la vidange des fosses, etc...................................... 13
Asphyxie par le gaz acide carbonique.......................... 15
    Instructions données par le conseil de salubrité sur les dangers auxquels exposent les vapeurs de la braise......... 16
Asphyxie par la foudre.. 19
Asphyxie par le froid... 21

Des moyens de retirer promptement d'un milieu méphitique ceux qui s'y trouvent plongés.

    De divers appareils inventés à cet effet................... 22
    Appareil *Paulin* pour résister aux gaz délétères.......... 24

Des moyens de tirer les submergés promptement de l'eau.

    Bateaux de sauvetage....................................... 31
Recherches des corps sous l'eau............................... 34
    Explorateur et pinces de *Braasch*......................... ibid.
    Croc boutonné en usage à Hambourg.......................... 37
    Drague de *Miller*... 38
    Corde missive et sangle de sûreté du même.................. 44
    Corde à sangle du même..................................... 45
    Scaphandres.. 47

Scaphandre de *Luedgendorf* .... pag. 48
Scaphandre de *Rouan* .... ibid.
Chicus de Terre-Neuve 49
Extraction des noyés tombés sous la glace 50
Bateau à glace ou bateau-traîneau de *Ritzler* 52
Traîneau de *Larsen* 56
Traîneau de *Brizé-Fradin* 58

Du transport des noyés aux lieux où ils doivent recevoir les secours médicaux, et de l'organisation de ces lieux.

L'asphyxié doit-il être transporté du lieu de l'accident au lieu où se trouve l'appareil de secours, ou faut-il porter ce dernier au lieu où est l'asphyxié? 59
Brancard pliant 62
Panier en usage à Hambourg pour le transport des noyés 66
Civière pour le transport des corps putréfiés 67
Faut-il, ou ne faut-il pas déshabiller les corps des asphyxiés avant de les transporter? 68
De l'organisation du lieu où les secours médicaux devront être administrés 69
Des secours à donner aux naufragés en mer 72
Projet de M. *Castéra* 73
Moyens de sauvetage à mettre en usage par ou sur le bâtiment même 77
Moyens de secours qui doivent arriver des côtes 81
Conditions d'un bateau de sauvetage .... ibid.
Bateau de *J. Barber* 82
Bateau de *Palmer* et expériences faites avec lui à Boulogne-sur-Mer .... ibid.
Description de ce bateau 92

DEUXIÈME PARTIE.

DES SECOURS MÉDICAUX.

Considérations générales 103

CHAPITRE II.

Du rétablissement de la respiration 107

Des moyens ou appareils inventés à cet effet.

Insufflation de bouche à bouche .... ibid.
Canule à air de *Pia* 108
Sondes laryngiennes 109
Tube laryngien de *Chaussier* 112
Tube du docteur *Albert* 113

Appareil du docteur *Leroy* (d'Etioles) pour faciliter l'introduction de la canule dans la trachée-artère .... pag. 114
Tube de *Desgranges* et de *J. Curry* 115
De la trachéotomie 116
Soufflet de *Gorcy* 117
Soufflets de *J. Hunter*, de *Confiliachi* et de *Rudtorffer* 120
Pompe de *Goodwyn* et de *Nooth* 121
Pompe de *Van Marum* 124
Ancienne pompe de *Meunier* 126
Pompe de *Kopp* 131
Nouvelle pompe de *Meunier* 134
Pompe de *Dacheux* 140
Pompe de l'auteur 141
Remarque sur la conservation des instrumens à piston 144
De l'aspiration et de l'insufflation considérées sous le rapport physiologique et thérapeutique 145
Examen de la question si l'eau pénètre dans la trachée-artère et les poumons des noyés 146
Recherches de *Viborg* 147
Recherches d'*Albert* .... ibid.
Recherches de *Scheel* 153
Recherches de M. *Piorry* .... ibid.
Fait concluant 154
Observations faites à Hambourg établissant deux formes d'asphyxie par submersion 156
Conséquences à tirer de ces faits relativement à l'aspiration et à l'insufflation d'air 160
Examen de l'insufflation 163
Opinion de M. *J. Fontenelle* .... ibid.
Recherches et opinion de M. *Leroy* (d'Étioles) 165
Rapport fait à l'académie des Sciences sur le mémoire de M. *Leroy* .... ibid.
Réponse aux reproches faits à l'administration des secours dans Paris 174
Expériences faites par M. *Albert* sur l'insufflation et l'aspiration et leurs résultats 180
Résultats des expériences faites par M. *Piorry* 196
Expériences de l'auteur .... ibid.
Conclusions 220

De divers autres moyens de rétablir la respiration.

Emploi du gaz oxygène 224
Faire exécuter au thorax et à l'abdomen les mouvemens qui ont lieu pendant la respiration 227
Bandage pour produire cet effet, adopté par la Société humaine de Londres 229
Galvanisme et électricité 230
Électroponcture 231

CHAPITRE III.

DU RÉTABLISSEMENT DE LA CIRCULATION.

De la saignée générale................................pag. 233
De la saignée capillaire par des sangsues ventousées..... 240
De la saignée capillaire par le bdellomètre.............. 241
Transfusion du sang..................................... 242
Infusion dans les veines................................ 246

CHAPITRE IV.

DU RÉTABLISSEMENT DE LA CHALEUR.

Considérations générales................................ 249
Vessies... 251
Fers à repasser... ibid.
Bassinoire.. 252
Appareil de *Chaussier*................................. 253
Appareil à réchauffer, de la ville de Hambourg.......... 254
Cuirasses creuses....................................... 256
Du degré de chaleur libre à employer.................... 257
Exemples de l'utilité de l'application de la chaleur libre et
  des frictions.. 259

CHAPITRE V.

DES STIMULANS QUI TENDENT A RÉVEILLER L'ACTION NERVEUSE.

*Des stimulans qui tendent à réveiller l'irritabilité
et la sensibilité de la surface du corps.*

Frictions sèches.. 270
Frictions avec des substances stimulantes............... 272
Frictions ammoniacées et spiritueuses................... 273
Urtication, flagellation................................ 274
Ustion.. ibid.
Ventouses... 276
Errhins stimulans, et particulièrement de l'ammoniaque... 277
*Des stimulans tendant à rétablir la sensibilité et l'irritabilité de
l'estomac.*... 281
Sonde œsophagienne et injection de substances liquides
  médicamenteuses...................................... 282
Vomitifs.. 284
Chatouillement du pharynx avec la barbe d'une plume..... 287
Observations faites à Hambourg sur le chatouillement du
  pharynx et les vomitifs.............................. ibid.

*Des stimulans tendant à rétablir l'irritabilité et la
sensibilité des intestins.*

Lavemens de fumée de tabac.............................. 292

Observations faites en Hollande sur l'insufflation d'air ou de fumée de tabac dans les intestins. 296
Opinion de *Portal* et de *Colmann*. 298
Opinion de *Foderé* .... ibid.
Enquête du docteur *Hawes* 309
Extrait des transactions du docteur *Coppen* sur les fumigations 311
Lettre du docteur *Josua Dixon* au docteur *Hawes* 313
Extrait d'une lettre du chirurgien *Scherwen* au docteur *Hawes*. 315
Le chirurgien *Baumont* au docteur *Hawes* 317
Le chirurgien *Sanders* au docteur *Hawes* 318
Lettre du chirurgien *Copland* au docteur *Hawes*. 321
Résultat des cas nombreux de secours efficaces administrés par M. *Church*, l'un des médecins de la Société humaine à Islington. 323
Réflexions du docteur *Hawes* 324
Opinion de docteur *Scherf* 326
Réflexions sur l'opinion de *Scherf* 343
Opinion du docteur *Lestrohan*. 346
Réflexions sur l'opinion du docteur *Lestrohan* 349
Observations extraites de l'ouvrage de *Pia*, concernant l'action des fumigations de tabac.
Observation faite à Nantes 351
Exemple de l'utilité de la fumigation dans deux cas d'asphyxie par le gaz acide carbonique 352
Exemple de l'utilité de l'insufflation d'air dans le rectum... 353
Observation faite à Paris sur l'utilité de la fumigation dans un cas de submersion 354
Observations faites à Lyon 355
Raison qui, selon Pia, a fait négliger les fumigations 358
Opinions de la Société de Hambourg et de la Société humaine de Londres. 359
Conclusions à tirer des raisonnemens et des faits qui précèdent. 360
Description de l'appareil fumigatoire. 364
De l'électricité et du galvanisme 365
Du magnétisme animal. 378

CHAPITRE VI.

DE QUELQUES MOYENS SPÉCIAUX APPLICABLES A CERTAINS GENRES D'ASPHYXIE.

Considérations générales 381
De l'emploi des affusions d'eau froide contre l'asphyxie par des gaz irrespirables et notamment par le gaz acide carbonique 382
Premier emploi des affusions, fait par *Harmant* à Nancy.. 384
Manière d'employer la méthode d'*Harmant* 395
Considérations sur plusieurs points du traitement d'Harmant. 399

Des affusions froides contre les asphyxies produites par pag.
d'autres gaz irrespirables •••••••••••••••••••••••••••••••••• 404
Affusions et lotions chlorurées dans l'asphyxie par le mé-
phitisme des fosses d'aisance•••••••••••••••••••••••••••••• ibid.
Boissons vinaigrées ou acidulées.•••••••••••••••••••••••••• 405
Vomitifs.•• 406
De la complication de l'asphyxie par méphitisme avec l'as-
phyxie par submersion•••••••••••••••••••••••••••••••••••• ibid.
Asphyxie par la foudre•••••••••••••••••••••••••••••••••••• 408
Electricité•• ibid.
Urtication, bains de terre•••••••••••••••••••••••••••••••••• 409
Asphyxie par le froid•••••••••••••••••••••••••••••••••••••• 415
Précautions à prendre pour rétablir la chaleur••••••••••••• 416
Asphyxie des nouveau-nés.•••••••••••••••••••••••••••••••• 419
Distinguer l'apoplexie des nouveau-nés d'avec l'asphyxie•• ibid.
Traitement.••• 421

CHAPITRE VII.

DE L'ORDRE DANS LEQUEL LES SECOURS DEVRONT ÊTRE ADMINISTRÉS.

Considérations générales •••••••••••••••••••••••••••••••••• 426
De l'ordre d'emploi des secours médicaux contre l'asphyxie
par submersion. •• 430
De l'ordre des secours contre l'asphyxie par le gaz acide
carbonique.•• 436
De l'ordre des secours contre l'asphyxie par le gaz des
fosses d'aisance, des égouts, etc•••••••••••••••••••••••••• 437
De l'ordre des secours contre l'asphyxie par congélation•• 438
De l'ordre des secours contre l'asphyxie par la foudre•••• 439
De l'ordre des secours contre l'asphyxie par strangulation
ou par suspension•• 440
De l'ordre des secours contre l'asphyxie des nouveau-nés•• 441

CHAPITRE VIII.

DES CHANCES DE SUCCÈS ET DES CAUSES QUI INFLUENT SUR ELLES.

Considérations générales.•••••••••••••••••••••••••••••••••• 442
Causes : un trop long séjour du submergé sous l'eau•••••• 443
Le noyé n'est pas mort précisément par submersion, mais
il a perdu la vie par d'autres causes mortelles, comme
l'apoplexie, une syncope mortelle, une paralysie subite d'organes essentiels à la vie, une commotion cérébrale, ou une violence qui a agi sur l'estomac•••••••••• 445
Les secours sont administrés, trop tard ou sont mal administrés •• 447
Les secours ne sont pas administrés avec assez de persévérance.••• 448
Rareté des succès dans certaines localités•••••••••••••••• 449
Rapport adressé par la faculté de Bâle au sénat de cette
ville, sur les causes de la rareté des succès qu'y obtiennent les secours administrés aux noyés••••••••••••••••••• 450

Considérations sur les chances des secours dans d'autres pag.
asphyxies. 454
Proposition d'un moyen tendant à faire avancer la science,
en ce qui concerne l'étude des chances de salut dans l'asphyxie et le choix des moyens à employer............. 456

TROISIÈME PARTIE.

CHAPITRE IX.

DES INSTRUCTIONS A PUBLIER SUR LES MOYENS DE SAUVER LES NOYÉS ET ASPHYXIÉS.

Considérations sur la manière de les rédiger............. 459
Nouvelle instruction sur les secours à donner aux noyés et
asphyxiés, lue, discutée et approuvée par le conseil de
salubrité, dans sa séance extraordinaire du 30 avril 1835. 461
Remarques générales...................................... ibid.
Asphyxiés par submersion.
Règles à suivre par ceux qui repêchent un noyé.......... 462
Des soins à donner lorsque le noyé est arrivé au dépôt des
secours médicaux.. 463
Asphyxiés par les gaz méphitiques....................... 469
Asphyxiés par la foudre................................. 471
Asphyxiés par le froid.................................. 472
Asphyxiés par strangulation ou suspension.............. 474
Asphyxiés par la chaleur................................ 476
Détail des objets contenus dans les boîtes ou armoires de
secours suivant l'ordre dans lequel on les emploie or-
dinairement. 477
Divers autres moyens à ajouter......................... 478

QUATRIÈME PARTIE.

CHAPITRE X.

DE L'ORGANISATION DES SOCIÉTÉS DE SECOURS EN FAVEUR DES NOYÉS ET ASPHYXIÉS.

Coup-d'œil historique sur la formation de ces Sociétés..... 481
Premiers efforts en France............................... ibid.
Établissement de la Société d'Amsterdam en faveur des
noyés.. 482
Établissement de la Société de Hambourg en faveur des
noyés 483
Établissement de la Société humaine de Londres 484
Établissement de secours dans Paris.................... 485
Formation d'une Société humaine dans Paris............. 489
But principal de la Société............................ ibid
Conditions d'admission................................. ibid

Administration de la Société .... pag. 489.
Organisation du système des secours 490
Moyens de soustraire promptement aux causes asphyxiantes,
    les personnes qui s'y trouvent exposées 467
Moyens de combattre les asphyxies. 494
Moyens d'exciter le zèle et l'émulation des personnes char-
    gées du service des secours 495

FIN DE LA TABLE.

FAUTES A CORRIGER.

Depuis la page 4 jusqu'à la page 24, méphytisme, méphytisés, méphytique, lisez, méphitisme, méphitisés, méphitique.

Page   65, ligne   6; au côté des pieds, lisez, du coté des pieds.
—   124,   —   16; de l'ouverture latérale e, lisez, l'ouverture
                    latérale a.
—   125,   —   13; fig. cc, lisez, fig. 28, ec.
—   132,   —   12; en grandeur naturelle, lisez, en demi-gran-
                    deur naturelle.
—   231,   —   12 et 13; électropuncture, lisez, électroponcture.
—   406,   —   22; méphytisme, lisez, méphitisme.
—   407,   —   1; méphytisme; ligne 11; méphytique; lisez,
                    méphitisme, méphitique.

Fig. 1re

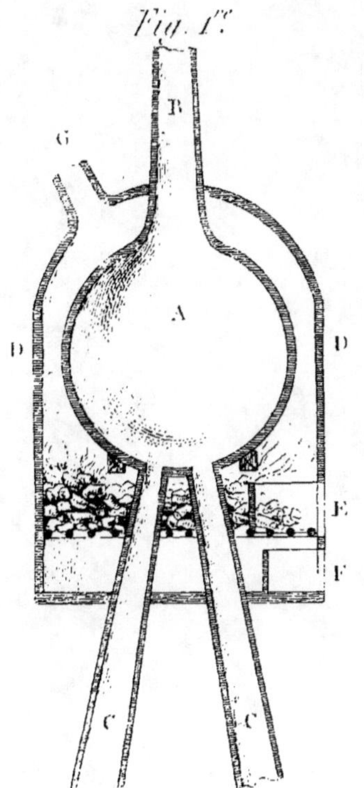

Fig. 2.

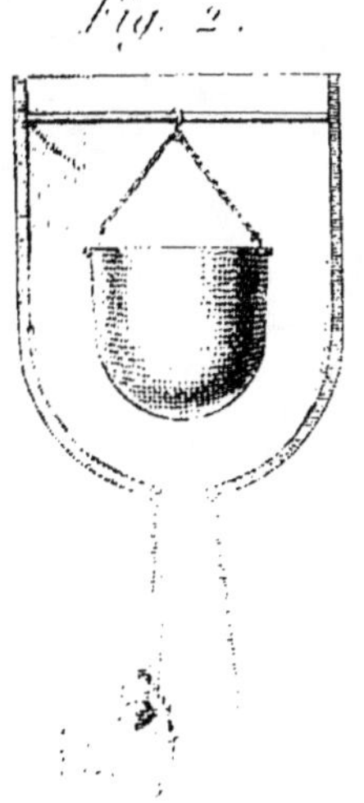

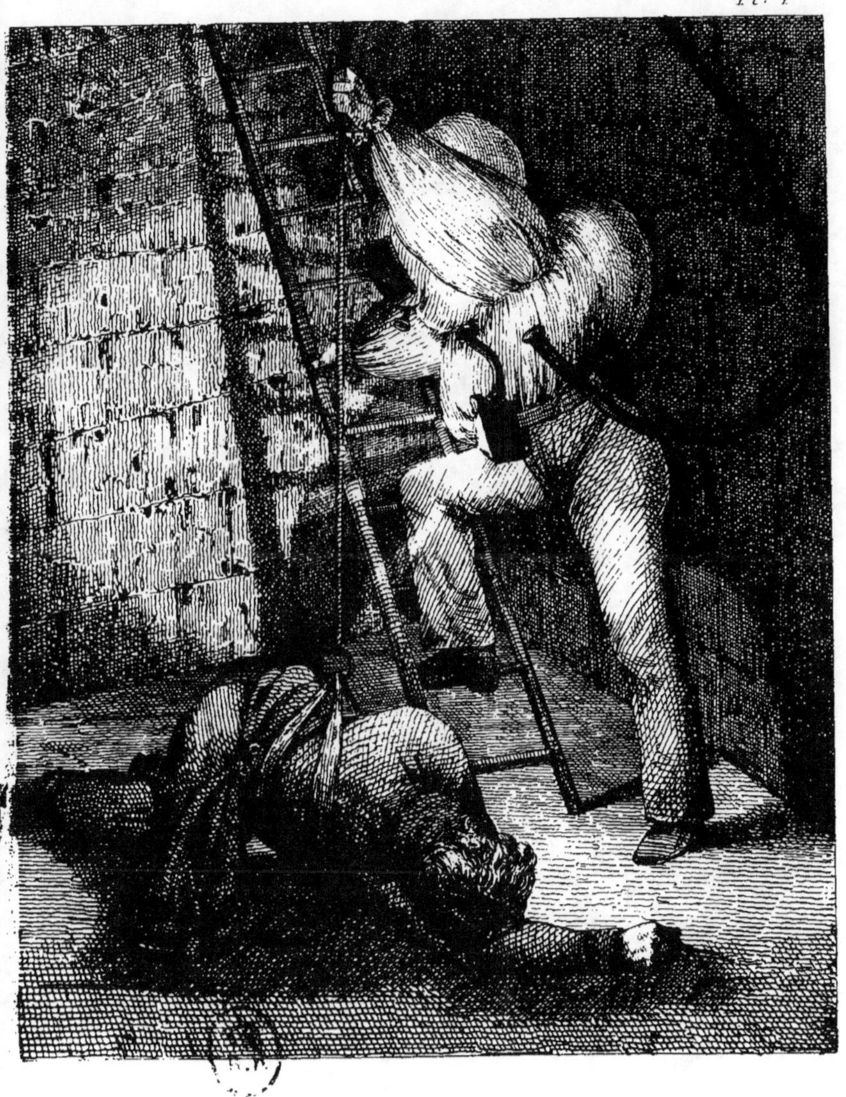

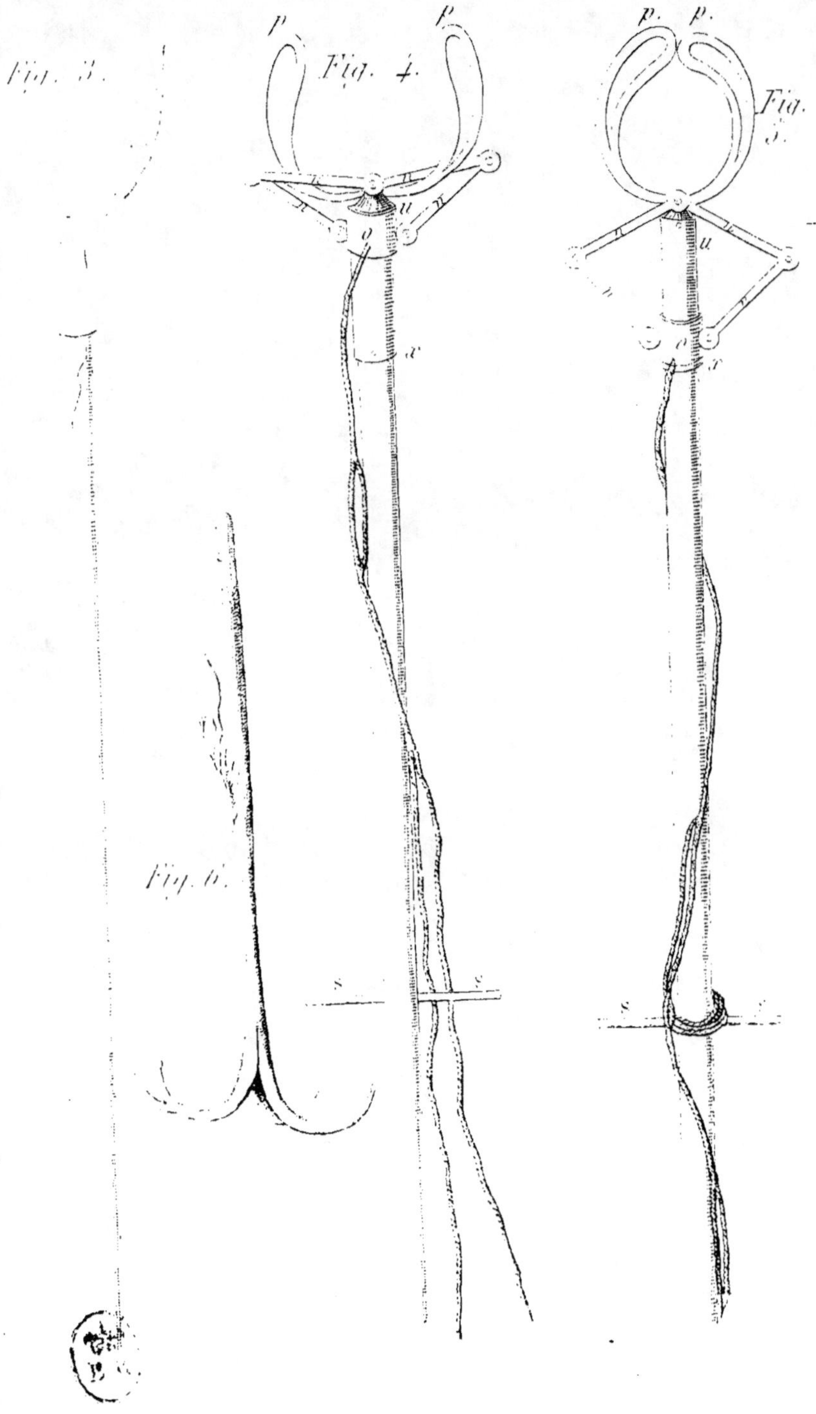
Fig. 3.
Fig. 4.
Fig. 5.
Fig. 6.
P P P P
u u
s s s s

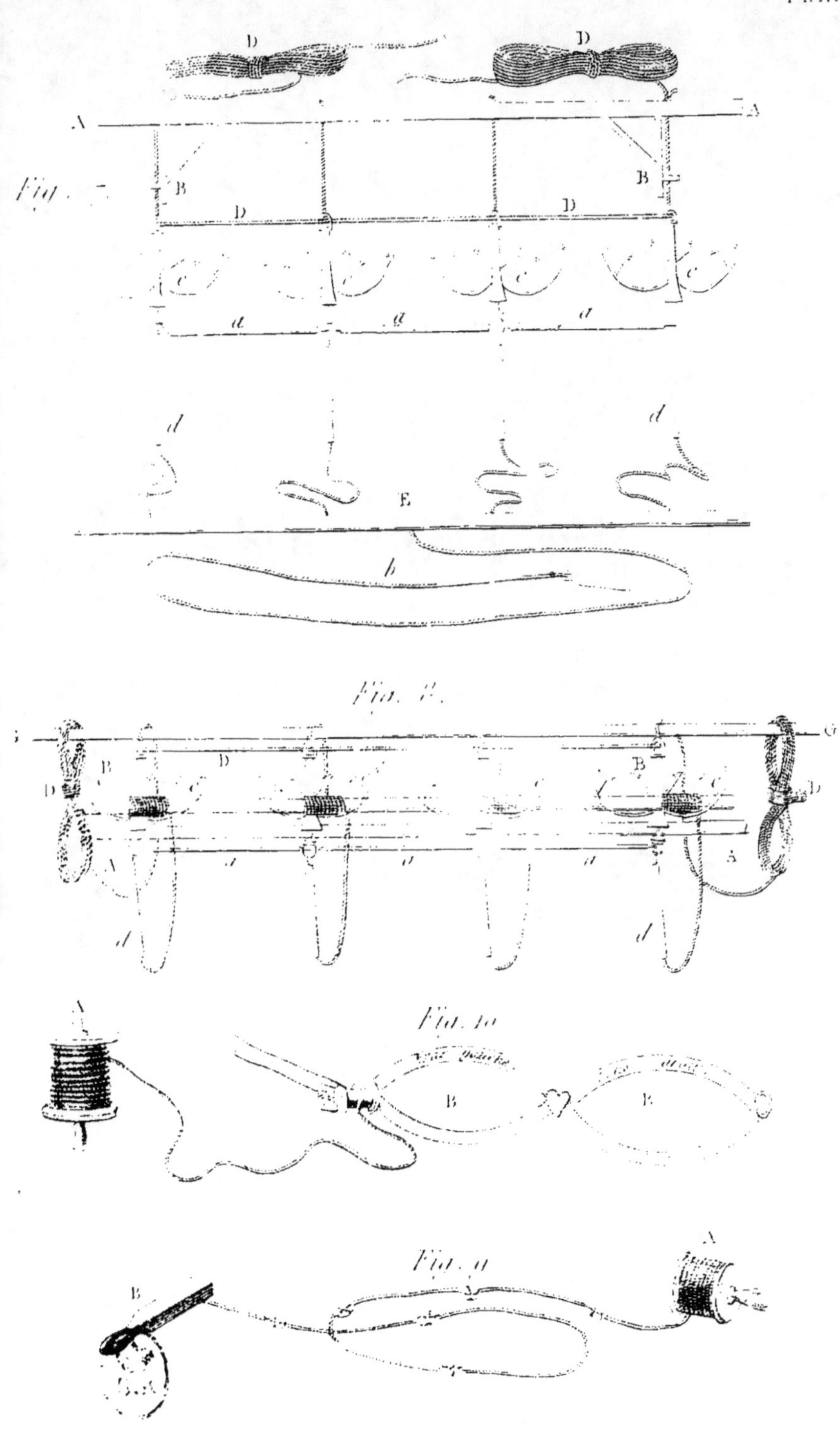
Fig. 7.
Fig. 8.
Fig. 10.
Fig. 11.

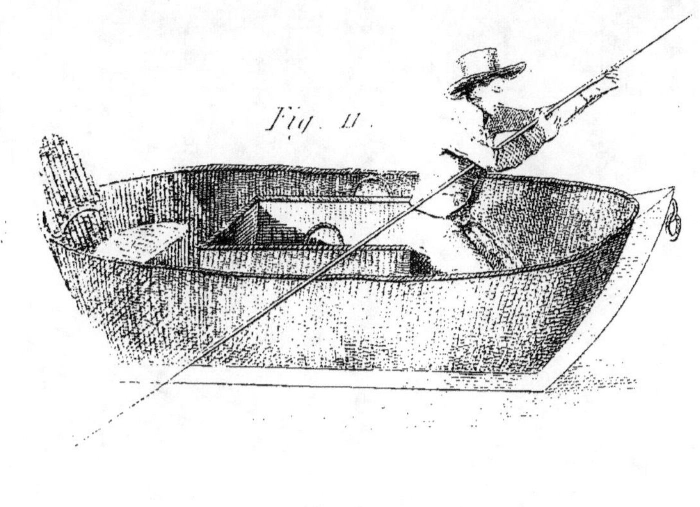

Fig. 11.

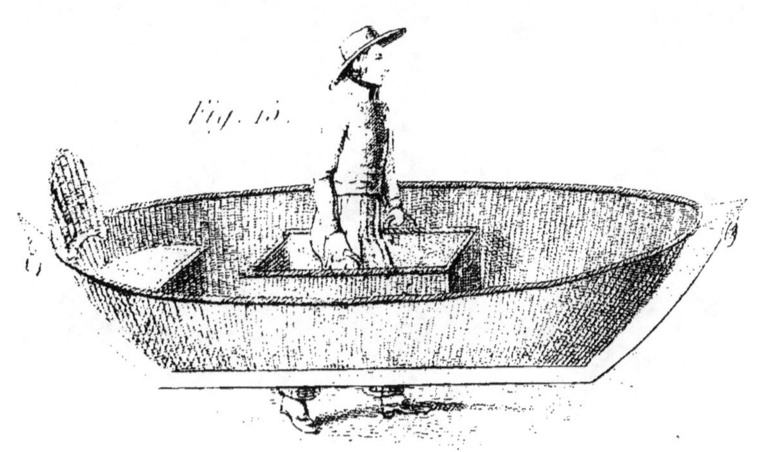

Fig. 12.

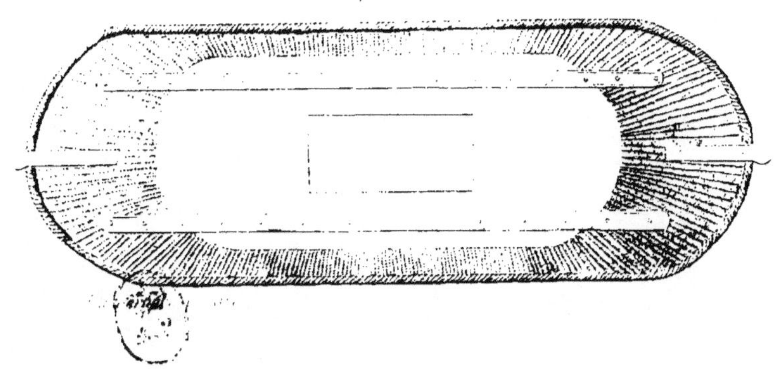

Fig. 13.

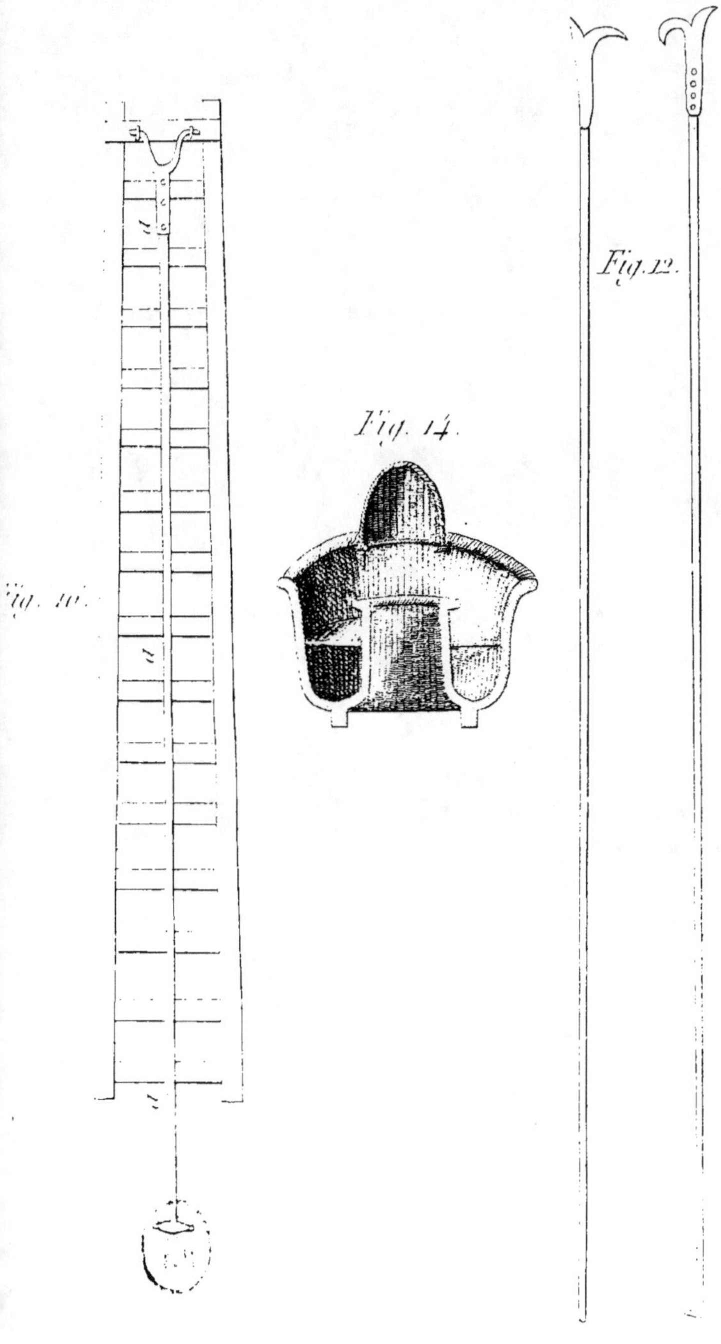

Fig. 10.

Fig. 14.

Fig. 12.

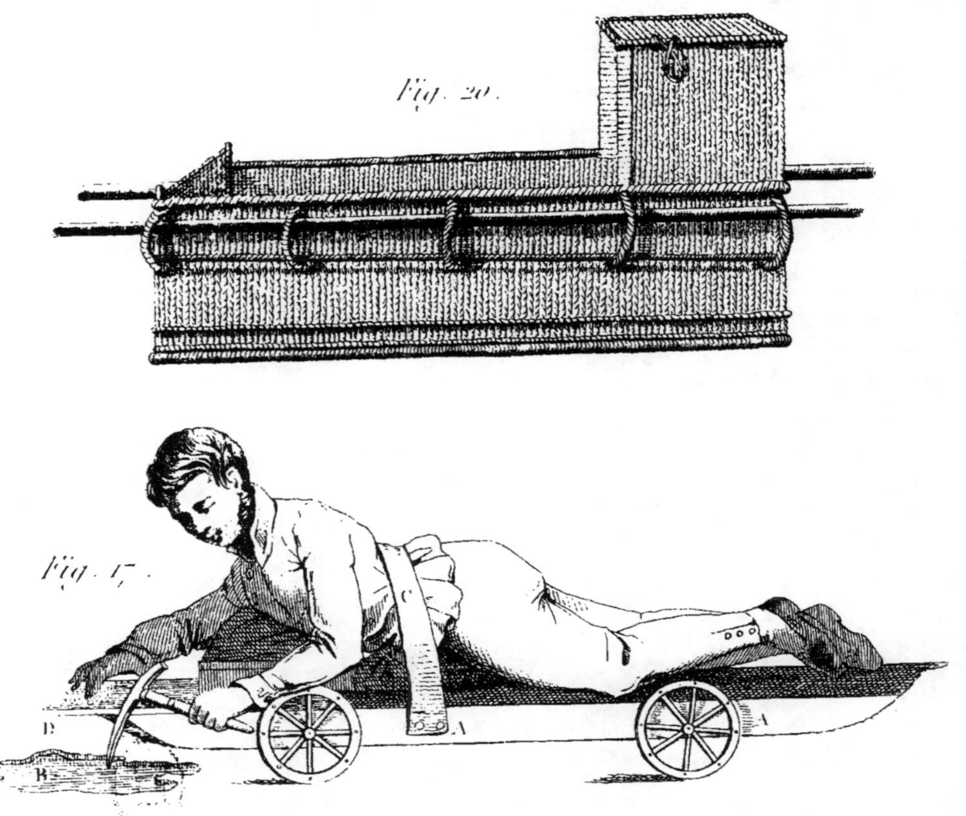

Fig. 20.
Fig. 17.

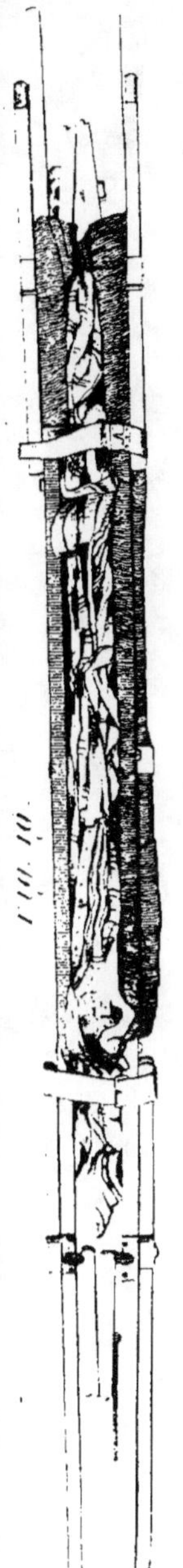

Fig. 19.

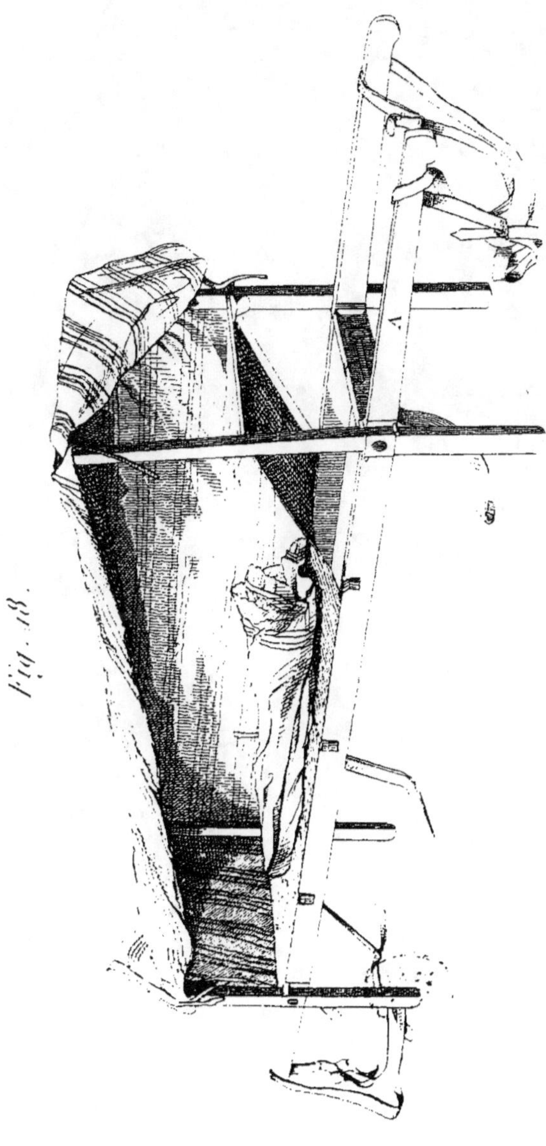

Fig. 18.

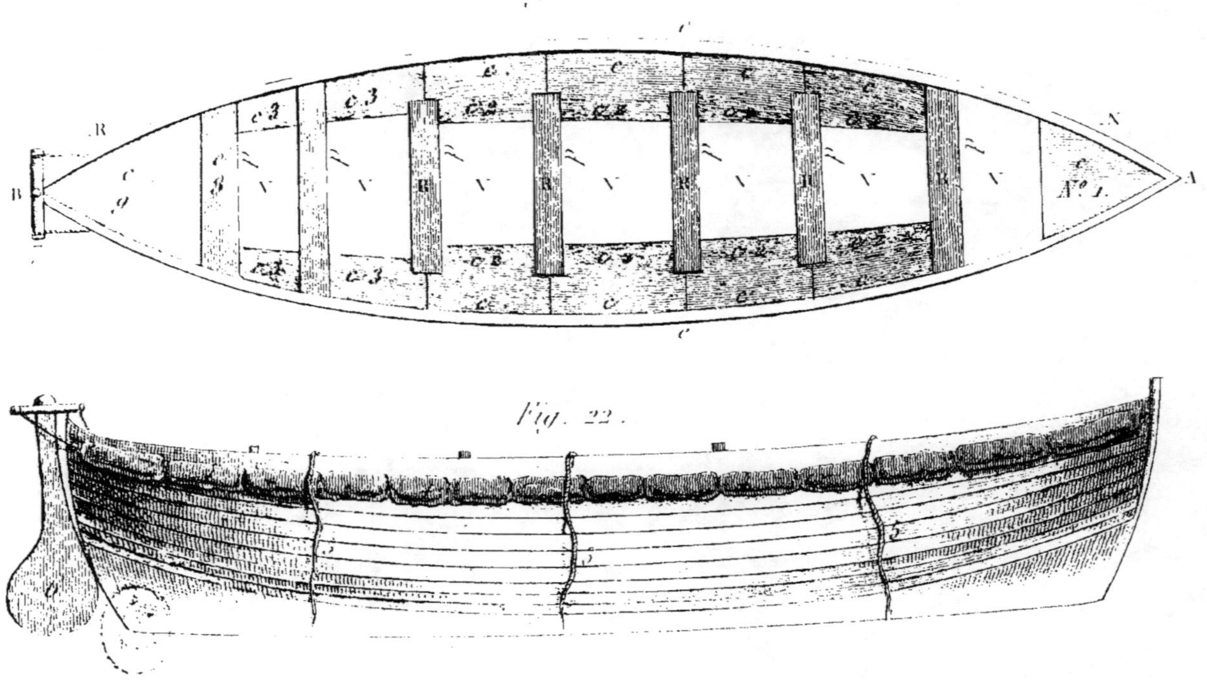

Fig. 21.

Fig. 22.

Fig. 23.

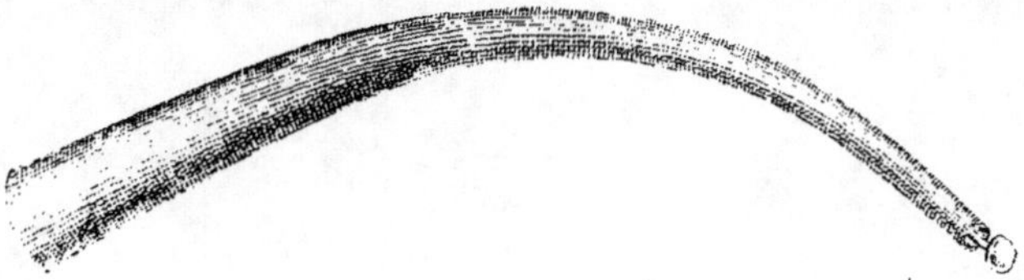

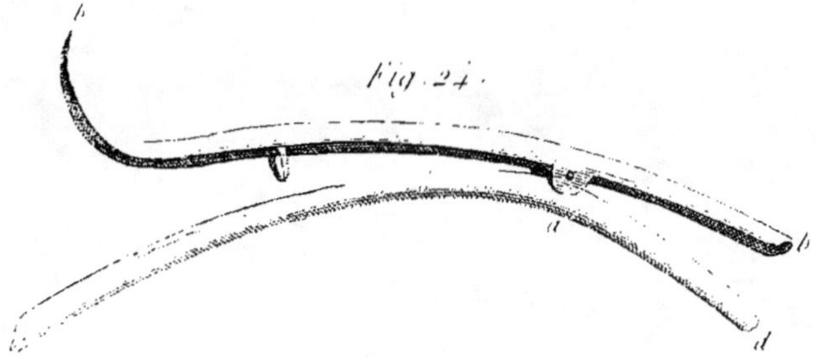

Fig. 24.

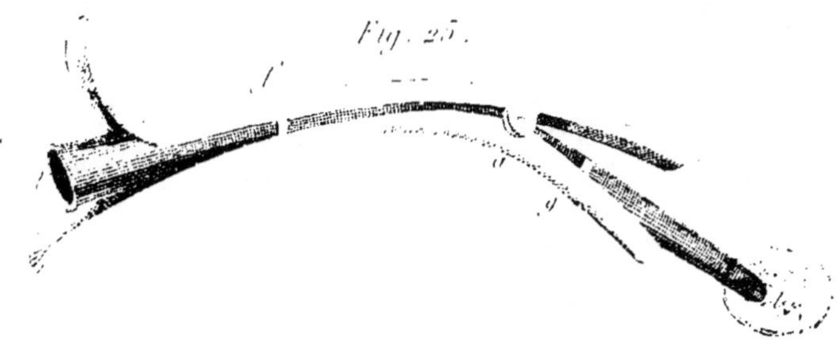

Fig. 25.

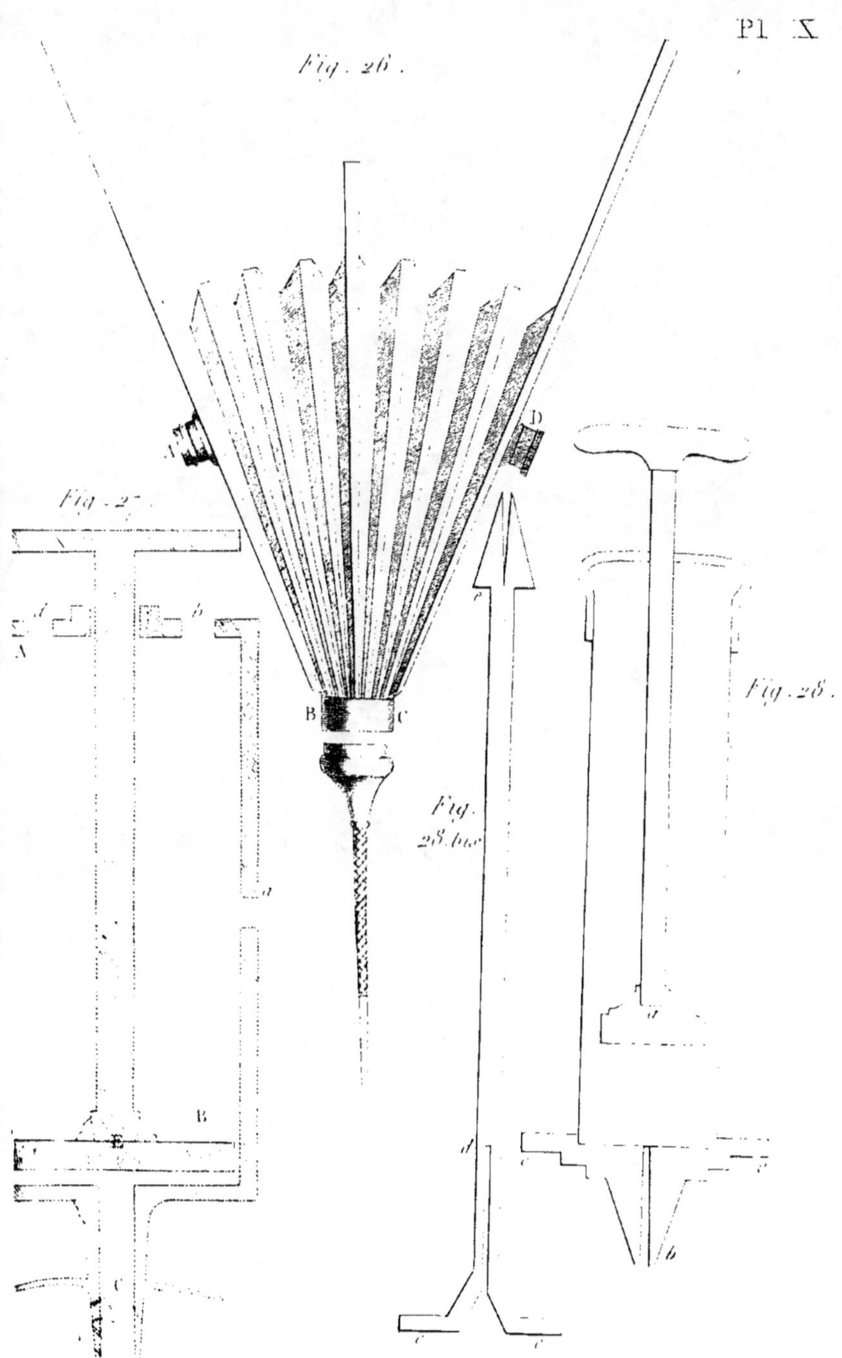

Fig. 26.
Fig. 27.
Fig. 28.
Fig. 28 bis.
A
B C
D
E
Pantographe-Gavard.

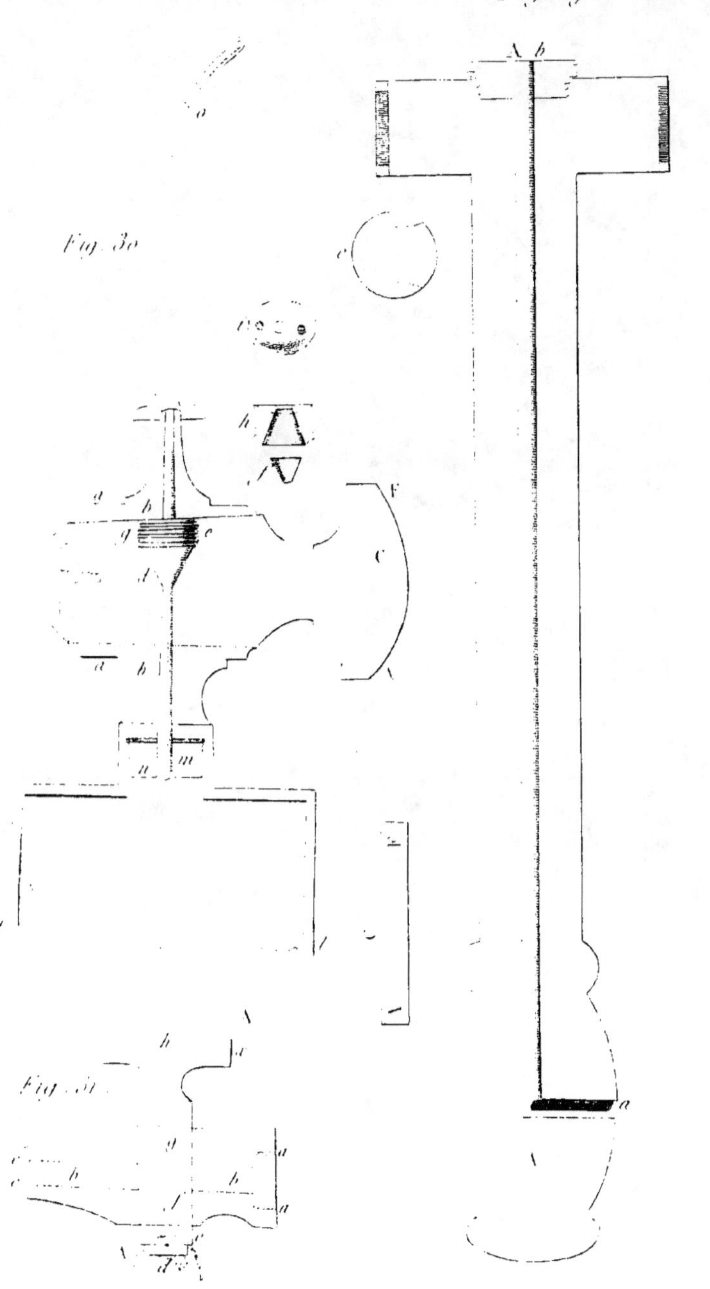

Fig. 29.
Pl XI
Fig. 30
Fig. 31
Pantographe Gavard.

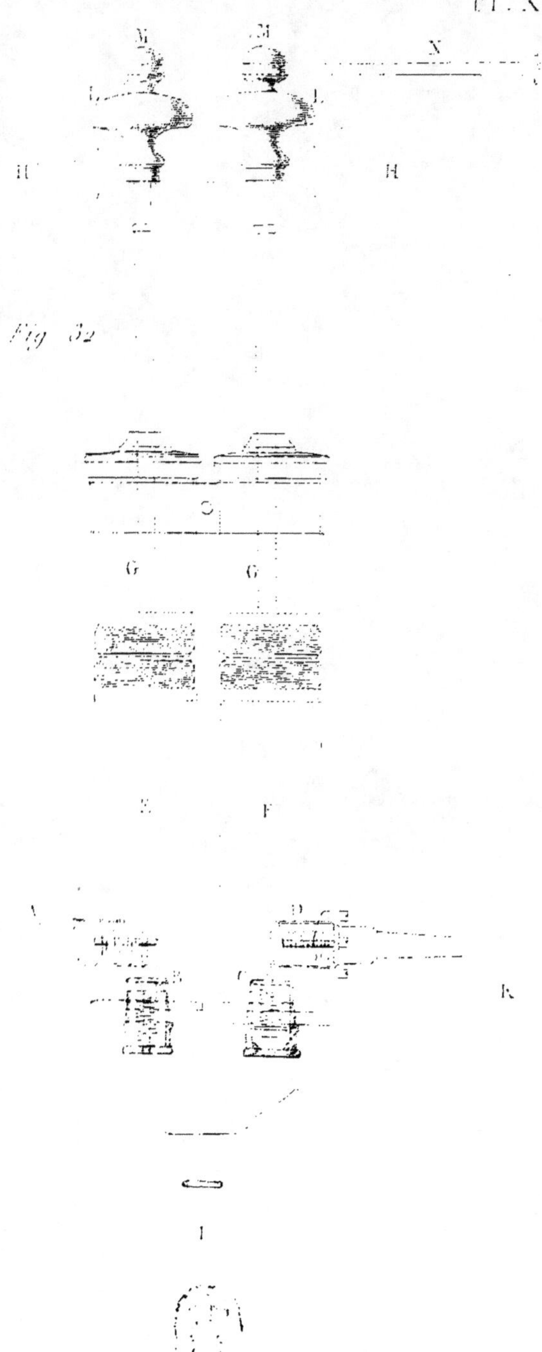

Fig 32

Fig. 33.

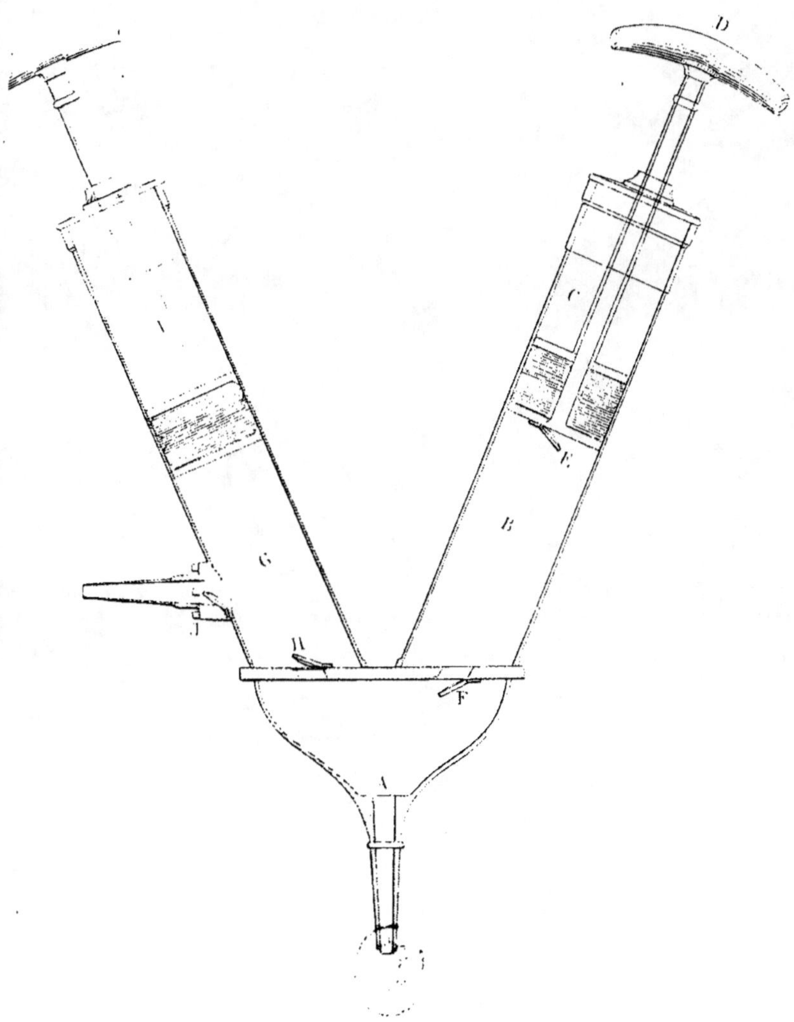

Pantographie - Gavard.

Fig. 34.

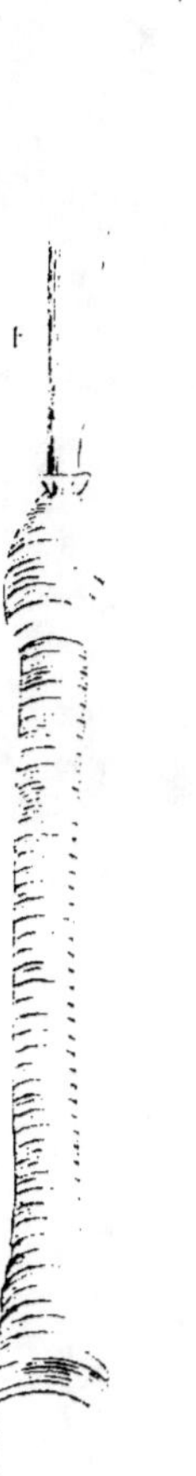
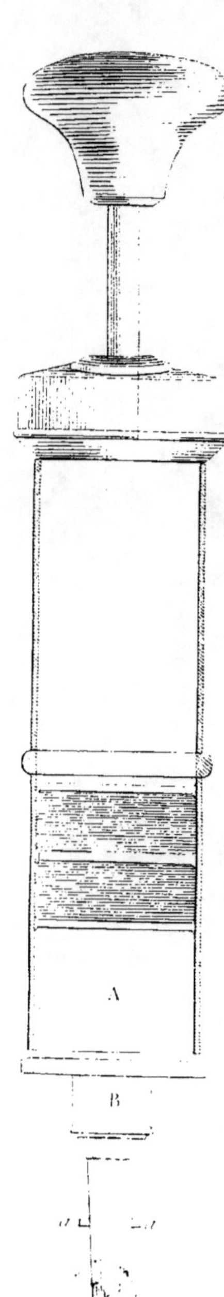

Pantographe - Gavard

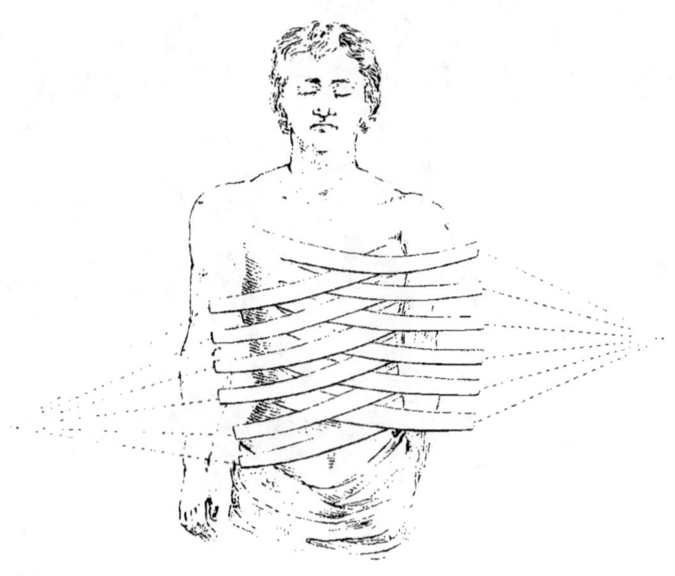

Fig. 35.

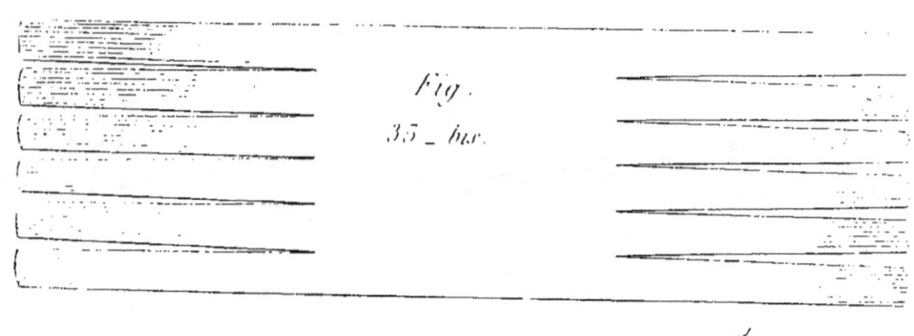

Fig.
35 _ bis.

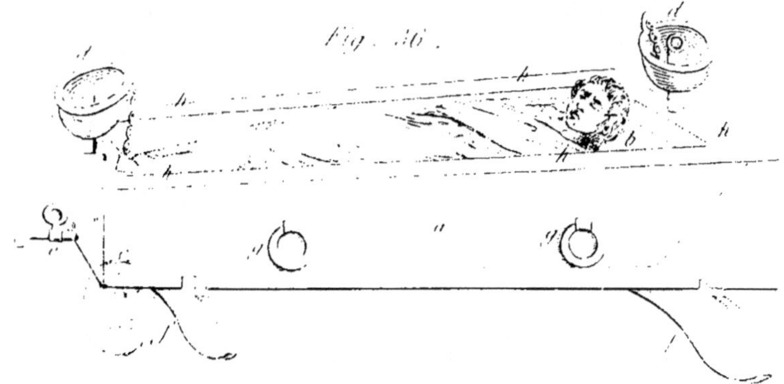

Fig. 36.

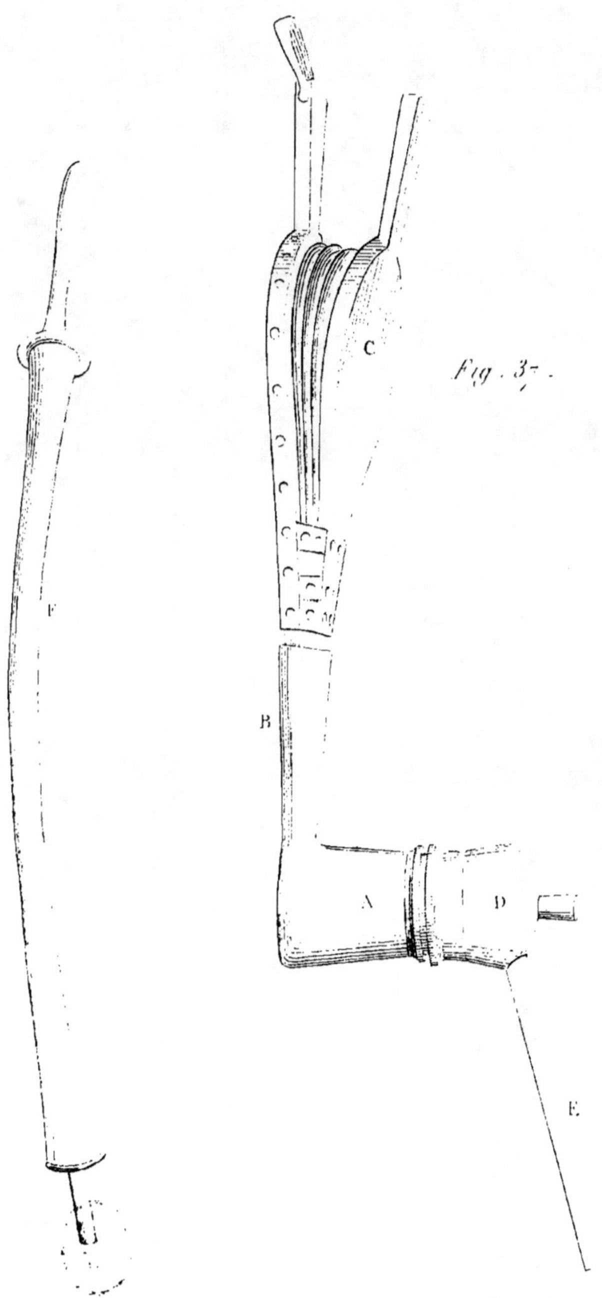

Pantographe - Gavard